주원장의 8체질 이야기 개정증보판

체질이란 무엇인가

주원장의 8체질 이야기 개정증보판
체질이란 무엇인가

© 주석원, 2016

1판 1쇄 발행 _ 2016년 01월 30일
1판 2쇄 발행 _ 2016년 12월 10일

지은이 _ 주석원
펴낸이 _ 홍정표

펴낸곳 _ 세림출판
        등록 _ 제 25100-2007-000014호

공급처 _ (주)글로벌콘텐츠출판그룹
        대표 _ 홍정표 이사 _ 양정섭 디자인 _ 김미미 기획·마케팅 _ 노경민
        주소 _ 서울특별시 강동구 천중로 196 정일빌딩 401호 전화 _ 02-488-3280 팩스 _ 02-488-3281
        홈페이지 _ www.gcbook.co.kr

값 15,000원
ISBN 978-89-92576-72-7 13510

·이 책은 본사와 저자의 허락 없이는 내용의 일부 또는 전체를 무단 전재나 복제, 광전자 매체 수록 등을 금합니다.
·이 도서의 국립중앙도서관 출판예정도서목록(CIP)은 서지정보유통지원시스템 홈페이지(http://seoji.nl.go.kr)와
 국가자료공동목록시스템(http://www.nl.go.kr/kolisnet)에서 이용하실 수 있습니다. (CIP제어번호: CIP2015034774)
·잘못된 책은 구입처에서 바꾸어 드립니다.

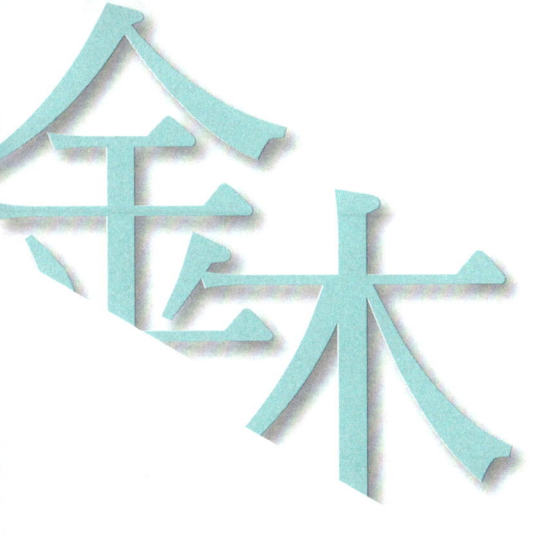
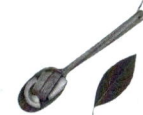

주원장의 8체질 이야기 개정증보판

체질이란 무엇인가

주석원(주원장한의원 원장) 지음

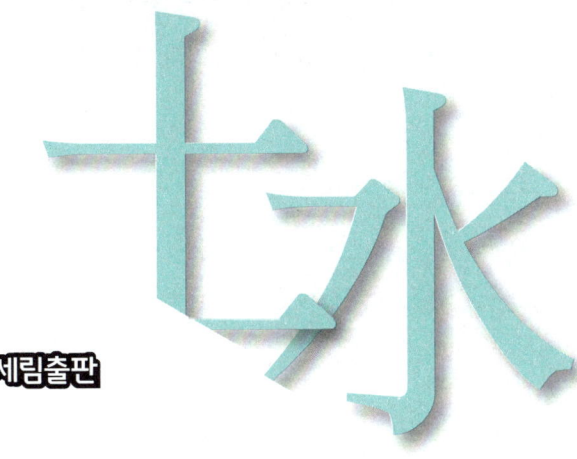

세림출판

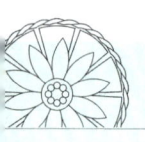

서문

"8체질에 대해 좀 더 자세하게 알고 싶은데 원장님이 쓰신 책들 중에 어떤 책이 가장 적당해요?"

한의원에서 환자들을 보다 보면 종종 이런 문의를 접한다. 8체질에 관심이 깊어져 쉽고 실용적인 정보를 구하고 싶은데 막상 무얼 봐야 할지 막막한 것이다. 이 책은 바로 그런 사람들을 위해 쓴 책이다. 8체질을 알고 싶다면 누구든지 주저 없이 이 책을 집어 들라!

8체질에 관해 시중에 떠도는 출처 불명의 정보들은 참 많은데 실제 신뢰할 만한 8체질 정보는 생각보단 많지 않다. 심지어 실제적인 근거가 박약한 억측이나 추론을 정론처럼 버젓이 웹에 올려놓은 것도 부지기수다. 체질의학은 과학의 한 분야이다. 과학이 성립하기 위해선 그 원리와 함께 신뢰성 있는 실험이나 실제적 적용의 근거가 필수적이다. 그것이 없이는 결코 과학이라 할 수 없다.

여기 1부에 실린 원리 부분은 나의 첫 저서 『8체질의학의 원리』를 일반인을 대상으로 하여 보다 쉽게 풀어쓴 것이고, 2부의 사례들은 모두 나의 임상에서 실제로 경험한 것을 토대로 하여 재구성한 것들이다. 예상이나 억측에 의거한 허구적인 이야기가 아닌, 명실공이 "실화에 근거한(based on the true stories)" 임상보고서임을 밝혀둔다. 이 책이 8체질에 한참 목마른 독자들에게 실용적인 알찬 정보가 되길 희망한다.

2016년 새해를
맞이하면서
주석원

프롤로그

　체질이란 인체를 구성하는 장부(臟腑)들의 대소구조(大小構造)이다. 여기에서 '대소'란 물리적인 크기를 말하는 것이 아니라 기능적인 세기를 말한다. 그리고 '구조'란 인체를 성립시키는 보이지 않는 뼈대, 즉 디자인을 일컫는다. 체질이란 인체를 지배하는 장부들의 불평등의 심층구조(deep structure)이다.

　장부란 육장육부(六臟六腑)의 약칭이다. 육장은 간(肝), 심(心), 비(脾), 폐(肺), 신(腎), 심포(心包)이고, 육부는 담(膽), 소장(小腸), 위(胃), 대장(大腸), 방광(膀胱), 삼초(三焦)이다. 여기 일반인들에게 생소한 심포와 삼초는 사실 실존하는 장부가 아니다. 인체를 전체적 관점에서 조율하는 센터로서 도입된 가상의 기능적 장부이다. 이는 서양의학의 신경계나 내분비계와 유사하다고 할 수 있다. 이 둘을 제외한 오장(五臟)과 오부(五腑)는 우리 몸에 실존하는 장부들이다. 체질이란 이 실존하는 장부들의 세기의 서열을 말한다.

서양의학에도 한의학에서 말하는 장부와 유사한, 세포들의 집단인 장기(臟器, visceral organs)에 관한 생리·병리 이론이 있다. 따라서 이 장부론(臟腑論)이 왜 한의학만의 독창적인 인체관이 되는지 잘 이해가 되지 않는 사람도 있을 것이다. 하지만 한의학에서 말하는 장부란 서양의학에서 말하는 장기와 다르다. 그것은 동아시아 문명권에 특유한 음양오행(陰陽五行)이라는 우주론의 연역적 틀을 인체에 적용해서 세운 인체관의 하나이다. 인체에는 오장과 오부 이외에도 수많은 기관과 조직들이 있지만, 이들을 모두 오장과 오부로 환원하고, 그 기능을 새롭게 규정하여 인체의 법칙을 수립한 것이다. 그래서 한의학의 오장오부는 서양의학에서 말하는 해당 장기뿐만 아니라 인체의 다른 많은 부분들까지도 포괄하는, 매우 광범위한 외연(extension)을 갖는 말이다. 예컨대 간(肝)은 서의의 간(liver)뿐만 아니라, 눈, 근육, 손톱, 혈액, 혼(魂) 등을 포괄하는 단위가 되며, 폐(肺)는 서의의 폐(lung) 뿐만 아니라, 코, 피부, 털, 공기, 백(魄) 등을 포괄하는 단위가 된다.

따라서 한의학에서 말하는 장부는 서양의학이 말하는 실체(substance)로서의 장기를 말하는 것이 아니다. 비록 그것이 세포의 집단인 장기를 지칭한 것일지언정, 사실은 장기 그 자체와는 전혀 무관한 것이다. 서양의학이 행한 것처럼 장기를 구성하는 세포의 생리나 병리를 눈으로 구체적으로 관찰하여 말한 것이 아니기 때문이다. 장부는 인간의 오관에 기초한 느낌과 몸에 대한 통찰을 통해 구성한 상징적 체계일 뿐이다. 한의학의 장부란 장기라는 실체에 근거한 것이면서도, 그것과는 무관한 기능적 관계론이다. 그 기능적 관계론의 핵심이 바로 음양오행이다.

한의학은 인체를 음양오행이라는 우주론의 틀로써 찍어서 바라보았다. 칸트가 오성(悟性, understanding)의 형식으로써 사물을 인식하듯, 음양오행의 형식으로써 인체를 인식한 것이다. 그래서 인체를 음에 속하는 체계로서 오장과, 양에 속하는 체계로서 오부로 인식한 것이다. 같은 장기라도 그 성격이 크게 두 그룹으로 구분된다는 것이다. 오장오부는 이렇게 두 가지 계열로 분리된, 목·화·토·금·수의 오행과 관련되는 다섯 쌍의 장부들을 의미한다. 그 다섯 쌍의 장부들은 구체적으로 간·담(목), 심·소장(화), 비·위(토), 폐·대장(금), 신·방광(수)이다. 인체를 구성하는 장부들은 총 10개이지만, 서로 음과 양으로서 짝이 되는 장과 부를 묶어 보면, 위와 같이 5쌍이 되는 것이다.

여기 다섯 쌍의 장부들 간에는 서로 간에 영향을 주고받는 관계법칙이 있다. 그것은 바로 오행의 상생상극의 법칙이다. 상생과 상극은 서로가 꼬리에 꼬리를 물고 이어져 각기 하나의 환을 이루는데, 상생은 '목⇌화⇌토⇌금⇌수⇌목'의 환을 이루고, 상극은 '목⇌토⇌수⇌

화 ⇄ 금 ⇄ 목'의 환을 이룬다. 이 상생과 상극의 관계의 망에 의해 모든 장부들은 언제든지 서로가 서로에게 직접적으로 기를 주고받을 수 있는 직통의 핫라인을 마련할 수 있게 된 것이다. 이 책의 본론에서 상세하게 논하겠지만, 간단하게 말해 상생이란 동조관계(synchronous relation)를 말하고, 상극이란 길항관계(antagonistic relation)를 말한다. 이것은 일종의 오행 간의 연산법칙 같은 것이다.

혹자는 왜 다섯, 즉 오행이어야만 하는가에 의구심을 가질지도 모른다. 결론만을 이야기하면, 다섯 미만의 경우나 다섯을 초과하는 경우는 상생과 상극관계를 동시에 만족하지 못하거나, 아니면 오행의 체계가 너무 복잡해져서 최적의 시스템이 되지 못한다(소광섭, 「오행의 수리물리적 모델」 참고).

오행이란 이렇게 인간과 우주를 동태적으로 설명하기 위해, 상생의 동조관계와 상극의 길항관계가 동시에 성립하는 최소체계로써 고안된 동아시아 문명권의 독특한 우주관이다. 오행에 있어 중요한 것은 목·화·토·금·수라는 오행 자체의 속성이 아니다. 그것은 오행의 성원들 간의 이러한 상생상극의 관계법칙이다. 그리고 이 오행의 상생상극의 법칙은 그대로 장부 간에도 적용된다. 오장오부가 곧 오행을 표상하기 때문이다.

우리 주위의 사람들을 보면 모두 다 같은 것 같지만, 가만 보면 몇 가지 생리적인 특징들로 분류가 되는 것을 알 수 있다. 예를 들면 호흡기능이 특히 발달한 사람인 마라토너 또는 소화기능이 특히 발달한 사람인 대식가 등이 그것이다. 이런 현상은 그들에게 일시적으로 일어나는 것이 아니라 항상적으로 존재한다. 서양의학은 이를 특정 장기의 발군의 기능이라고 무심코 넘겨버리겠지만 한의학은 이를 그렇게 무심코 간과할 수 없다. 앞에서 말한 오행의 상생상극이라는 관계의 망에 의해서 촘촘하게 얽힌 전일적 시스템(holistic system)이 인체이기 때문이다.

호흡기능, 즉 폐라는 장이 발달한 사람이라면 상대적으로 다른 장은 덜 발달되었을 것이다. 소화기능, 예를 들어 위가 발달한 사람이라면 상대적으로 다른 부는 덜 발달되었을 것이다. 그런데 이러한 현상은 폐나 위의 하나의 장 또는 부에만 국한될 수 없다. 즉, 나머지 장 또는 부들 사이에도 순차적으로 강한 장 또는 부가 있을 것이라고 자연스럽게 추론할 수 있다. 다시 말해 인체를 구성하는 장부들 간에 어떤 기능적 세기의 차에 의한 서열이 존재할 수밖에 없다는 생각에 이르게 된다. 인체는 유한한 시스템이기 때문에 어느 장부가 세다면 어느 장부는 약할 수밖에 없는 것이다. 우리 몸에는 장부가 각기 한 쌍 씩, 총 다섯 쌍이 존재하므로, 따라서 (A·B·C·D·E가 각기 임의의 한 쌍의 장부를 의미한다고 할 때) 그 서열은 'A〉B〉C〉D〉E'와 같이 일반화하여 표현할 수 있다. 이 장부의 서열, 즉 대소배열이 바로 체질의학에서 말하는 체질의 의미이다. 이 가능한 서열들 중에 인체라는 유기체의 조건과 임상적인 경험을 고려하여 8체질을 수립한 것이다.

인체는 유한한 자원을 가지고 생명을 영위하는 하나의 시스템이다. 모든 시스템은 그 시스템이 지향하는 공통의 목적이 있다. 그렇다면 인체라는 시스템의 존재의 목적은 무엇인가? 그것은 바로 항상성(homeostasis)의 추구이다. 항상성이란 평형을 지향하는 생명활동의 대원칙을 말한다. 그것은 지나친 것은 덜고, 부족한 것은 보태는 것이다. 왜 항상성을 추구하려고 하는 것인가? 그것은 '산다는 것(living)'을 존속하기 위해서이다. 이것은 무슨 거창한 명제라도 되는 것 같지만, 사실은 전혀 대수로운 말이 아니다. 왜 사냐고 물으니, 그냥 살기 위해 산다고 답한 것과 같다. 그것이 인간의 삶이고, 모든 생명체의 삶이다.

오장오부들 간에는 인과적인 물질적 흐름을 초월하는, 보이지 않는 기(氣)의 흐름이 존재한다. 오행의 상생상극의 루트를 따라 강한 장부에서 약한 장부로의 일정한 방향의 흐름이 끊임없이 일어나는 것이다. 이는 마치 기류가 고기압에서 저기압으로 이동하는 것과 유사한 현상이다. 이 기의 흐름은 평형을 지향하는 맹목적 본능의 영원한 과정이다. 이것은 열역학 제2의 법칙, 즉 엔트로피 증가의 법칙의 한 예이다.

그런데 인체가 끊임없이 평형을 지향한다는 말은, 바꾸어 말하면 인체는 어느 한 순간도 평형에 도달해 있지 못하다는 것을 의미한다. 인체의 현실은 항상 비평형의 상태에 있는 것이다. 일방향(one way)의 불균형의 상태가 항상 전제되어 있는 것이다. 엔트로피의 증가를 위한 엔트로피의 감소가 항상 선행하고 있는 것이다. 세포막을 경계로 세포내액(intracellular fluid, ICF)과 세포외액(extracellular fluid, ECF) 사이에 전해질의 농도차가 항상 유지되어야 세포 내외로 물질이 이동하면서 세포의 생명활동이 유지되는 것과 비슷한 이치이다. 이렇게 끊임없이 기의 흐름을 일으키는 장부들 간의 항구적인 에너지의 준위차가 바로 장부들의 기능의 세기의 차이라 할 수 있다. 이것이 내가 생각하는 체질의 장부대소구조의 의미이다.

체질이란 장부들 간의 기의 흐름을 존속케 하는 장부들 간의 비평형의 전제를 말한다. 그것은 우리 몸에 실재하는 생명의 대전제이다. 체질은 존재하는가? 체질은 존재할 수밖에 없다.

체질의학은 대한민국 한의학의 한 특수한 견해가 아니다. 체질의학은 의학이라는 학문을 구성하는 수많은 분과학문 중의 하나를 지칭하는 것이 아니다. 그것은 다시 말하지만, 인체에 존재하는 필연적인 전제조건이다. 그러므로 체질의학은 모든 의학의 근본이 되는 의학이다. 모든 의학은 체질을 바탕으로 새롭게 쓰여지고 정립되어야 한다. 서양의학이건, 동양의학이건, 인도의학이건, 아프리카의학이건 모두가 다 체질을 지닌 인간을 대상으로 하는 학문이기 때문이다. 체질의학은 인류의 미래를 이끌 것이다. 체질의학은 보편의학이다.

Contents

서문 _ 04
프롤로그 _ 06

1부 8체질의 원리에 대해 알아볼까요?

무슨 체질이에요? _ 19
체질의학의 원조 이제마 _ 29
오행이란 도대체 무엇인가? _ 46
체질이란 대체 무엇인가? _ 79
체질한약 강의 _ 93
왜 병에 걸릴까? _ 117
각 체질의 특징을 알아볼까요? _ 129
체질과 체형은 어떤 관계가 있을까요? _ 153
체질과 음식의 관계에 대하여 _ 162

2부 재미있는 8체질 이야기보따리를 풀다

체질과 소화에 대하여 _ 175
체질과 파티(Party)가 만나면? _ 187
아토피야 게 섰거라! _ 200
체질과 축구라고? _ 208

나의 수호천사 체질약 _ 219
심장병에 걸린 목음체질 투병기 _ 225
되새김위를 가진 사나이 _ 230
등산이 체질과 무슨 상관? _ 232
그녀는 수음체질! _ 242
목양체질 남자, 당뇨병과 맞장뜨다 _ 247
백랍이 있으면 토양체질? _ 254
체질아 물놀이 가자 _ 256
칼집 나는 체질질환, 켈로이드증 _ 265
체질을 알면 화장발이 좋아진다 _ 267
효삼(酵蔘)에 쏘인 여자 _ 274
약은 독이다 _ 276
혈당이 춤을 추는 사람 _ 279
달려리 체질이 _ 281
비염에 죽염 비법 _ 292
수양체질의 만병통치법 소식 _ 294
광우병체질 심층분석 _ 296
육회는 싫어요 _ 314
흑염소, 추위를 날려버리다 _ 316
냉면, 더위를 날려버리다 _ 318
배는 꼭 덮고 자라 _ 321
아들이 뼈가 부러졌어요! _ 323
나, 물 먹었어 _ 336

에필로그 _ 341
8체질식 일람표 _ 347

1부

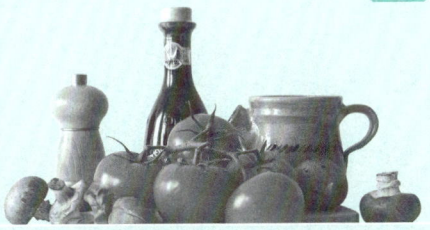

8체질의 원리에 대해 알아볼까요?

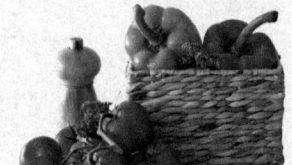

무슨 체질이에요?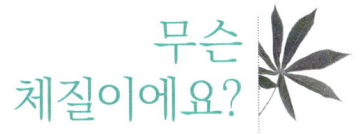

"선생님, 저는 무슨 체질이에요?"

나의 한의원에 오는 환자들이 자주 물어보는 질문이다. 자신이 무슨 체질인지 무척이나 궁금한 것이다. 체질이란 일존의 유형론이다. 이런 유형론의 대표로 혈액형이란게 있다. 일전에 〈B형 남자〉란 영화가 나오고, 혈액형(blood type)에 대한 티비(TV) 다큐멘터리도 나오는 등 혈액형에 따른 유형론이 사람들 사이에서 고개를 들더니, 한때는 혈액형을 소재로 한 대중가요까지 등장한 적이 있다. 더 필름(황경식)의 "난 A형이잖아"와 노블레스(유성규)의 "B형 남자죠"가 그것이다. 아마 성격이 변덕스럽다는 B형이 혈액형 중에서 가장 나쁜 타입인 모양이다. 그리고 O형이 가장 원만하고 좋은 혈액형으로 간주되고 있다. 수혈 시 누구에게나 혈액을 줄 수 있다(universal donor)는 혈액학적 사실이 인심 좋고 관대한 이미지를 O형에게 안겨준 때문인 것 같다.

A, B, AB, O

하지만 이는 선입견일 뿐인지도 모른다. 사악하고 교활하고 이기적이고 성질 더러운 O형도 더러 있으니까. 독자들이 잘 아는 사람들 중에 이승만과 전두환이 O형이라고 한다. 이 두 사람이 어떤 사람들인지는 독자들이 더 잘 알 것이다. 따라서 혈액형으로 그 사람은 어떠어떠한 사람일 것이라고 독단하는 것은 매우 위험한 일일 수 있다. 그런데도 사람들은 이렇게 혈액형마다 특징적인 성격을 분류하여, 이런 형은 이런 성격이고, 저런 형은 저런 성격이라는, 혈액형마다의 전형적인 성격유형을 기술하고 있다.

"걔는 A형이라서 소심해!"

"그 여자는 AB형이 확실할 거야. 까다롭기가 이루 말할 수 없거든!"

이렇게 혈액형을 분류하여 성격 등을 논하는 나라는 사실 그렇게 많지 않다. 의학적으로, 그리고 생물학적으로 혈액형과 이런 속성은 전혀 관계가 없다고 국내외의 학계에서 수차례 결론이 났기 때문이다. 아마도 가까이에 있는 일본이 세계에서 혈액형으로 이런 복잡한 분류와 논의를 하는 넘버원의 국가일 것이다. 성격뿐만 아니라, 건강, 배우자, 운명 등과 같은 인간세의 제 문제까지 혈액형 속으로 집어넣으려고 안간힘을 쓰고 있다. 심지어는 유치원 같은 데서도 아이들의 학급 반을 혈액형에 따라 나누기까지 한단다. 기이한 매니아의 왕국 일본다운 풍습이라 할 것이다. 우리나라도 일본까지는 안 되지만, 자신의 혈액형이 무엇인지도 잘 모를 정도로 무관심한 다른 나라들에 비한다면 혈액형에 대한 관심이 상당히 많은 편이다. 어떤 연역적 틀 속에서 사유를 전개하기 좋아하는 역사적 전통이 있기 때문인 것 같다.

어쨌든 이런 유형론은 사람들에게 호기심과 재미를 유발하는 면이 있다. 혈액형만 알면 그 사람을 알 수 있다는 어떤 예측가능성이 그런 경향을 부채질하는 것 같다. 사람은 이렇게 다른 사람을 알고 싶어 한다. 물론 자신이 누구인지도 알고 싶고.

"선생님, 저는 무슨 체질이에요?"

우리나라 사람들은 체질에 대해 관심이 많다. 그래서 한의학에도 체질론이 많다. 가장 일반적으로 알고 있는 사상체질 외에도 음양체질, 오행체질, 음양오행체질 등과 같이 뭔가 심오한 듯한 이론을 내걸은 체질론도 있고, 알기 쉽게 10체질이니 12체질이니, 심지어는 주역의 64괘를 따서 64체질이니 하는 체질의 개수를 표방한 체질론까지 다양하게 많다. 내가 전문으로 하는 체질론은 8체질의학(Constitution-Medicine)이라는 것이다. 어쨌든 체질론은 음양체질의 2체질부터 주역의 64체질까지(그 이상도 있을지 모르겠다) 대개 2의 배수(오행체질은 예외로 5개)로 진행하는 인간의 유형론이라는 것을 알 수 있다.

이상한 사람들

텔레비전에서 우리 주위에 존재하는 기인들을 소개하는 프로가 몇 있다. 나는 텔레비전을 그다지 많이 보지 않지만, 가끔 식당에서 음식을 먹다가, 또는 은행 같은 데서 차례를 기다리다가 우연찮게 보게 된다. 물론 집에서도 드문드문 보지만. 나는 호기심이 많은 편이어서 동물의 왕국 같은 다큐멘터리나 신기한 것을 소개하는 프로를 좋아한다. 그런 프로에는 가끔 이상한 식습관을 가진 사람들이 단골로 등장한다.

한번은 모든 음식에 간장을 잔뜩 쳐서 먹는 사람이 나왔다. 길을 다닐 때도 이 사람은 간장병을 항상 휴대하면서 콜라 마시듯 수시로 병나발을 불었다. 간장의 색깔이 우연히도 콜라와 거의 동일한 바람에 유심히 보지 않으면 콜라를 마시는 것으로 착각할 정도였다. 그렇게 짠 간장을 수시로 먹어대면 분명 위나 신장에 큰 문제가 생기든지, 염분 과다로 고혈압에 걸리든지 할 터였다. 그런데 웬걸, 취재팀과 동행하여 병원에서 갖가지 정밀검사를 한 결과? 정상! 모든 것이 정상, 한마디로 깨끗했다!

감만 먹는 이 사람은 또 어떤가! 이 사람은 젊어서부터 악성의 소화장애로 소화제를 달고 살았다고 한다. 뭘 먹어도 전부 소화장애를 일으키니 하루도 편할 날 없는 고통의 나날이었다. 그런데 우연히도 딱 한 가지, 감만은 예외였다. 감은 많이 먹어도 아무 문제가 없었다. 속이 편하고 소화도 잘 되었다. 감을 잡은 것이다. 그 후로 이 사람은 감, 감, 감만을 먹었다. 아침에도 감, 점심에도 감, 저녁에도 감, 삼시 세끼를 감으로 도배했다. 이제 그는 아무런 소화장애 없이 잘 살고 있다. 감이 있으니까!

상식적으로 생각하면 감만 그렇게 줄창 먹어댔으니, 탄닌 과다섭취로 악성변비에 걸려 똥구멍이 꽉 막혀버리든지, 하다못해 극단적인 편식으로 최소한 영양실조라는 진단은 나와야 할 것이다. 그러나 검사는 역시 정상!

하루 세끼 라면만 몇 년을 먹어 온 이 사람은 또 무언가? 아마도 인간이 만든 음식 중에 가장 맛있는 음식이라 할 라면! 하지만 그리 좋지 않은 기름에 느끼하게 튀긴 면 하며, 엠에스쥐(MSG)라는, 화학조미료가 풍부하게 든 스프가 주요 성분인 라면! 그래서 극성맞기까지 한 현재의 웰빙 트랜드에 가장 역행하는 최악의 인스턴트 식품의 하나라는 오명을 뒤집어쓰고 있는 라면! 그런데 이 라면만 몇 년을 먹고 사는 이 자는 대체 무슨 똥배짱이란 말인가? 비만, 당뇨, 고혈압에 걸리고 싶어 환장한 것일까?

 탈북가수라는 특이한 이력으로 큰 인기를 누리고, 또 사업가로 변신해 "복잡하고 아리송한 세상" 자본주의 대한민국에서 큰돈을 벌기도 한 김용 씨(한국에서 음식점 프랜차이즈 '모란각'으로 한 때 잘 나갔으나 무리한 사업 확장으로 사업에 실패하고 이혼까지 하는 바람에 재기 불능이란 소문 속에 사람들의 뇌리에서 홀연 사라졌다가, 2011년 베트남의 홈쇼핑 방송국 한아홈쇼핑 주식회사의 오너로 화려하게 변신, 재기에 극적으로 성공하고 나타나 다시금 화제가 되었다. 최근에는 캄보디아에까지 진출, 연매출 300억에 이르는 성장세를 계속 하고 있다고 한다). 오래 전에 그가 티비에 나와서 한 말이 생각난다. 대한민국에 살게 되면서 처음 라면을 먹고, "세상에 이렇게 맛있는 음식이 있었단 말인가!" 하면서 근 한 달 이상을 삼시 세끼 라면만 먹었단다. 하지만 내가 여기 소개하는 이 사람은 물론 탈북자가 아니다. 그냥 라면만을 너무도 사랑하는, 순수한 라면 애호가일 뿐이다. 아니, 라면 없으면 하루도 살 수 없는 라면근본주의자(Ramyon fundamentalist)이다.

 "김용처럼 몇 달이면 몰라도, 어찌 몇 년을 라면만 먹어? 이 사람 속을 들여다보면 완전 엉망일거야!"

 다들 이렇게 얼굴 찌푸리며 끔찍하게 생각할 것이다. 그런데 이 사람도 검사해보니 "올 클리어(All clear)!" 아무 이상 없단다.

 세상에 별 사람 다 있으니, 여기까진 그렇다 치자! 그런데 이 분! 굶주린 개도 아닌, 야반도주한 도둑고양이도 아닌, 그래도 명색이 호모사피엔스인 이 사람은, 주택가 골목길 여기저기에 아무렇게나 놓여진, 오는 사람마다 코를 막고, 얼굴을 기어코 외면하고, 눈살을 있는 대로 찌푸리고, 해녀 미역질하듯 숨을 참고, 징그러운 뱀 만지듯 뚜껑 열고, 들고 온 꾸러미 후딱 집어넣고, 도둑놈 도주하듯, 100미터 선수 질주하듯, 십중팔구 모두가 죽어라 내빼는 저 쓰레기통을 밤낮없이 뒤지고 다닌다! 미화원이신가? 아니다! 그럼 중요한 서류라도 찾는 걸까? 아니다! 무슨 귀중품을 잘못 버린 걸까? 아니다! 아니다! 이것도 저것도 아니라면, 그럼 뭐야? 썩은 고기! 이 사람은 다름 아닌 썩은 고기를 찾고 있단다. 썩은 고기? 아~! 그럼 집에 기르는 개나 가축의 사료에 쓸려고? 노우! 뭐야? 그렇다면 설마? 그렇다! 이 사람은 자신이 일용할 양식, 즉 식량으로서 썩은 고기를 찾고 있는 것이다! 우웩! 이 무슨 오바이트 나오는 소리란 말인가? 이 사람, 인간의 탈을 쓴 하이에나인가? 썩은 고기를 찾아 먹다니!

이 분이 썩은 고기만 찾아 먹게 된 사연. 하루는 돌아와 보니 "마누라"는 나가고 집엔 아무도 없더란다. 그런데 배가 몹시 고팠다. 냉장고를 열어보니 먹을 게 없었다. 냉장고 문을 닫고 주위를 둘러보니 구석에 뭔가 눈에 띄었다. 보니 날고기였다. 이거 부인이 있어야 조리를 해서 먹을 터인데, 그녀는 목하 출타 중이다! 어쩌지? 육회로 먹어볼까? 그런데 색깔도 그렇고, 냄새도 좀 매퀘한 게 이상하다. 약간 맛이 간 듯하다. 조심조심 맛을 보니 그래도 좀 먹을 만했다. 아니, 맛있었다. 아니, 아니! 사실을 말하면 진짜로 맛있었다! 그래서 한점 두점 먹다보니 그만 다 먹어버렸다.

밖에 나갔다 돌아온 아내, 저기 뒀던 고기 어딨냐고 물었다. 자신이 먹었다고 했다. 아내가 기겁하며 날뛰었다.

"그거 오래돼서 버리려고 둔 건데 그걸 먹으면 어떡해요!"

당장 병원에 가자고 난리다. 이 사람은 아무렇지도 않는데, 그래도 미심쩍고 걱정도 되어 부랴부랴 택시를 타고 끌려가듯 병원 응급실로 뛰어갔다. 이것저것 검사하더니, 의사 왈, 역시 아무 이상 없단다!

 "에이~ 무슨 소리! 썩은 고기를 먹었는데~. 위염이나 장염, 아니면 하다못해 세균이라도 조금은 나와야지! 진짜 이상 없어요?"

 다시 물어도 그렇단다. 천만다행이라며 아내는 가슴을 쓸어내렸다. 그리고 다시는 그런 짓 말라고 남편에게 잔소리를 해댔다. 그러나 이 사람은 짐짓 다른 생각을 꾸미고 있었다. "아! 썩은 고기! 다시 먹고 말거야!"

 그 후 이 사람은 동네 쓰레기통을 뒤지기 시작했다. 자기 동네 것도 모자라서 다른 동네까지 원정을 갔다. 쓰레기 통 속의 썩은 고기를 발견하면 금은보화를 찾기라도 한 듯 만세를 불렀다. 쓰레기통 옆에서 썩은 고기를 부여잡고 만면에 미소를 지으며 뜯어먹었다. 동네 개들과 고양이들의 불만은 높아만 갔다! 어쩌다 횡재하여 다량의 썩은 고기를 발견하면 집에까지 갖고 와 두고두고 먹었다. 냉장고에는 결코 저장하지 않았다! 이 광경을 본 아내는 미치고 환장해 뒤로 자빠질 지경이었다. 제발 그러지 말라고 사정사정도 하고, 계속 그러면 집을 나가겠다고 협박도 했다. 그러나 아무 소용이 없었다. 썩은 고기 맛에 중독된 이 사람은 영원히 돌아올 수 없는 강을 건넌 것이었다. 신선한 고기나 익힌 고기는 도저히 맛이 없어 먹을 수가 없었다.

 "그래도 살모넬라 균에 잘 발효된 썩은 고기는 되어야 먹을 만하지!"

 이런 특이한 사람들은 몇 만 명에 하나 나올까 말까 하는 정말로 드문 사람들이다. 이런 사람들을 우리는 흔히 특이체질이라고 부른다. 말 그대로 보통사람과는 다른 특이한 체질을 가진 사람들이라는 뜻일 게다. 여기에 바로 이 글의 표제요, 주제인 체질이란 말이 등장한다.

체질왕국

우리는 체질이란 말을 일상에서 흔히 사용한다.

"나는 양체질이에요. 열이 엄청 많거든요."

"우리 꼬마가 알레르기체질인 모양이에요. 아침만 되면 콧물을 줄줄 흘리면서 재채기를 연신 해대는데 차마 눈 뜨곤 못 보겠어요."

이런 말들은 어느 정도 의학적 근거를 가진 말들이지만, 내가 말하는 체질과는 거리가 있는 말이다. 심지어는 이런 말들까지 한다. 공부를 싫어하는 학생은, "나는 공부체질이 아니야!"라고 하고, 맨날 골골대는 아이를 가진 부모는, "우리 애는 허약체질인가 봐요."라고 한다.

또, 술 좋아하는 우리 아저씨는, "나는 소주체질이야, 맥주만 마시면 설사하거든." 하고 말하고, 자전거 타기를 좋아하는 남편에게 아내가, "자기는 자전거체질인가봐, 나는 자가용체질인데."라고 농을 치기도 한다.

무대체질, 마이크체질, 명품체질, 양식체질……, 이 정도까지 가면 할 말을 잃어버릴 정도다. 아무데나 체질이란 말만 갖다 붙이면 다 거창한 무슨무슨체질이 된다. 우리나라는 이렇듯 체질왕국이다. 그만큼 체질이란 데 관심이 많고 생활화되어 있다는 말일 것이다. 그런데 이런 말들은 말만 체질이지, 사실 체질이라는 의학적 의미와는 전혀 무관한 말이다. 이 말들은 사물이나 사람이 어떤 상태에 익숙하다거나 관련이 깊다는, 하나의 상태를 나타내는 일상 언어일 뿐, 과학적인 의미에서 전혀 체질이란 말과 무관하다는 말이다.

한편, 앞에서 언급한 네 명의 기인들은 무슨 체질일까? 직접 이 사람들을 대하고 정밀하게 진단을 하지 못해 확답할 수는 없지만, 체질론에 입각해서 대략은 예측할 수 있다. 아마 간장맨과 라면매니아는 목양이나 목음체질, 감 먹는 귀신은 토양이나 토음, 금양체질, 그리고 썩은 고기광은 토양체질일 가능성이 많다.

과연 체질이 있나요?

"그런데 당신 말끝마다 체질, 체질하는데 과연 체질이란 게 진짜 존재하는 거야?"

이렇게 시퍼런 칼을 불쑥 들이대고 진검승부를 청하는 사람들이 있다.

"나는 체질이란 것 통 못 믿겠어. 체질이란 건 없어! 지구상에 이렇게 수많은 사람들이 있는데, 이 사람들이 뭐 8체질? 단지 여덟 체질에 다 들어간다는 게 말이 돼?"

이렇게 체질의 존재 자체를 문제 삼고 나오면 나도 난감해진다. 왜냐면 이런 질문을 하는 사람은 체질 자체를 전혀 이해하고 있지 못한 문외한이거나, 아니면 체질에 대한 깊은 조예를 가진 전문가일 가능성이 많기 때문이다. 양극단의 하나에 속할 수 있다는 말이다. 극단적인 사람과는 대하기가 수월하지 않다. 과연 체질이란 존재하는가?

8체질의학의 창시자 권도원 선생은 체질이 존재한다는 증거로 음식에 대한 반응을 즐겨 말한다. 같은 자리에서 같은 음식을 먹었는데, 한 사람은 멀쩡하고, 다른 사람은 배탈이 나서 화장실을 부리나케 달려간다는 것이다. 이런 상황은 일상에서 흔히들 경험하는 사실이다. 이 말은 한 사람에게는 그 음식이 맞고, 다른 사람에게는 그것이 맞지 않다는 것을 말한다. 다시 말해 그 음식이 한 사람의 체질에는 맞는 음식이고, 다른 사람의 체질에는 맞지 않다는 것이다. 이렇듯 모든 사람에게는 각기 체질이 있고, 그 체질에 맞는 음식이 따로 있다. 따라서 체질은 존재한다!

상당히 멋들어지게 체질의 존재를 증명한 것 같지만, 사실은 이는 단지 한 사례의 일반화에 지나지 않는 단순한 논리의 비약이다. 이러한 경향성을 나타내는, 충분히 많은 다양한 사례가 뒷받침되어야 이런 명제가 증명되는 것이다. 그리고 체질이 아니더라도 그런 일은 자주 발생할 수 있다. 한 사람은 위가 튼튼하고, 다른 한 사람은 위가 허약한, 그냥 단순한 한 장기의 문제일 수도 있다.

"체질이란 존재하는가?"

권도원 선생이 말하는 것처럼 동일한 음식에 대한 상반되는 반응이 체질의 존재를 증명하는 것은 아니다. 하지만 체질이란 것이 있지 않을까 하는 존재의 실마리는 될 수 있다. 그러한 가느다란 실마리로부터 과학은 출발한다. 아이작 뉴톤(Issac Newton, 1642~1727)이 사과가 떨어지는 것에서 만유인력 법칙의 단서를 보았던 것처럼.

같은 음식을 먹었는데 두 사람의 반응이 완전히 달랐다. 한 사람은 멀쩡한데, 한 사람은 직싸게 설사를 해댄다. 이것은 뭔가 두 사람의 몸의 구조에 차이가 있다는 것을 의미하는 것은 아닐까? 그런 차이를 반영하는 유형이 있지 않을까? 그 어떤 유형이 있다면, 그 유형이 바로 체질인 거야! 한 번 그 유형을 조사해보자! 이렇게 과학적 사고는 진행하는 것이다.

체질의학의 원조 이제마

 권도원 선생은 체질의 존재에 대한 어떤 통찰을 얻고 피나는 연구에 돌입했다. 마루타처럼 자신의 몸에 수없이 약물을 투여하고, 은하처럼 셀 수 없는 침을 꽂고 또 꽂았다. 그러는 과정에서 그는 지금껏 있어 본 적이 없는 "체질"이라는 혁명적 몸의 법칙을 하나 둘 발견해 나가기 시작했다. 그리고 동시에 고금의 여러 문헌을 폭넓게 탐구하고 끊임없이 이론적 보편성을 확장해 나갔다. 중국의 옛 의서인 『황제내경(黃帝內經)』이나 『난경(難經)』 등에서부터 우리나라의 각종 의서들, 그리고 서양의학의 해부학, 생리학, 신경학, 병리학, 조직학 등에 이르기까지. 그러다가 눈이 번쩍 뜨이게 하는 책을 만난다. 권도원 선생은 무릎을 탁 쳤다. "아! 우리 선조 중에도 나처럼 생각한 분이 있었다니!"

체질의학의 원조

 바로 이제마 선생의 『동의수세보원(東醫壽世保元)』! 여기에 그 유명한 4가지의 인간 유형론이 등장한다. 이름하여 "사상인(四象人)"! 즉, 태양인(太陽人), 태음인(太陰人), 소양인(少陽人), 소음인(少陰人)이 바로 그것이다.

이제마가 말하는 체질이란 무엇인가? 이제마는 체질이란 말을 직접 쓰지는 않았다. 당시에는 아마 안 쓰던 어휘였을 것이다. 체질이라는 말 대신 이제마는 그의 책 『동의수세보원』에서 사상인(四象人)이란 말을 썼다. 그래서 그의 의학을 사상의학(四象醫學)이라고 부른다. 그의 책에 다음과 같은 유명한 말이 나온다.

사람이 타고난 장(臟)의 이치에 네 가지가 있다. 폐(肺)가 크고 간(肝)이 작은 사람(肺大肝小者)을 태양인이라 하고, 간(肝)이 크고 폐(肺)가 작은 사람(肝大肺小者)을 태음인이라고 하며, 비(脾)가 크고 신(腎)이 작은 사람(脾大腎小者)을 소양인이라 하고, 신(腎)이 크고 비(脾)가 작은 사람(腎大脾小者)을 소음인이라고 한다.

장차 인류사를 바꿀지도 모를 체질이라는 인간관의 선포! 지금 체질에 관한 모든 논의는 사실 이 한 구절에서 출발하는 것이다. 체질이란 무엇인가? 그것은 바로 장부의 대소관계이다. 이 장부의 대소관계를 떠난 모든 체질 논의는 다 사이비라고 봐도 된다. 오행이 어떻고, 사주가 어떻고, 주역이 어떻고 하면서 떠드는 모든 체질론은 다 가짜이다.
태양인은 "폐가 크고 간이 작은 사람"일 뿐이다. 그 이상도 그 이하도 아니다. 따라서 엄밀하게 말하면 태양인은 "폐대간소인(肺大肝小人)"이라고 해야 맞을 것이다. 이 쉬운 말을 이제마가 태양이니 태음이니 하는, 뭔가 의미심장한 듯한 말로 포장하니까 온갖 오해들이 거기에서 또 파생되는 것이다. 이러한 현학적 관행은 모든 학자들이 결코 버릴 수 없는 몹쓸 병인 것 같다.

태양인을 가지고 오행이 어떻고, 또 주역을 들먹이면서 괘를 말하는 사람은 전혀 이제마를 이해하지 못한 사람이다. 그들은 전적으로 체질을 모르는 사람이다. 이제마가 체질론을 말하면서 단 한마디도 오행을 말하지 않고, 단 한마디도 괘를 말하지 않았는데, 왜들 불필요한 개념들을 가지고 와서 이론을 난삽하게 만드는가? 아무렴 한의학을 한다는 이제마가 오행을 몰랐겠는가? 아무렴 정통 유학을 둘둘 꿰었던 이제마가 설마 『주역』을 읽지 않았겠는가? 이제마가 오행에 관해 한마디도 하지 않은 것은 매우 의도적인 회피라는 것을 모르겠는가? 사상을 말하면서도 주역의 괘사, 효사를 한마디도 언급하지 않은 것은 주도면밀한 의식적 선택이라는 것을 간파하지 못하겠는가?

사상, 즉 태양, 태음, 소양, 소음이란 갑, 을, 병, 정 또는 A, B, C, D와 같은 단순한 네 유형의 분류의 기호, 그 이상도 그 이하도 아니다. 나의 추측에, 이러한 명칭을 붙인 것은 이제마가 아마도 수백 번은 탐독했을 의서 『상한론(傷寒論)』의 병증(病證) 분류인 태양병(太陽病), 양명병(陽明病), 소양병(少陽病), 태음병(太陰病), 소음병(少陰病), 궐음병(厥陰病)의 여섯 병증에서 힌트를 얻은 것으로 보인다. 이것은 단순히 질병의 전변(傳變) 또는 진행 과정(꼭 그런 것은 아니나 대체로 태양병→양명병→소양병→태음병→소음병→궐음병의 순서)에 따른 병증의 패턴을 의미하던 것이었는데, 이제마는 이것을 체질과 관련한 질병 유형으로 분석하고 체질명도 일부 그와 관련지어 명명했던 것이다.

개략적으로 보면 태음병, 소음병, 궐음병은 소음인의 병증에 많이 해당되고, 소양병은 소양인에, 양명병은 태음인과 소양인, 소음인에, 그리고 태양병은 특정 체질에만 구애되지 않고 모든 체질에 해당된다고 할 수 있다. 말하자면 이제마의 사상의학은 『상한론』의 여섯 병증을 단순한 질병군의 전변으로 보지 않고, 체질이라는 새로운 관점에서 재해석하여 인류사에서 전례가 없던 완전히 새로운 의학체계를 세운 것이다. 그 재해석의 가장 핵심적 기준이 되는 "체질"에 대해 이제마가 손수 정의한 말은 폐·비·간·신이라는 장부의 대소관계 이외에는 아무 것도 없는 것이다.

그러므로 제발 좀 글을 있는 그대로 소박하게 읽기 바란다. 체질의학의 모든 이론, 다시 말해 생리, 병리, 치료, 섭생 등은 모두 이 장부의 대소관계로부터 나온 것이다. 장부의 대소관계를 떠나서 체질을 논하지 말라!

기상천외한 사단론

모든 의학에는 그 학문이 성립하는 인체관이 있다. 현재 서양의학의 인체관은 해부학과 조직학 등에 기반한 물질적, 기계적 인체관이다. 물질로 된 몸이라는 구조에서 물질이라는 영양소와 생리활성물질들의 상호작용을 연구하는 학문이다. 그럼 체질의학의 창시자 이제마의 인체관은 무엇일까? 그것은 폐·비·간·신(肺脾肝腎)이 상하구조를 갖는 장부론(臟腑論)적 인체관이다. 이제마에게 인체는 폐·비·간·신이 위에서부터 아래로 쭉 배열된 블록놀이 같은 것이다.

폐(上焦)
비(中上焦)
간(中下焦)
신(下焦)

이 간단한 모형이 이제마가 바라본 인체다. 폐는 인신의 최상위인 상초(上焦)에 자리하고, 비는 그 다음인 중상초(中上焦)에 자리하며, 간은 또 그 다음인 중하초(中下焦)에, 그리고 신은 최하위인 하초(下焦)에 자리한다. 이러한 상하구조의 틀에서 폐(상초)와 간(중하초)의 대소의 짝으로 태양인과 태음인을, 그리고 비(중상초)와 신(하초)의 대소의 짝으로 소양인과 소음인을 정의한 것이다(상대적으로 상초에 존재하는 장부가 큰 체질을 양인으로, 하초에 속하는 장부가 큰 체질을 음인으로 명하였다). 이것은 인체의 장부 기(氣)의 상승(昇)과 하강(降)을 생리의 주된 틀로 보는 음양적(陰陽的) 인체관이다.

이제마는 인체에 대한 놀라운 통찰의 소유자였던 것 같다. 하지만 이런 놀라운 통찰은 평생토록 이루어진 인성(人性)에 관한 치열한 탐구에서 비롯된 것이다. 『맹자(孟子)』와 『중용(中庸)』은 그의 모든 사상의 바이블이었다. 위의 사상인을 논한 장을 맹자의 철학 개념인 "사단(四端)"을 빌어서 「사단론(四端論)」이라 칭한 것에서 그가 얼마나 『맹자』를 깊이 읽었는지 알 수 있다. 조선 철학사에서 몇 백 년을 줄기차게 논쟁이 된 최대의 이슈 사단칠정론(四端七情論)에 그는 종지부를 찍고 싶었던 것 같다. 기상천외하게도 그 결론을 그는 의학에서 발견했다. 맹자의 성정론(性情論)을 인체의 장부에서 찾은 것이다. 다시 「사단론」을 보자.

태양인은 애성(哀性, 슬퍼하는 본성)이 원산(遠散: 멀리 흩어지다)하고, 노정(怒情, 분노하는 감정)이 촉급(促急: 매우 급하다)하다. 애성이 원산하면 기(氣)가 폐로 들어가 폐가 더욱 왕성하게 되고, 노정이 촉급하면 기가 간을 격동시켜 간이 더욱 깎이게 된다. 태양인의 장(臟)의 형국이 폐가 크고 간이 작게 되는 것은 이 때문이다.

태양인의 장의 대소가 왜 폐대간소로 되었는지를 논하는 대목이다. 맹자는 인간의 본성이 선하다는 근거로 사단(四端)을 말했다. 사단이란 측은지심, 수오지심, 사양지심, 시비지심이다. 측은지심(惻隱之心)은 불쌍히 여기는 마음이요, 수오지심(羞惡之心)은 부끄러워하는 마음이며, 사양지심(辭讓之心)은 양보하는 마음이요, 시비지심(是非之心)은 잘잘못을 가리는 마음이다. 인간이면 누구나 다 이 네 가지의 선한 마음이 있고, 그러기 때문에 인간의 본성이 착하다는 것이다.

그리고 그는 측은지심을 인자함의 실마리(仁之端), 수오지심을 의로움의 실마리(義之端), 사양지심을 예절의 실마리(禮之端), 그리고 시비지심을 지혜의 실마리(智之端)라 했다. 따라서 사람이면 누구나 가진 이 네 가지의 선한 마음의 실마리를 확충(擴充: 넓히고 채우다)하면 누구든지 인의예지의 이상을 달성한 성숙한 인간이 될 수 있다는 것이다.

맹자가 보는 이상적인 인간은 인의예지를 달성한 사람이다. 인간이 선하다는 근거로서의 사단은 누구에게나 있지만, 그것만으로는 온전한 인간이라고 볼 수 없다. 결국 인간이면 가지고 있는 이 선한 본성의 사단을 어떻게 잘 발양시켜 인의예지의 완전한 인간으로 나아가는가 하는 것이 맹자의 문제의식이며, 모든 인간의 과제상황이 되는 것이다.

맹자에게 있어서 사단이 측은, 수오, 사양, 시비지심이라면, 이제마에게 있어서 사단은 장부의 대소구조, 즉 폐대간소, 간대폐소, 비대신소, 신대비소이다. 기본적으로 이제마에게 있어서도 사상인의 체질의 형성은 선천적인 것이다. 하지만, 여기 인용구만을 정밀하게 분석해 보면 이 장부의 대소형국이 희로애락이라는 각 사상인마다의 특징적인 성정(性情)의 작용으로 인해 후천적으로 형성됐다는 뉘앙스가 풍긴다. 또는 적어도 그러한 장부대소의 경향이 심화되었다는 것을 알 수 있다.

즉, 태양인은 앞의 언급대로 애성(哀性)이 폐를 크게 하고 노정(怒情)이 간을 작게 한 것이다. 다른 체질에 대해서도 결론만을 말하면, 소양인은 노성(怒性)이 비를 크게 하고 애정(哀情)이 신을 작게 한 것이며, 태음인은 희성(喜性)이 간을 크게 하고 낙정(樂情)이 폐를 작게 한 것이고, 소음인은 낙성(樂性)이 신을 크게 하고 희정(喜情)이 비를 작게 한 것이다(〈표 1〉).

〈표 1〉 사상인의 성정(性情)과 장부의 관계

	성(性)		정(情)	
태양인	애성(哀性)	폐(肺)↑	노정(怒情)	간(肝)↓
소양인	노성(怒性)	비(脾)↑	애정(哀情)	신(腎)↓
태음인	희성(喜性)	간(肝)↑	낙정(樂情)	폐(肺)↓
소음인	낙성(樂性)	신(腎)↑	희정(喜情)	비(脾)↓

동일한 희로애락이 사상인에 따라 각기 성이 되기도 하고, 정이 되기도 한다. 성(性)은 해당 장을 강하게 하고(↑), 정(情)은 해당 장을 약하게 한다(↓). 이 희로애락의 작용으로 폐·비·간·신의 4장이 강화되거나 약화됨으로써 대소를 갖게 되어 4유형의 체질이 형성된 것이다. 이것은 이제마의 독특한 인성론적 인체관이다. 그리고 그것은 단순한 관념이 아니라, 임상에서 구체적으로 드러나는 우리 몸의 현실이다.

여기서 특이한 것은 전통적인 견해에서 모두 정(情: 감정)에만 속하는 희로애락(喜怒哀樂)이 이제마에게 있어서는 체질에 따라 성(性: 본성)에 속할 수도 있고, 정에 속할 수도 있다는 사실이다. 즉, 희로애락이 어떻게 발현되느냐에 따라 그것은 성이 될 수도 있고, 정이 될 수도 있다. 예컨대 앞의 〈표 1〉에서 "애(哀: 슬픔)"는 태양인에게는 "멀리 흩어지게(遠散)" 발현되어 애성(哀性)이 되고, 소양인에게는 "매우 급하게(促急)" 발현되어 애정(哀情)이 된다. 같은 슬픔이라도 그것이 발현되는 양상에 따라 이렇게 달라지는 것이다.

이것은 어찌 보면 아무 것도 아닌, 아주 단순한 이론 같지만 동서고금을 통해 언제 어디에도 있어 본 적이 없는 그야말로 혁명적인 발상이다. 동일한 희로애락이라도 그것이 어떻게 발하느냐에 따라, 그리고 어떤 체질에서 발하느냐에 따라 인체의 각 장기에 주는 영향이 완전히 달라지기 때문이다. 태양인에게 슬픔(哀)은 폐를 더욱 왕성하게 하고, 소양인에게 슬픔은 신을 더욱 깎아내린다. 태양인에게 슬픔은 본성적인 것이고, 소양인에게 슬픔은 감정적인 것이다. 동일한 애가 체질에 따라 완전히 다른 작용을 일으키는 것이다〈표 1〉.

동양에서의 성정론(性情論)은 서양에 비해 상당히 일찍부터 발달한 분야라고 한다. 서양이 근세에나 와야 인간의 인성에 대한 본격적인 논의가 시작되고 있는데 반해, 동양에서는 지금으로부터 무려 2300년 전인 맹자시대에만 해도 벌써 정교한 인성론이 논의되고 있을 정도니까. 이 분야에서는 우리나라도 전혀 중국에 뒤지지 않는다. 아니, 오히려 중국을 훨씬 능가한다. 조선 오백 년이 온통 사단칠정론이라는 인성론으로 도배질되다시피 했을 정도니 무슨 말이 필요하겠는가?

전통적으로 성리학에서는 인간의 마음이 성과 정으로 이루어져 있다고 보았다. 성은 인간의 본성으로서 리(理)에 속하며, 인의예지와 같은 도덕적 본성을 말한다. 이에 반해 정은 인간의 감정으로서 기(氣)에 속하며,

희로애락과 같은 느낌의 변화를 말한다. 이렇게 성과 정은 리와 기, 본성과 감정, 인의예지와 희로애락 등과 같은 이원론의 틀 속에서 성이 정에 대해 우위의 가치서열을 갖는 어떤 것으로서 이해되는 개념이었다.

그런데 이제마는 이 성과 정을 모두 희로애락이라는 하나의 범주에서 통합하고, 그것이 어떻게 발현되느냐에 따라 성과 정이 결정되며, 그에 따라 각 체질의 장기에 어떻게 영향을 미치느냐 하는 것을 매우 구조적으로 정교하게 논하고 있다. 성과 정이 이원적으로 분할되어 있는 불교섭의 두 실체가 아니라, 희로애락이라는 동일한 것의 발현의 양태의 차이일 뿐이라는 것이다. 인의예지(성)와 희로애락(정)의 이원론이 이제마에게 있어서는 희로애락(성정) 일원론으로 바뀌게 되는 것이다. 이제마의 성정론에서 인의예지는 빠진다. 그래서 〈표 1〉에 보는 것처럼 성과 정이 모두 희로애락으로 되어 있다. 그 발현의 양태에 따라 희로애락이 성이 되기도 하고, 정이 되기도 하는 것이다.

이제마에게 있어서 희로애락의 발현이 너무 촉급하면 특정 장부를 깎아내리고, 그렇지 않으면(예를 들어 태양인의 경우는 멀리 흩어지게 발현되면) 특정 장부를 왕성하게 한다. 촉급하여 특정 장부를 깎는 것을 정이라 하고, 그렇지 않는 것을 성이라 했다. 〈표 1〉에 보면, 태양인은 애성이 폐를 크게 하고 노정이 간을 작게 하며, 소양인은 반대로 노성이 비를 크게 하고, 애정이 신을 작게 한다. 즉, 태양인에게 슬픔(애)은 성으로서 작용하여 폐를 크게 하고, 소양인에게 같은 슬픔은 정으로서 작용하여 신을 작게 하는 반면, 태양인에게 노여움(노)은 정으로서 작용하여 간을 작게 하고, 소양인에게 같은 노여움은 성으로서 작용하여 비를 크게 하는 것이다.

또, 태음인은 희성이 간을 크게 하고, 낙정이 폐를 작게 하며, 소음인은 반대로 낙성이 신을 크게 하고, 희정이 비를 작게 한다. 이것은 태음인에게 기쁨(희)이 성으로서 작용하여 간을 크게 하고, 소음인에게 기쁨은 정으로서 작용하여 비를 작게 하는 반면, 태음인에게 즐거움(낙)은 정으로서 작용하여 폐를 작게 하고, 소음인에게 즐거움은 성으로서 작용하여 신을 크게 하는 것이다.

"아이구 머리 아파!"

이 이제마의 성정론을 따라가다 보면 독자들이 좀 헷갈릴 것이다. 나도 지금 엄청 머리가 아프다. 우리 이제마 선생의 논의를 요약하면, 동일한 희로애락이라도 그것이 어떻게 발현되느냐에 따라 성으로 작용할 수도 있고, 정으로 작용할 수도 있어, 각 체질에 따라 특정 장부를 강화시키기도 하고, 약화시키기도 한다는 것이다.

이렇게 인간의 희로애락이 발현되는 양태에 따라 특정 장부를 강하게도, 약하게도 하므로 이제마에게 있어서 희로애락의 조절이란 인간의 몸의 건강에 있어서 그 무엇보다도 중요한 요소가 된다. 희로애락의 조절이 정신적인 영역에서 그치는 것이 아니라 곧바로 장부에 영향을 끼친다는 심신병(psychosomatic disease)의 입장을 이제마는 강력하게 보지하고 있는 것이다. 그래서 이제마의 의학은 심신을 닦는, "수신(修身)"의 의학일 수밖에 없다.

엄밀히 말하면 체질의학에서는 장기를 크게 하는 것이건, 작게 하는 것이건 다 몸에 해롭기는 마찬가지다. 둘 다 몸의 균형을 해치는 데에 있어서는 전적으로 동일하기 때문이다. 하지만 여기 이제마에 있어서는 어딘지 촉급하게 발현되는 "정"이 더 좋지 않다고 암암리에 시사한다. 이런 의미에서 나는 이제마의 체질론이 철저하지 못하다고 생각한다. 과유불급(過猶不及)! 지나친 것과 부족함은 완전히 동일한 것이다. 그리고 이것은 일반인이 체질의학에 대해 오해하는 가장 흔한 오류 중의 하나이다.

"태양인은 '폐대간소'라 폐가 크다고 했는데, 왜 나는 폐가 약하죠?"

이런 말에는 크고 강한 것이면 무조건 좋다고 하는 직선적인 절대적 가치관이 들어 있다. 인체는 유기체이다. 그리고 인체는 시스템이다. 유기체의 시스템에서 가장 중요한 것은 시스템의 각 구성 기관들 간의 잘 조정된(well-coordinated), 조화로운 상호작용이다. 폐가 다른 장기들은 생각지도 않고 자기 자신만 한없이 그 기능을 증폭시킨다면, 다른 장기들은 폐의 압제에 짓눌리어 제대로 그 기능을 하지 못하고 모두 압사당하고 말 것이다. 그런 시스템은 폭발하고 만다.

현대의학에서 가장 오랫동안 미해결인 상태로 엄청난 사람들을 괴롭히는 질병이 있다. 그것은 다름 아닌 암이다. 그 암에 대한 정의가 무엇인지 아는가? 암이란 "주위 조직과 무관하게 무한히 성장하는 파괴적 과잉조직"이다. 이와 비슷한 논리가 체질의학에도 적용된다. 다른 장기들은 아랑곳하지 않고 폐의 기능이 한없이 세진다면, 그것은 암 조직이 한없이 증식하여 인체를 파멸로 이끌게 되는 것처럼 동일하게 인체에 파괴적일 수밖에 없다.

폐가 크다는 것이 폐가 항상 좋다거나, 폐에 병이 결코 안 생긴다는 말이 아니다. 8체질의학에서 금양체질을 보면 어려서 또는 젊었을 적에 폐결핵과 같은 폐병을 앓은 사람들이 상당히 많다는 것을 알 수 있다. 아마도 폐결핵이 가장 잘 걸리는 체질 중의 하나가 금양체질일 것이다. 금양체질은 사상의학으로 보면 폐가 가장 크다는 태양인에 속하는 체질이다. 아이러니가 아닌가?

또, 사상의학으로 소양인에 속하는 토양체질은 아마도 위장질환이 가장 많은 체질일 것이다. 토양체질은 독자들의 예상과는 달리 소화기관인 비위가 가장 센 체질이다. 비위가 너무 센 바람에 위산과다와 같은 현상이 빈발해 위염이나 위궤양이 잘 생기며, 심하면 위암 같은 중증의 질환도 종종 발생한다. 역시 아이러니가 아닐 수 없다. 그래서 권도원 선생의 8체질의학은 강한 장기건 약한 장기건, 그 정도가 지나치다면 완전히 동일하게 나쁜 것으로 간주한다. 이론과 실제의 철저함이 이제마보다 투철한 바가 있다.

이제마가 희로애락이 촉급하게 발현되는 정을 더 좋지 않는 것으로 보는 것은 아마도 일상생활에서 우리가 흔히 겪는 경험적 사실로부터 온 것 같다. 갑자기 노하는 바람에 멀쩡한 사람이 고목처럼 쓰러지거나, 너무 슬퍼하는 바람에 흉기에라도 찔린 듯 몸이 크게 상하는 경우는 우리가 현실에서 흔히 경험하는 사태가 아닌가! 느긋하게 발현되는 희로애락은 몸에 별다른 문제를 일으키지 않으나, 촉급하게 발현되는 희로애락은 이렇듯 몸에 큰 손상을 입히는 것이다. 여기 희로애락의 촉급은 요즘 말로 하면 과다한 정신적 스트레스의 순간적 집중이라고 할 수 있을 것이다.

프로이트와 이제마

프로이트(Sigmund Freud, 1856~1939)는 당시 과학의 눈부신 발달에 힘입어 생명 연구에 있어서도 화학적이거나 물리적인 방법 이외에는 다른 방법을 용인하지 않던 기계론자들에 맞서서, 인간의 심리적 상태, 즉 마음이 몸에 물리적인 변화를 일으킬 수 있다는 사실을 용감하게 주장한 선구적인 사상가였다. 프로이트의 스승이 다름 아닌 독일의 위대한 생리학자요, 기계론의 창시자인 에른스트 브뤼케(Ernst Brücke, 1819~1892)였던 것이다!

프로이트는 히스테리 환자를 치료하고 연구하는 과정에서, 환자들에게 잊혀진 어린 시절의 고통스런 기억 때문에 히스테리가 발생한다는 사실을 발견했다. 그는 이러한 고통스런 경험을 트라우마(trauma), 즉 정신적 외상이라고 했다. 이 트라우마성 사건이 잊혀지지 않고 잠재의식 속에 억눌려 있다가, 어떤 사건에 의해 우연히 자극되면 갑자기 히스테리의 신체적 증상으로 전환되어 나타난다는 것이다.

히스테리는 매우 불규칙적이고 예측 불가능한 기이한 증상을 나타낸다. 이유 없이 기침이 계속 된다거나, 갑자기 사시가 되거나, 팔이나 목, 또는 전신에 편측마비 증상이 나타나거나, 언어장애, 환각, 사고장애 등이 불쑥불쑥 발생하는 것이다. 언뜻 보면 뇌혈관이 막히거나 터져서 발생하는 중풍과 부분적으로 구분이 잘 되지 않는 바가 있다. 마음의 상처가 몸에 물리적으로 병을 일으킨 것이다. 프로이트의 히스테리 연구는 1896년에 발표되었다. 프로이트는 제국주의 치하의 오스트리아 빈에서 제국주의의 압제에 대한 분을 삼키고 이를 악물며 히스테리 연구를 하였던 것이다.

이보다 2년 전인 1894년, 제국주의 외세의 침략에 분연히 맞선 동학혁명의 불길이 온 조선의 산하를 불사를 때, 동무(東武) 이제마는 희로애락이라고 하는 인간의 성정의 문제가 인간의 신체에 어떠한 영향을 미치는가에 관한 기나긴 탐구를 『동의수세보원』이라는 기념비적인 서물로 세상에 출간했다. 이역만리 떨어진 머나먼 동서양의 두 사상가가 거의 동시대에, 거의 동일한 주제를 가지고, 동일한 제국주의의 압제에 신음하면서 피나는 연구를 하고 있었다는 사실은 우연의 일치로 보기에는 참으로 가슴 뭉클한 사건이 아닐 수 없다. 이제마의 『동의수세보원』은 그의 생애 내내 그를 괴롭혀 왔던 인간의 마음에 관한 의학적 탐구의 필생의 역작이요 완결판이었다.

몸은 닦는 것이다

이제마와 프로이트는 이렇게 문제의식은 비슷하지만, 그 이론은 사뭇 다르다. 둘 다 심리적인 문제가 인간의 몸에 구체적으로 물리적인 병증을 일으킬 수 있다는 점에서는 공통성이 있지만, 구체적인 각론에 들어가면 그 원인이나 치료에 있어서 천양지차의 차이를 나타낸다.

우선 프로이트에게 일차적 관심은 주로 신경증(neurosis)의 원인과 치료에 있었다. 신경증이란 신경계에 구조적인 변화가 없음에도 불구하고 기능장애가 생기는 질병을 말한다. 프로이트는 신경증이 신경계의 질병이 아니라 인성에 장애가 생겨 발생하는 것으로서, 어떤 본능적 충동이 가로막혀 발생하는 갈등현상이라고 보았다. 반면 이제마의 주된 관심은 사람들이 일상적으로 걸리는, 프로이트가 말하는 신경증을 포함한 대부분의 질병의 원인과 치료에 있었다.

프로이트는 신경증의 원인이 어린 시절에 억압된 본능, 특히 성과 관련된 정신적 충격에 있다고 생각했다. 이제마는 질병의 원인이 인간의 지나친 욕심, 그리고 일상에서 적절하게 조절되지 못한 과도한 희로애락의 표출에 있다고 봤다. 프로이트는 자유연상법 등과 같은 정신분석(Psychoanalysis)을 통하여 신경증에 걸린 환자로 하여금 과거의 기억을 되살려주어, 무의식에 억압된 소망이나 충동을 "의식"하게 함으로써 환자를 괴롭히던 증상이 자연스럽게 "해소"되도록 하는 것으로써 그의 치료를 삼았다. 이제마는 환자로 하여금 욕심을 줄이고, 각 체질에 따라 특징적인 과도한 희로애락의 표출을 자제하도록 하며, 동시에 각 체질에 따라 지나치게 세지거나 약화된 장부를 약물을 통하여 조절하는 것으로서 그의 치료를 삼았다.

프로이트는 오로지 환자의 과거의 기억을 되살리도록 "유도하는" 정신분석학적 치료에만 몰두한 반면, 이제마는 약물을 통하여 환자의 질병을 직접 치료함과 동시에, 환자로 하여금 자신에게 일어나기 쉬운 희로애락의 불균형을 깨닫게 하고, 그러한 불균형이 장부에 어떤 영향을 끼쳐 현재의 질병이 발생하게 되었는가를 이해하게 하여, 환자가 스스로 그 마음을 다스리게 함으로써 질병의 치료에 동참하게 하는 것을 주된 방법으로 삼았다. 결국 프로이트의 치료는 환자로 하여금 기억을 되살리게 함으로써 신경증의 증상이 해소되면 그로서 끝나지만, 이제마의 치료는 인간의 심신의 수양론으로 연결되어 평생토록 닦아야 하는 실천적 삶의 문제로 지속되는 것이다. 그의 「사단론」은 다음과 같이 끝맺는다.

희로애락이 아직 발하지 않은 것을 "중(中)"이라 하고, 발하여 모두 절도(節)에 딱 들어맞는 것을 "화(和)"라고 한다. 희로애락이 아직 발하지 아니하였을 때에 항상 경계한다면, 이것이 바로 중에 점점 다가서는 것이 아니겠는가? 희로애락이 이미 발하였을 때 스스로 돌이켜 성찰한다면, 이것이야말로 절도에 점점 다가서는 것이 아니고 무엇이겠는가?

그의 피나는 삶의 역작 『동의수세보원』의 가장 핵심적 장이라 할 「사단론」의 마지막을 『중용』의 저 유명한 중화론(中和論)으로 장식한 이유를 이제 알 수 있지 않은가? 희로애락이 발할 때나 발하지 않았을 때나 항상 경계하고 돌이켜 성찰하여 중용의 절도(中節)에 "점점 나아가는" 삶, 이것이 바로 이제마가 말하는 우리가 평생 힘써야 할 삶의 모습인 것이다.

불균형을 바로 잡아라!

여기에서 우리는 체질의학이 추구하는 질병 치료의 정수를 파악할 수 있다. 희로애락은 어떠한 경우에도 인간에게 발하지 않을 수 없다. 인간은 감성의 동물이기 때문이다. 문제는 그것이 어떻게 발하느냐 하는 것이다. 그것은 발하되 절도에 맞아야 하는 것이다. 그 상황 상황에 딱딱 들어맞는 희로애락의 발출, 그것이 바로 화(和), 즉 조화요, 그것이 바로 이제마가 외치는 건강한 인간의 모습이다.

희로애락이 절도에서 벗어나서 적절하게 발하지 않을 때, 이제마의 표현을 빌리자면 너무 촉급하게 발할 때, 그 때 인간의 장기는 온전한 모습을 잃고 불균형으로 치닫는다. 강한 장기는 너무 강해지고, 약한 장기는 너무 약해진다. 태양인으로 말한다면, 폐가 너무 커지고, 간은 너무 작아지는 것이다.

따라서 이러한 태양인의 질환을 치료하는 것은 태양인의 장부구조에서 자연스럽게 도출된다. 그것은 너무 강화된 폐의 기능을 약화시키거나, 너무 약해진 간의 기능을 강화시키는 것이다. 이제마는 주로 한약을 통한 약물치료로 질병을 다스렸다. 한약은 그것이 가진 약리학적 특성에 따라 그 나름의 독특한 효능을 갖는다. 그 약리적 특성을 한의학에서는 기미(氣味)와 귀경(歸經)으로 규정한다. 기미에서 "기(氣)"는 약물이 갖는 한열(寒熱)의 특성, 즉 찬 약이냐 더운 약이냐를 말하고, "미(味)"는 약물이 갖는 맛으로서 신맛, 쓴맛, 단맛, 매운맛, 짠맛의 오미(五味)를 말한다.

이 약물의 맛은 특정 장기와 관련이 있는데, 신맛은 간, 쓴맛은 심, 단맛은 비, 매운맛은 폐, 그리고 짠맛은 신을 강화시켜 준다(이러한 맛과 장부와의 관계는 좀 관념적인 데가 있어 실제와 일치하지 않는 바가 있으므로 주의를 요한다). 이것은 귀경이라는 개념과도 겹치는데, 귀경이란 약물이 선택적으로 작용하는 장부를 말한다. 이 귀경의 개념이 체질의학에서는 중요하다. 이제마는 주로 약물로써 치료를 하였으므로, 그 한약이 가지는 귀경이 해당 체질의 약한 장부에 작용하는 약으로써 주된 치료를 삼았다. 그렇게 함으로써 약한 장기와 강한 장기가 균형을 회복하여 궁극적으로 질병이 치료되는 것이다. 체질의학의 치료는 이렇게 불균형이 초래된 해당 체질의 장부구조를 원래의 상태로 복원시켜 균형을 바로잡는 것이다.

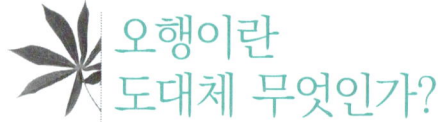
오행이란 도대체 무엇인가?

나는 8체질의학을 전문으로 한다. 사상의학과 8체질의학은 무엇이 다른가? 사람들은 흔히 8체질을 8상체질로 부른다. 이렇게 부르는 것을 권도원 선생은 매우 싫어한다. 4체질인 사상의학을 좀 더 세분하여 8체질로 만든, 사상의학의 아류 정도로 인식될 수 있기 때문이다. 물론 이런 오해를 하는 것은 용어의 중요성이나 양 이론의 자세한 내막을 모르는 사람들로서는 어쩌면 당연한 것일지도 모른다.

8체질의학은 그 연원에 있어서 사상의학과 관련이 있는 것은 확실하다. 그런데도 권도원 선생이 굳이 사상의학과 선을 긋고 싶어 하는 것은, 자신의 8체질의학의 발달과정이 사상의학과 무관하다는 것을 말하려는 것이 아니라, 사상의학과 불가분의 관계에 있음에도 불구하고 그 최종적 이론의 체계가 사상의학과는 매우 다른, 독창적인 체계라는 것을 주장하려는 것으로 보인다.

나도 이에 동의한다. 권도원 선생이 사상의학에서 8체질의학의 중요한 힌트를 얻은 것은 확실하지만, 그것은 말 그대로 힌트이지 사상의학의 구체적인 내용이 아니다. 현재 8체질의학의 이론을 보면 사상의학과는 판이하게 다르다. 권도원 선생이 이제마에게서 받은 것은 "체질이란 장부의 대소구조"라는 이 한마디의 명제일 뿐이다. 그것은 하나의 통찰일 뿐, 구체적인 실내용은 그 안에 아무 것도 없다. 이것마저도 권도원 선생은 수많은 연구와 시행착오 끝에 자신만의 독창적인 체질구조로 변환시켜 창안해 낸 것이다.

그럼 권도원 선생의 8체질의학은 무엇을 말하며, 사상의학과는 어떻게 다른지 알아보자. 여기서부터 본격적인 체질의학 강의가 시작된다. 독자 여러분은 정신을 좀 차려야 할 것이다.

장부론

명창 김수연이 부르는 동편제 판소리 흥보가의 첫대목은 다음과 같은 아니리로 시작한다.

옛날 운봉, 함양 두 얼품(어름)에 흥부, 놀부 두 형제가 살었는디, 놀보는 형이요, 흥보는 아우였다. (북소리, 쿠궁!) 사람마다 오장이 다 육보로되, 놀보만은 오장이 칠보더라. 어찌하여 그런고 허니, 왼쪽 갈비 밑에 심술보가 장기 궁짝처럼 똥도도롬허니 생겨가지고 (하나가 더 있어 그런 것이었다. 이 놈이) 밥만 먹으면 심술을 일삼는디 꼭 이렇게 허였것다. (얼쑤!)

여기 흥보가에서 "오장이 육보"라고 한 것은 오장육부의 와전이다. 오장과 육부가 별개의 것인데, 아마도 이 흥보가의 사설의 전승과정에서 오장을 인체의 내장을 뜻하는 일반명사로 잘못 알고 그것이 여섯 개의 부로 되어 있다고 한 것이다. 오장육부라는 일상숙어에서 보듯이 사람들은 이렇게 장부를 오장육부라고 알고 있는데, 한의학적으로 말하면 사실은 육장육부(六臟六腑)라고 해야 맞다. 여기서 육장은 간(肝), 심(心), 비(脾), 폐(肺), 신(腎), 심포(心包)이고, 육부는 담(膽), 소장(小腸), 위(胃), 대장(大腸), 방광(膀胱), 삼초(三焦)이다.

여기 언급한 장부들은, 그들의 기능에 대한 견해는 좀 다를지언정 서양의학에서 지칭하는 인체의 장기들과 그 대상은 대부분 같다고 할 수 있다. 단지 독자들에게 생소한 것들로 예상되는 것들을 든다면 비와 심포, 삼초 정도가 될 것이다.

비는 현대의학적인 술어로 췌장(pancreas)에 해당되는 장기이다. 우리가 흔히들 "비위가 좋다"라고 할 때 그 "비"를 말한다. 대표적인 기능이 소화효소의 합성과 호르몬인 인슐린(insulin)과 글루카곤(glucagon)의 생성이다. 음식물의 소화와 혈당의 조절에 중차대한 역할을 하는 장기이다. 대개 이 비를 언어의 유사성 때문에 비장(spleen)으로 잘못 알고 있는 경우가 많은데, 한의학에서 소화의 중추로서 말하는 "비위"라는 용례로 보건대 비는 췌장일 수밖에 없다.

장기 궁짝?

김수연(1948~)은 전북 군산에서 출생했다. 어려서 동네에 있던 "군산국악원"에 놀러다니다가 그 유명한 명창 "쑥대머리"의 임방울(任芳蔚, 1904~1961)이 소리하는 것을 보고 열 살 때부터 판소리를 배우기 시작했다고 한다. 그녀의 흥보가는 구한말과 일제시대에 활약했던 전설적인 명창 송만갑(宋萬甲, 1865~1939)으로부터 이어지는 동편제의 전승계보에 속한다. 그녀는 송만갑의 제자인 박초월(朴初月, 1917~1983)로부터 흥보가를 전수받았다. 전설적인 명인의 판소리가 이렇게 조선시대로부터 21세기인 지금까지 후학들에 의해 면면히 이어져 오고 있다는 사실이 경이롭다.

여기 판소리 흥보가의 첫대목에서 말하는 장기 궁짝이란 장기에서 한(漢)과 초(楚)의 왕에 해당되는 가장 큰 말을 가리키는 것으로 흔히 궁(宮)이라 한다. 놀부의 심술보가 장기의 궁처럼 둥그스름하고 크다는 뜻으로 씌었다. 장기란 놀이는 한나라 유방(劉邦)과 초나라 항우(項羽)와의 싸움을 모티브로 한 일종의 보드게임이다. 한나라 군대에 투항한 자신의 초나라 군사들이 부르는 노래가 사방에 깔려 "사면초가(四面楚歌)"에 빠진 초패왕 항우와 그의 애첩 우희(虞姬, 우미인)의 고사가 유명하다. 사방으로 포위된 항우는 총애하던 그녀와 최후의 주연을 베푼다. 그는 자신의 심경을 다음과 같이 노래한다.

力拔山兮氣蓋世("역발산혜기개세", 힘은 산을 뽑고 기는 세상을 덮을만하나)

時不利兮騅不逝("시불리혜추불서", 때가 불리하니 오추마도 나아가지 않는구나)

騅不逝兮可奈何("추불서혜가내하", 오추마가 나아가지 않으니 내 이를 어찌할꼬)

虞兮虞兮奈若何("우혜우혜내약하", 우희야 우희야 너를 어찌할거나)

– 해하가(垓下歌)

우희는 패왕의 의기가 다한 것을 깨닫고 역시 시로 화답한 후, 그의 칼로 목을 찔러 스스로 목숨을 끊는다. 항우는 이후 천신만고 끝에 탈출에 성공하였으나, 오강(烏江)에 이르러 자신의 운이 다함을 알고 그 역시 목을 찔러 자결한다. 그의 애마 오추마(烏騅馬)도 강물로 뛰어들어 생을 마감한다. "패왕별희(霸王別姬)"란 영화도 이것을 소재로 한 것이다. 패왕별희란 "패왕(霸王)이 우희(姬)와 이별하다(別)"라는 말이다.

한편 위에 나열한 장부들은 독자들이 한 번쯤은 다 들어본 상식적인 장기들일 것인데, 마지막의 심포·삼초는 생전 처음 들어본 사람들이 많을 것이다. 뭔가 좀 무시무시한 느낌이 들런지도 모르겠다. 이것은 사실 물리적으로 존재하는 장기가 아니다. 이들은 단지 기능적으로 존재하는 추상적인 장부들이다. 주로 인체의 전체적인 조절을 담당하는 장부들로서, 정확하게 일치하지는 않지만 서의에서 말하는 신경계나 내분비계와 비슷한 기능을 하는 계통이라고 할 수 있다. 하지만 신경계나 내분비계 그 자체는 아니다. 이들은 해부학적인 실체가 없는 장부들인 것이다. 따라서 이 심포와 삼초는 다른 장부들처럼 어느 한 공간을 점유하는 기관들이라기보다는 전신에 분포한 무형의 기능계라고 보아야 한다. 그러면 인체에 존재하는, 실체를 가진 장부 쌍은 심포·삼초를 제외하고 모두 5개가 된다.

전통적으로 장(臟)은 음(陰)에, 부(腑)는 양(陽)에 속한다(8체질의학에서는 반대로 장을 양, 부를 음으로 본다. 뒤에 상론). 음양은 사물의 양면성을 추상한 것이다. 음이란 그늘이고, 양이란 빛이다. 이 두 가지의 상반된 이미지를 가지고 사물을 인식하는 틀로서 삼는 것이다. 음에 속하는 것은 대개 어두운 것, 차가운 것, 정적인 것, 여성적인 것, 수축하는 것, 내향적인 것, 가라앉는 것, 부드러운 것 등의 속성을 가지고, 양에 속하는 것은 대개 밝은 것, 뜨거운 것, 동적인 것, 남성적인 것, 팽창하는 것, 외향적인 것, 떠오르는 것, 강한 것 등의 속성을 갖는다. 그래서 밤은 음, 낮은 양, 물은 음, 불은 양, 여자는 음, 남자는 양, 정(靜)은 음, 동(動)은 양, 안은 음, 바깥은 양, 아래는 음, 위는 양, 유(柔)는 음, 강(剛)은 양에 속한다. 모든 사물을 이렇게 상반되는 두 이미지의 범주로 이해하려는 것이 음양론이다. 쉽게 생각하자: 남성적인 것은 양이고, 여성적인 것은 음이다!

장부라고 할 때 장(臟)은 원래 "감출 장(藏)" 자에서 온 것이고, 부(腑)는 "창고 부(府)" 자에서 온 것이다. 장은 인체의 내부에 숨겨져 있어 뭔가 그 안에 저장이 되는 모습이라면, 부는 음식물이나 다른 물질들이 유통되는 창고처럼 들락날락하는 이미지를 가지기 때문이다.

장과 부의 구분은 서의의 조직학으로 접근해 들어가면 거기에 고대인들의 놀라운 통찰이 깃들어 있음을 간파할 수 있다. 먼저 부에 속하는 기관들을 살펴보자. 일반적으로 부에 해당되는 기관들인 위, 소장, 대장, 담, 방광은 고무호스나 풍선처럼 속이 비어 있는 구조를 가진다. 그리고 그 내강을 구성하는 조직은 다들 상피세포들(epithelial cells)로 구성되어 있는 특징이 있다. 이에 반해 장에 속하는 기관들은 이러한 상피세포가 존재하지 않으며, 일반적으로 그 기관의 고유의 기능을 수행하는 실질세포들로 구성되어 있다. 상피조직은 외계의 이물질로부터 인체를 보호하기 위해 형성된 보호막 같은 조직으로 우리 몸에서 가장 대표적인 것이 바로 피부조직이다.

부에 속하는 기관들의 내강이 상피조직으로 되어 있다는 것은, 말하자면 뱃속에 있지만 피부로 덮여 있다는 말과 같은 것이다. 특히 위장관에 속하는 위나 소장, 대장은 외부로부터 들어온 이물질인 음식(음식은 우리 몸의 입장에서는 이물질이다)이 직접 맞닿는 부분이므로 상피세포와 같이 단단한 방벽으로 철통같이 보호되어 있는 것이다. 결국 부에 해당되는 기관은 외계와 직접 통해 있는, 체내에 있는 것 같지만 실은 몸의 바깥을 구성하는 체외의 기관이란 말이다.

하지만 장에 속하는 기관들에는 이 흔한 상피조직이 없다. 이것은 이들이 명실상부하게 외부와 전혀 직접 접촉이 없는, 진정으로 인체의 내부에 존재한다는 것을 의미한다.

물론 고대인들에게 이렇게 현대적 의미의 상세한 조직학적 지식이 있었던 것은 아니겠지만, 장부라는 글자를 문자 그대로 풀이해 본다면 장을 보다 내적인 기관으로 보고, 부를 보다 외적인 기관으로 본 것만은 확실하다. 그래서 전통적으로 장은 안에 숨어 있으므로 음으로 보고, 부는 밖에 노출되어 있으므로 양으로 본 것 같다. 이렇게 상피세포의 존재 유무 하나만으로도 우리는 인체의 중요한 원리를 엿볼 수 있다.

여기서 내가 주장하고픈 것은 이렇게 인체의 장기들을 두 가지 계통으로 구분해서 본 고대인들의 혜안에 관한 것이다. 우리 몸의 내부에 있는 것 같지만 실제로는 외부와 맞닿아 있어 사실상 체외의 기관들인 부와, 우리 몸의 내부에 있어 외계와는 직접 연계가 없는 체내의 기관들인 장으로 나눠 봤다는 그 통찰의 놀라움 말이다. 여기서 장이 음이고, 부가 양인 것은 그래서 중요한 것이 아니다. 인체를 보다 근원적인 시각에서 구조적으로 바라봤다는 그 관점이 중요한 것이다. 반대로 장이 양이 되고, 부가 음이 되도 사태에 아무런 변화가 생기는 것은 아니다. 그밖의 다른 많은 기관들과 조직들이 있음에도 불구하고, 인체를 장과 부의 두 체계로 단순화해서 바라본 그 과학적 모델의 창조적 발상이 놀라운 것이며, 소중한 것이다.

음양은 한 사물의 양면이다. 하나의 사물의 두 측면이라는 말이지, 두 가지 별개의 사물을 따로따로 지칭하는 것이 아니다. 한 동전의 양면이 바로 음양인 것이다. 장부란 것도 마찬가지다. 인체라는 하나의 통일된 체계를 장과 부라는 두 계통의 상보적 체계로 바라본 것이 바로 여기 장부론의 핵심인 것이다.

인체는 장과 부로 이뤄진 동전 같은 것이다. 그러므로 인체라는 동전에서 장이 음이고 부가 양인들, 아니면 장이 양이고 부가 음인들 뭐가 달라지겠는가! 동전의 양면은 기본적으로 동일한 것 아닌가! 결국 장이 한 면을 차지하고 부가 또 다른 한 면을 차지하는 동전이 바로 인체인 것이다.

그런데 인체는 6개의 장들과 6개의 부들로 이뤄진 복합 체계이므로, 보다 미시적으로 접근하면, 이들 장과 부가 각기 한 면을 차지하는 6개의 동전이 인체의 세부적 모습이 된다. 이것이 바로 육장육부인 것이다. 그래서 이 육장육부를 전부 다 계산하면 12개지만, 2개가 하나의 짝이 되므로 6쌍이 보다 정확한 표현이 된다. 장부라는 음양의 동전 6개는 다음과 같다: 간·담(肝膽), 심·소장(心小腸), 비·위(脾胃), 폐·대장(肺大腸), 신·방광(腎膀胱), 심포·삼초(心包三焦).

"간담이 서늘하다", "간에 붙었다, 쓸개에 붙었다 한다", "걔만 보면 비위가 상한다", "폐부(肺腑)를 찌른다", 이런 말들은 우리가 평상시에 흔히 쓰는 숙어적 표현이다. 위와 같이 육장육부의 전문적인 표현을 일상에서 아무 거리낌 없이 곧잘 칭하는 것을 보면, 우리가 얼마나 한의학적인 사고와 친숙하게 지내는지 단적으로 알 수 있다.

"간담이 서늘하다"는 말은 "간뎅이가 부었다"는 말과 상대적인 뉘앙스가 있는 말로서 체질의학적인 의미가 들어가 있다. 간이 큰 태음인은 몸이 건장하고 배가 나와서 배짱이 두둑한 면을 보이는 반면, 간이 작은 태양인은 대개 몸이 마르고 성품이 예민하여 잘 놀래고 소심한 경향을 보이는 경우가 많기 때문이다. "간에 붙었다, 쓸개에 붙었다" 하는 말은 쓸개, 즉 담이 간 밑에 달랑달랑 붙어 있는 해부학적 형상을 보고 줏대 없이 여기 붙었다, 저기 붙었다 하는 사람을 경멸하는 뜻으로 쓰는 말이다.

또 "걔만 보면 비위가 상한다"고 할 때, 비·위는 한의학에서 "중앙토(中央土)"라고 한다. 대지가 만물을 받아들여 모든 생명을 자라게 하듯이, 한 가운데 있으면서 모든 음식을 받아들여 인체의 소화작용을 총

괄하는 대지와 같은 역할을 한다는 말이다. 이 비·위가 손상을 받으면 소화기능이 약해져서 음식을 잘 받아들이지 못 하듯이, 일상사에 대해서도 감정적인 부조화를 잘 받아들이지 못 해 마치 심리적인 소화불량 상태를 보이는 것을 빗대어 말한 것이다. 특히 간과 담, 비와 위가 아니라, 간담, 비위, 이렇게 붙여서 숙어적으로 말하는 것은 장과 부를 하나의 세트로 인식하는 한의학의 장부관이 일상생활에 그대로 배어서 나타나기 때문이다.

상생상극

한의학에서는 인체를 음양오행(陰陽五行)의 체계로 본다. 사람들은 또 이렇게 말하면 인체가 음과 양으로 구성되어 있고, 이를 더 세분하면 다섯 개의 어떤 것으로 구성되어 있다고 생각하기 쉽다. 이럴 때면 음양오행과 주역의 전문가라고 자처하는 일반 한의학자나 동양철학자들은 "음양(2)→사상(4)→오행(5)→팔괘(8)→64괘(64)" 하는 식의 전형적인 발전도식을 자랑스럽게 꺼내들고 열변을 토하기 시작한다. 이제마의 사상의학은 이 도식에서 2번째를 차지하고, 권도원 선생의 8체질의학은 4번째를 차지하는 영광을 얻게 된다.

음양(陰陽)과 오행(五行)은 전혀 다른 범주에 속하는 체계이다. 발전단계의 전후를 차지하는 단순·복잡의 체계가 아니다. 오행은 실재하는 대상을 다섯 가지 양태의 상호운동으로 파악하려는 하나의 기능적인 역학 체계를 말하며, 음양은 모든 사물을 음과 양이라는 두 가지의 상을 가진 범주로서 이해하려는 우리의 인식체계를 말한다. 이러한 생각이 절묘하게 결합되어 인체에 적용된 것이 바로 장부이다.

오행은 목·화·토·금·수(木火土金水)의 다섯 가지의 기(氣)로 구성되어 있다. 중요한 것은 목·화·토·금·수라는 다섯 기 그 자체가 아니라, 그 다섯 기들 간의 관계이다. 이들 상호 간의 관계법칙이 바로 상생(相生)과 상극(相剋)이다.

요즘 정치인들이 서로 헐뜯지 말고 나라를 위해 서로 돕자는 취지에서 "상생정치"라는 말을 곧잘 쓰는데, 이 말이 바로 여기 오행의 상생상극에서 온 것이다. 서로 우호적인 정치를 하자는 얘기다. "걔 둘은 상극이야, 만나기만 하면 싸우거든!" 이렇게 상극이란 말도 일상생활에서 흔히 사용하는데, 이 역시 오행의 상생상극에서 나온 말이다. 둘이 서로 지독하게 적대적이라는 말이다. 상생과 상극은 흔히 상생관계, 상극관계라는 표현으로 자주 쓰이는데, 이는 목·화·토·금·수 사이의 상호 작용관계를 말하기 때문이다.

오행 우화

그런데 오행이란 무엇인가? "오행" 하면, 일반 한의학자건, 동양철학자건, 운기론자(運氣論者)건, 심지어는 미아리의 명리학자(命理學者)건 나름대로 복잡한 설을 풀면서 우주와 인간의 이치를 거창하게 펼친다. 그래서 저마다 자신들의 목적에 따라 달리 해석하기도 하지만, 그 대체적인 내용은 대동소이하다고 할 수 있다. 대개 사람들이 오행론(五行論)을 말할 때 그 전형적 설명방식은 다음과 같다. 목은 나무를 상징하고, 화는 불을 상징하며, 토는 흙을, 금은 쇠를, 수는 물을 상징한다.

여기에서 목은 나무라는 것이 갖는 다양한 속성을 상징한다. 즉, 나무의 촉감이 부드럽듯이 부드러운 성질을 상징하고, 나무의 가지가 쭉

쭉 뻗어 성장하듯이 곧추 나아가는 성질을 상징하며, 나무가 바람에 부르르 떨듯이 동요하는 성질을 상징한다. 같은 방식으로 화는 뜨겁고, 연소하며, 위로 올라가는 성질을 상징하고, 토는 길러주고, 온후(溫煦)하며, 변하지 않는 성질을 상징하고, 금은 서늘하고, 굳으며, 열에 녹는 성질을 상징하고, 수는 차갑고, 습하며, 높은 데서 낮은 데로 흐르는 성질을 상징한다. 이렇게 목·화·토·금·수의 성질을 각기 특징적으로 규정하여, 동물과 식물을 포함한 세상의 만물을 여기에 귀속시켜 논하는 것이 일반적인 오행론인 것이다. 전형적인 원소론(元素論)이요, 환원주의(還元主義)라 할 수 있다.

이러한 전제하에서 그들은 상생을 다음과 같이 말한다. 목은 나무다. 나무에 열을 가하면 불이 생긴다. 즉, 목(나무)은 화(불)를 생한다. 그래서 목생화(木生火)라고 한다. 다음으로, 나무의 불이 타면 재가 된다. 재는 결국 흙이 된다. 즉, 화(불)는 토(흙)를 생한다. 그래서 화생토(火生土)라고 한다. 또, 흙은 오래되면 굳는다. 그것이 딱딱해지면 쇠가 된다. 즉, 토(흙)는 금(쇠)을 생한다. 그래서 토생금(土生金)이라고 한다. 쇠는 차가운 성질을 갖는다. 그 쇠에 공기가 닿으면 물이 서린다. 즉, 금(쇠)은 수(물)를 생한다. 그래서 금생수(金生水)라고 한다. 그리고 물은 대지를 적신다. 대지로부터 나무가 자란다. 즉, 수(물)는 다시 목(나무)을 생한다. 그래서 수생목(水生木)이라고 한다.

하지만 이러한 얘기는 설명은 그럴듯할지언정, 그리 과학적인 설명은 되지 못한다. 그것은 견강부회의 전과학적 우화(a pre-scientific fable)에 불과하다. 그냥 봐도 억지춘향격의 설명이라는 것을 대번에 알 수 있지 않은가? 나는 비슷한 우화로써 일거에 반론을 제기할 수 있다.

만일 태양열이라는 화가 나무를 자라게 한다면 목생화는 화생목(火生木)으로 바뀌어버린다. 불을 흙으로 꺼버리면 화생토가 아니라, 토극화(土剋火)가 되어버린다.

상생에 대한 전통적 설명은 단지 이해를 돕기 위해 만든 그럴싸한 재미있는 이야기일 뿐이다. 이러한 상생의 개념은 사실은 어미와 자식이라는 인간의 가장 원초적이고 비근한 관계로부터 유비되어 나온 것이다. 엄마가 아기를 낳듯이 목이 화를 낳고, 화가 토를 낳고, 토가 금을 낳고, 금이 수를 낳고, 수가 다시 목을 낳는 것이다.

상극도 마찬가지다. 전통적으로 상극은 다음과 같이 설명한다. 목극토: 목은 나무요, 토는 흙이다. 나무는 땅으로 뿌리를 내려 흙을 뚫고 내려간다. 이는 나무(목)가 흙(토)을 제압하는 것이다. 토극수: 토는 흙이고, 수는 물이다. 물이 시내를 흘러갈 때 흙이 물을 막아서면 흘러갈 수 없다. 이는 흙이 물을 제압하는 것이다. 수극화: 수는 물이요, 화는 불이다. 불이 활활 타오를 때, 그 위에 물을 부으면 불이 꺼진다. 물이 불을 제압하는 것이다. 화극금: 화는 불이요, 금은 쇠다. 쇠가 불을 만나면 녹는다. 불이 쇠를 제압하는 것이다. 금극목: 금은 쇠요, 목은 나무다. 쇠로 된 칼이 나무를 자른다. 쇠가 나무를 제압하는 것이다.

아! 이치에 딱딱 맞는도다! 이 얼마나 오묘한 "우주 변화의 원리"인가? 하지만 이 역시 이해를 돕기 위해 이끌어낸 한편의 꾸며낸 이야기일 뿐이다. 목극토는 산사태가 나서 흙이 나무를 덮어버리는 경우에는 토극목(土剋木)이 되어버린다. 물이 지나갈 때 땅의 흙이 파인다면 토극수가 아니라 오히려 수극토(水剋土)가 맞다. 물이 든 냄비를 불로 가열하여 물이 증발해버리면 수극화는 화극수(火剋水)로 둔갑한다. 전통적 상극관계가 하루아침에 무너져버린다.

오행의 진정한 의미

여기서 말하는 목이니, 화니, 토니, 금이니, 수니 하는 것들은 우리가 일상에서 접하는 나무니, 불이니, 흙이니, 쇠니, 물이니 하는 물질적 실체(substance)를 말하는 것이 아니다. 그것은 만물을 다섯 가지 기능의 상호작용으로 바라보는 우주론적 상징일 뿐이다. 따라서 오행이 꼭 나무(목), 불(화), 흙(토), 쇠(금), 물(수)일 필요가 없다. 풀(草), 공기(氣), 바람(風), 돌(石), 빛(光)과 같은 것으로 오행을 설정해도 아무런 문제가 없다.

목·화·토·금·수에 어떤 의미론적 설명을 가하는 것은 아무런 의미가 없는 것이다. 그것은 상징(symbols)이요, 기능(functions)이요, 암호(codes)와 같은 것이다. 따라서 그것은 A·B·C·D·E와 같이 변수(variables)로 놓아도 괜찮다. 사실은 오히려 이렇게 의미론적 색채가 없는 변수 개념이 더 정확하게 오행의 상생상극을 설명할 수 있다.

A생B(A가 B를 생하다), B생C, C생D, D생E, E생A가 차라리 일상언어로 인한 오해를 덜 불러일으키면서, 더 정확하고 객관적으로 상생을 설명할 수 있다. A극C(A가 C를 극하다), C극E, E극B, B극D, D극A와 같이 표현하는 것이 더 상극의 의미의 정곡을 찌를 수 있다. 부정확한 일상 언어의 입김에서 벗어나, 보다 과학적인 술어를 사용함으로써 더 객관적인 법칙을 이끌어낼 수 있다는 말이다. 목·화·토·금·수는 그냥 아무 의미가 내포되지 않은 A·B·C·D·E처럼 창백하게 생각하라!

오행론에서 이러한 의미론적 색채를 탈색시키고 나면 남는 것은 오행을 구성하는 성원들 간의 "관계"만 남는다. 오행론의 핵심은 바로 이 관계의 룰인 것이다. 그 관계란 바로 이것이다.

상생이란 목이 화를 생하고, 화가 토를 생하며, 토가 금을 생하고, 금이 수를 생하고, 수가 다시 목을 생하는 것이다. 그 이상도 그 이하도 아니다. 목·화·토·금·수의 나무, 불, 흙, 쇠, 물이라는 속성은 상생관계와는 아무런 관계가 없는 것이다. 상생의 관계는 목에서 시작해서 화, 토, 금, 수로 이어지고 다시 목으로 돌아오는 하나의 환을 이룬다(목→화→토→금→수→목).

상생(相生)의 생(生)은 생의 작용을 받는 상대의 기능을 고양시키는 것이다. 이해하기 쉽게 우선 상대를 도와주는 관계라고 생각하자(이는 정확한 표현은 아니나 여기서는 이렇게 간단히 알아두도록 하자. 자세한 의미는 뒤에 상술한다). 목은 화를 도와주고, 화는 토를 도와주며, 토는 금을 도와주고, 금은 수를 도와주며, 수는 다시 목을 도와준다. 목의 돕는 작용이 화, 토, 금, 수를 거쳐 다시 자신에게 올 때는 처음보다 훨씬 증폭되어 돌아오므로, 목은 자신이 그 돕는 작용으로부터 처음보다 더 많은 수혜를 얻게 된다. 그래서 이를 양(陽)의 되먹임, 즉 포지티브 피드백(positive feedback)이라고 한다.

다음으로 상극이란 목이 토를 극하고, 토가 수를 극하며, 수가 화를 극하고, 화가 금을 극하고, 금이 다시 목을 극한다는 말이다. 그 이상도 그 이하도 아니다. 목·화·토·금·수의 나무, 불, 흙, 쇠, 물이라는 속성 때문에 그러한 관계가 성립하는 것이 아니다. 상극의 관계는 목에서 시작해서 토, 수, 화, 금으로 이어져 다시 목으로 돌아오는 또 다른 하나의 환을 이룬다(목→토→수→화→금→목).

상극(相剋)의 극(剋)은 극의 작용을 받는 상대의 기능을 억제시킨다는 말이다. 상극은 우선 상대를 억압하는 관계라고 이해하자(이것도 정확한 표현은 아니나 여기서는 이렇게 이해하자). 목은 토를 억압하고, 토는 수를 억압하며, 수는 화를 억압하고, 화는 금을 억압하고, 금은 다시 목을 억압한다. 목의 억압 작용이 토, 수, 화, 금을 거치면서 갈수록 상대를 더욱 억압하게 되므로, 결국 자신에게 돌아올 때는 그 억압 작용이 더욱 커져서 목의 기능이 처음보다 더욱 위축된다. 그래서 이를 음(陰)의 되먹임, 즉 네거티브 피드백(negative feedback)이라고 한다.

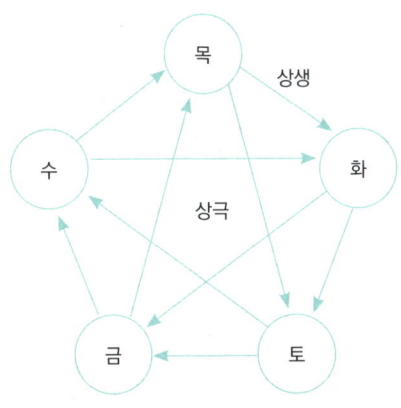

〈그림 1〉 전통적인 상생상극도

전통적으로 외곽의 오각형의 환이 상생관계를 나타내고, 내측의 별모양의 환이 상극관계를 나타낸다. 재미있는 것은 상생과 상극관계를 반대로 표시해도 역시 동일한 그림이 그려진다는 것이다. 즉, 외곽의 오각형을 상극관계로 하여 목→토→수→화→금→목으로 나타내면, 내측의 별모양은 자동적으로 목→화→토→금→수의 상생관계를 나타내는 환이 된다. 서로 완벽한 대칭성이 있다.

이러한 상생상극관계는 비록 사물을 관념적으로 상징화시킨 대상의 법칙이지만, 자연의 질서나 인간관계 속에서 일어나는 사태를 생각해 보면 일견 타당한 관계설정이라고 할 수도 있다. 우리가 살아가면서 나에게 도움이 되는 우호적인 관계가 있는가 하면, 나에게 해가 되는 적대적인 관계도 역시 있기 때문이다.

다섯 친구들

지안과 석우, 윤아, 장구, 그리고 한강이라는 다섯 친구가 있다. 지안은 석우와 친하고 또 장구와도 친하다〈그림 2〉. 뜻이 잘 맞아 좋아하는 것도 같고, 동시에 싫어하는 것도 같다. 그래서 지안은 문제가 있으면 자신과 친한 석우나 장구에게 상의하고, 놀 때도 항상 석우나 장구하고 놀려고 한다. 지안과 석우, 그리고 지안과 장구는 이렇게 서로 사이가 좋은데, 문제는 지안이 석우와 장구에게 양다리를 걸치는 바람에 석우와 장구가 서로 사이가 좋지 않다는 것이다. 통속적 삼각관계의 비극이 여기에 존재한다.

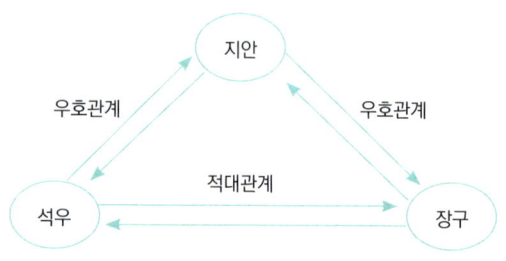

〈그림 2〉 석우와 지안, 그리고 장구 사이의 삼각관계

지안은 석우와 장구에게 모두 우호적인 관계를 갖고 있다. 하지만 지안이 석우와 장구 둘 사이에서 양다리를 걸치는 바람에 석우와 장구가 적대관계가 됐다.

그래서 석우와 장구는 같이 있기만 하면 항상 티격태격하고 싸우고 모든 일에 서로 부딪힌다. 사사건건 상대가 하는 일이라면 쌍수를 들고 반대를 하며 딴지걸기가 일쑤다. 견원지간이 따로 없는 물과 기름의 관계다. 그래서 지안은 항상 석우와 장구 사이에서 다툼이 일어나지 않도록 서로를 말리느라고 비지땀을 흘린다. 하지만 아무리 노력을 하고 상호 중재를 해도 전혀 개전의 정이 보이지 않는다. 세월이 가면 좀 나아지겠거니 하고 하세월을 기다려도 끝없는 대치상황만 전개될 뿐이다. 한마디로 철전지 원수다.

그런데 이와 비슷한 관계가 다른 친구들 사이에서도 존재한다. 즉, 석우는 지안과 친하면서, 또 한강과도 친하다. 그래서 지안과 한강의 사이는 좋지 않다. 그런데 또 장구란 녀석은 지안과도 친하지만, 윤아하고도 친하다. 그러니 지안과 윤아 사이가 좋겠는가? 그럼 윤아는 어떤가? 윤아는 장구, 한강과는 사이가 좋다. 하지만 장구와 한강은 또 하나의 견원지간이다. 한강은 그럼 대인관계가 원만한가? 한강은 윤아, 석우와는 사이가 좋다. 그러나 석우와 윤아 사이는 불협화음이다. 이렇게 다섯 친구가 서로 친하고 적대적인 관계가 첨예하고 복잡하게 얽혀 있다. 그 관계가 어느 한쪽이 일방적으로 우세하지도 않고 열세하지도 않아서, 우호와 적대의 짱짱한 긴장관계가 다섯 친구들 간에 씨줄과 날줄처럼 촘촘하게 얽혀져 있다.

이들 관계를 분석해 보니 석우는 결국 지안, 한강과 우호관계이고, 장구, 윤아와는 적대관계이며, 장구는 지안, 윤아와 우호관계이고, 석우, 한강과는 적대관계이다. 또, 윤아는 장구, 한강과는 우호관계인데, 석우, 지안과는 적대관계이며, 지안은 석우, 장구와는 우호관계인데, 한강, 윤아와는 적대관계이고, 한강은 석우, 윤아와는 우호관계인데, 지안, 장구와는 적대관계이다. 하도 상호 간의 관계가 복잡하고 머리가 아파 이 모든 관계를 도식으로 그려보았다.

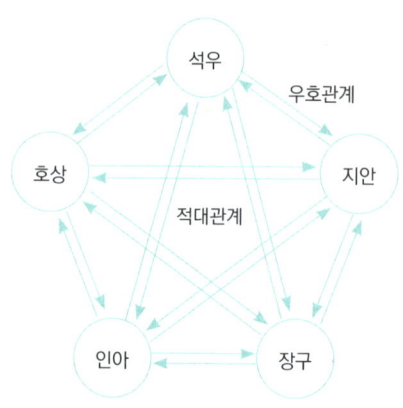

〈그림 3〉 다섯 친구들 간의 우호·적대 관계

석우와 지안, 지안과 장구, 장구와 윤아, 윤아와 한강, 그리고 한강과 석우 사이는 친하다. 이들의 관계를 죽 이으면 오각형이 된다. 하지만 석우와 장구, 장구와 한강, 한강과 지안, 지안과 윤아, 그리고 윤아와 석우 사이는 좋지 않다. 이들의 관계를 이으면 별모양이 된다. 즉, 바깥쪽의 오각형은 우호관계를 나타내고, 안쪽의 별모양은 적대관계를 나타낸다. 이것은 앞의 전통적인 상생상극도와 매우 닮아 있다. 단지 다른 점은 앞의 전통적 상생상극도는 그 관계의 작용방향이 일방향인 반면, 여기 우호·적대 관계의 그림에서는 양방향이라는 것이다. 이 차이는 뒤에 상세하게 해설된다.

이렇게 사람들 사이에는 물고 물리는 적대관계와 우호관계가 있다면, 오행에 있어서 그러한 관계는 바로 상생과 상극의 관계이다. 말하자면 상생관계는 우호관계와 비슷하고, 상극관계는 적대관계와 비슷하다. 이 우주에 존재하는 삼라만상을 이러한 다섯 가지 대상들 간의 우호관계와 적대관계로 추상하여 법칙화한 것이 바로 오행의 상생상극관계인 것이다. 그럼 여기서 우리의 생각을 좀 더 진전시켜보자.

장부의 기능

한의학에서는 "오행귀류(五行歸類)"라는 말을 자주 한다. 이는 오행에 속하는 사물들의 분류를 말한다. 예를 들어 색깔은 청·적·황·백·흑, 맛은 신맛·쓴맛·단맛·매운맛·짠맛, 오관은 눈·혀·입·코·귀 등과 같은 것이다. 이들은 각기 목·화·토·금·수에 속하는 사물들이다. 오행귀류란 오행에 따른 각종 사물의 분류를 말한다.

〈표 2〉 오행귀류의 몇 가지 예

	목	화	토	금	수
오색(五色)	청(靑)	적(赤)	황(黃)	백(白)	흑(黑)
오미(五味)	신맛(酸)	쓴맛(苦)	단맛(甘)	매운맛(辛)	짠맛(鹹)
오관(五官)	눈(目)	혀(舌)	입(口)	코(鼻)	귀(耳)

오행귀류란 인간과 자연을 구성하는 모든 사물을 오행이라는 도식에 의해 다섯으로 분류하는 것을 말한다. 유용한 바도 있으나, 종종 너무 지나치게 오행의 도식을 적용하는 바람에 관념적인 유희에 불과한 경우도 많다.

오행귀류란 이런 식으로 자연과 인체의 모든 것들을 오행에 맞춰 귀속시키는 관념적인 조작의 하나다. 쉽게 말하면 세상의 만물을 오행에 따라 다섯 가지로 분류한 것이다. 여기에 발맞춰 인체를 구성하는 장부들에 대해서도 역시 동일하게 분류를 해 놓은 것이 바로 오장오부다. 이런 관점에서 전통적으로 간·담은 목에, 심·소장은 화에, 비·위는 토에, 폐·대장은 금에, 그리고 신·방광은 수에 속한다고 한다. 하지만 이는 정확한 말이 아니다. 장부는 단지 오행에 속하는 것들이 아니다. 나는 오행과 장부의 관계를 오히려 반대로 본다. 즉, 장부가 오행에 속하는 것이 아니라, 오행이 장부에 속하는 것이다.

그러면 여기서 속한다는 의미는 정확하게 무엇인가? 그것은 바로 장부의 기능을 말한다. 한의학에서 말하는 장부의 오행분류의 진의는 바로 장부의 기능을 말하는 것이다. 그럼 장부의 기능은 구체적으로 무엇인가? 나는 이렇게 말하겠다. "장부는 오행의 기들의 생성을 조절하는 기능을 한다."

다시 말해, 간·담은 목기의 생성을 조절하고, 심·소장은 화기의 생성을 조절하며, 비·위는 토기의 생성을 조절하고, 폐·대장은 금기의 생성을 조절하며, 그리고 신·방광은 수기의 생성을 조절하는 것이다. 즉, 간·담은 목기를 생산하는 공장이며, 심·소장은 화기를 생산하는 공장이고, 비·위는 토기를, 폐·대장은 금기를, 그리고 신·방광은 수기를 생산하는 공장이다.

너무도 상식적이고 이해하기 쉬운 장부기능의 정의가 아닌가? 이를 두고 전통한의학에서는 간·담은 목에 속하고, 심·소장은 화에 속하며, 비·위는 토에, 폐·대장은 금에, 그리고 신·방광은 수에 속한다고 애매하게 표현한 것이다. 하지만 이렇게 장부에서 오기를 생성하므로, 즉 장부에서 오기가 나오는 것이므로 일반 한의학에서처럼 장부가 오행에 속하는 것이 아니라, 오행이 장부에 속하는 것이다. 이것은 매우 단순한 변화 같이 보이지만 이제까지의 모호한 한의학의 이론을 뒤집고 그 의미를 명료히 하는 실로 과감한 역전이다.

장과 부, 음이냐? 양이냐?

앞에서 잠깐 언급했듯이 전통적으로 장은 음에, 부는 양에 속한다고 한다. 하지만 8체질의학에서는 이를 반대로 본다. 왜 그렇게 반대로 보는가? 그것은 간단하다. 장과 부의 생리·병리적 특징을 볼 때 장이 양에 더 가깝고, 부가 음에 더 가깝기 때문이다. 물론 이것은 보는 관점에 따라서 견해가 상당히 다를 수도 있기 때문에 절대적인 것이라고 말할 수는 없다. 음양이란 보는 시각에 따라 완전히 상반되는 견해를 종종 보이는, 인간의 인식, 즉 생각의 작용의 결과이기 때문이다.

그런데 사람들이 생각하는 것처럼 사실 장을 양으로 보느냐, 음으로 보느냐, 또는 부를 양으로 보느냐, 음으로 보느냐 하는 것은 그리 중요한 것이 아니다. 양으로 볼 것을 음으로 보고, 음으로 볼 것을 양으로 보면 이론이 완전히 정반대로 뒤바뀔 것 같지만, 그것은 전혀 그렇지 않다.

흔히들 남자를 양으로 보고, 여자를 음으로 보는데, 만일 남자를 음으로 보고, 여자를 양으로 보면 어떨까? 큰 난리가 날까? 천만에! 아니다. 남자를 양으로 보고 여자를 음으로 보건, 여자를 양으로 보고 남자를 음으로 보건, 둘은 다 같은 사람일 뿐이다. 둘 다 같은 사람이라는 종으로서 거의 동일한 인체의 법칙을 따를 뿐이다. 단지 생식기관의 구조가 좀 달라서 그에 따른 질병의 패턴이 약간 다를 뿐이며, 그에 따라서 치료가 조금 달라질 뿐이다. 이러한 남녀의 생식적 차이로 인해 전통적으로 남자는 보기(補氣)를 위주로 하고, 여자는 보혈(補血)을 위주로 한다고 하나, 임상에서 반드시 그렇게 하는 것은 아니다. 남자건 여자건 그때그때 보이는 병증에 따라 최적의 진단방법을 통해 그에 맞는 최선의 치료법을 찾아갈 뿐이다. 따라서 약을 쓰는 방법이나 침을 놓는 방법이 음양배속에 따라 완전히 반대로 돌변하는 그런 것이 전혀 아니라는 것을 기억하기 바란다. 장과 부의 관계도 꼭 이런 것이다.

인체에서 음양이 의미가 있는 것은 장부 자체라기보다는 주로 장부에서 발현되는 병증에 있어서이다. 장부에서 발생한 병증이 양에 속하느냐, 음에 속하느냐 하는 것이다. 대개 열성(熱性)의 증상이 위주인 병증의 경우에는 양증(陽證)이라고 하고, 한성(寒性)의 증상이 위주인 병증의 경우에는 음증(陰證)이라고 하는데, 양증의 경우에는 찬 성질의 약을 주로 해서 치료를 하고, 음증의 경우에는 더운 성질의 약을 주로 해서 치료하는 전통적 용약(用藥)의 일반원칙 때문에 이 음증, 양증의 구분이 중요한 것이다.

하지만 장과 부는 그런 의미에서 음양의 배속과 거의 관계가 없다. 전통적으로 장을 음으로 규정한다고 해서 장에서 음증이 많이 발생하는 것도 아니고, 부를 양으로 규정한다고 해서 양증이 많이 발생하는 것도 아니기 때문이다. 장부의 음양배속과 무관하게 장과 부에서는 양증이 발생할 수도 있고, 음증이 발생할 수도 있는 것이다.

여기 장부의 음양론에서 중요한 것은 장부의 음양의 배속이 아니다. 반복하지만, 중요한 것은 장과 부가 서로 짝으로서 상보적 관계를 형성한다는 바로 그 사실이다. 간과 담, 심과 소장, 비와 위, 폐와 대장, 그리고 신과 방광이 서로 동일한 기를 생성하기 위해 각기 짝을 이루어 상보관계를 형성한다는 그 내용이 중요한 것이다. 예컨대, 간이 소장과 상보관계가 아니라, 담과 상보관계를 형성한다는 것(어느 것이 음이 되고, 어느 것이 양이 되었건), 그리고 간·심·위·폐·방광과 같이 이렇게 뒤섞인 것이 오장이 아니라, 간·심·비·폐·신이라는 그룹이 오장을 형성한다는 것 등, 이러한 내용이 중요한 것이다.

어떤 대상 자체를 고정적으로 양으로 규정하거나 음으로 규정하는 것은 매우 잘못된 것이다. 사실 모든 개체와 대상은 자체로 음양을 동시에 갖고 있는 것이다. 음양이란 한 동전의 양면 같은 것이라고 하지 않았는가? 간(肝)에는 간양(肝陽)과 간음(肝陰)이 함께 있지 않은가! 신(腎)에는 신양(腎陽)과 신음(腎陰)이 공히 존재하고 있지 않은가!

이럴진대 장이 양이냐 음이냐, 부가 양이냐 음이냐 하는 따위의 논의는 물거품처럼 허망한 것이다. 잘못된 문제의식의 전형인 것이다. 사물을 바라보는 우리 인식의 문제를 대상 자체의 법칙으로 오인하고 있는 것이다. 따라서 장이 양이냐 음이냐, 부가 양이냐 음이냐 이런 것에 소모적인 논쟁은 더 이상 하지 않기로 한다. 여기에서는 8체질의학의 견해에 따라 장을 양으로 보고, 부를 음으로 보기로 한다. 장에 속하는 간·심·비·폐·신은 양에 속하고, 부에 속하는 담·소장·위·대장·방광은 음에 속한다.

음양은 한 사물의 양면이다. 우리의 인식의 틀에 의해 양으로도 보이고, 음으로도 보이는 것일 뿐이다.

종합하면, 간·담은 목이라는 기를 생성하는 기능단위의 양적인 측면과 음적인 측면을 말하고, 심·소장은 화라는 기를 생성하는 기능단위의 양적인 측면과 음적인 측면을 말하며, 계속하여 비·위는 토, 폐·대장은 금, 신·방광은 수라는 기를 생성하는 기능단위의 양적인 측면과 음적인 측면을 말한다. 간·담, 심·소장, 비·위, 폐·대장, 그리고 신·방광은 각기 한 기능단위의 두 측면인 것이다.

두 사람이 한 발씩 묶고 달리는 2인 3각 경기가 있는데, 장부가 딱 이런 경우와 비슷하다. 장과 부가 한 발씩 묶고 달리면서 오행에 속하는 각자의 기능을 수행하는 것이 바로 인체의 오장오부라는 시스템이다. 예를 들어 간·담이란 장부는 간과 담이 각기 한 발씩 묶고 달리면서 목기 생성의 기능을 발휘하는 하나의 단위라는 말이다. 서양의학적으로 볼 때 간·담은 두 개의 독립된 장기인 것 같지만, 사실은 목기의 생성·조절 기능을 하는 한 세트의 장기인 것이다. 나머지도 마찬가지다. 심·소장, 비·위, 폐·대장, 신·방광, 이 모두가 각기 한 세트를 이루는 장기들이다.

〈표 3〉 장부의 음양과 오행 관계

	목(木)	화(火)	토(土)	금(金)	수(水)
양(陽)	간	심	비	폐	신
음(陰)	담	소장	위	대장	방광

간·담은 목기를 생성하고 조절하며, 심·소장은 화기를, 비·위는 토기를, 폐·대장은 금기를, 그리고 신·방광은 수기를 생성하고 조절한다. 여기에서 오장은 양에 속하고, 오부는 음에 속한다(전통적인 장부의 음양배속과 반대다).

오장오부간의 기의 흐름

장부에서 목·화·토·금·수의 오기가 생성되므로 오행 간에 존재하는 상생과 상극의 관계는 장부 간에도 동일하게 적용된다. 즉, 일례로 목이 화를 생한다는 말은 간·담에서 생성한 목기가 심·소장의 기능을 강화하여 심·소장의 화기의 생성을 촉진한다는 말이요, 목이 토를 극한다는 말은 간·담에서 생성한 목기가 비·위의 기능을 억제하여 비·위의 토기의 생성을 감소시킨다는 말이다. 따라서 상생상극관계는 장부 간에도 동일하게 적용될 수 있다.

그러면 여기에서 앞에 말한 상생과 상극관계를 장부에 적용해 보자. 먼저 상생관계를 장부에 적용하면, 간·담은 심·소장을 생하고, 심·소장은 비·위를, 비·위는 폐·대장을, 폐·대장은 신·방광을, 그리고 신·방광은 다시 간·담을 생한다. 또 상극관계를 장부에 적용하면, 간·담은 비·위를 극하고, 비·위는 신·방광을, 신·방광은 심·소장을, 심·소장은 폐·대장을, 폐·대장은 다시 간·담을 극한다.

그런데 여기에서 상생상극관계와 관련해 꼭 명심해야할 중요한 사항이 있다. 상생상극의 방향성에 관한 것이다. 권도원 선생은 전통한의학과는 달리 상생과 상극을 일방향으로 간주하지 않고 쌍방향으로 간주한다. 앞의 〈그림 1〉의 전통적인 상생상극도을 보면 상생상극의 화살표가 한 방향으로만 되어 있다. 하지만 8체질의학에서는 이것이 양방향인 것이다. 그래서 상생관계, 상극관계라는 말 대신 "상생지간(相生之間)", "상극지간(相剋之間)"이라는 말을 쓰기도 한다. 예를 들어 상생관계에서 목생화와 화생목이 동시에 가능하고, 상극관계에서 목극토와 토극목이 동시에 가능하다. 이것이야말로 권도원 선생의 획기적인 발상이다. 이 단순한 발상으로부터 결정적으로 8체질의학의 위용이 갖춰지게 되는 것이다.

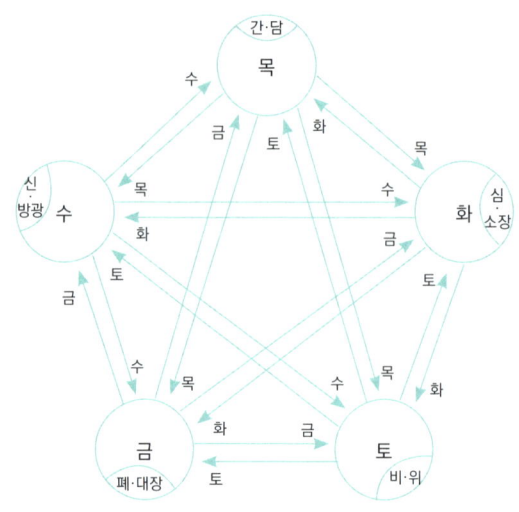

〈그림 4〉 오장오부 상호 간의 기의 흐름도

각 장부에서 생성된 기들이 경락을 통하여 상호 교환되고 있다. 한·중·일을 통틀어 한의학 사상 최초로 장부들 간의 기의 교환법칙을 구체적이고 정밀하게 제시하는 획기적 모델이다.

그런데 이것은 사실, 앞에서 정의한 장부의 기능에서 자연스럽게 유도되는 것이다. 일부러 힘주어 선언하지 않아도 앞에서 정의한 장부기능으로부터 연역적으로 도출되는 것이다. 즉, 간·담에서 생성한 목기는 다른 네 쌍의 장부, 즉 심·소장, 비·위, 폐·대장, 신·방광으로 가고, 심·소장에서 생성한 화기 역시 다른 네 쌍의 장부로 가며, 비·위에서 생성한 토기, 폐·대장에서 생성한 금기, 그리고 신·방광에서 생성한 수기도 마찬가지로 다른 네 쌍의 장부로 간다. 이렇게 되면 오장오부의 모든 장부들이 서로가 서로에게 대칭적으로 기를 주고받으므로 양방향의 작용관계가 자연스럽게 도출되는 것이다.

전통한의학에서도 이러한 양방향의 경우를 논하는 경우가 있지만 그것은 일반적이라기보다는 매우 특수한 병리적인 경우에 한정해서 논하고 있다. 예를 들어 상모(相侮)라는 개념이 있다. 상대방을 모멸한다라는 말로 직역되는 이것은 오행의 상극관계에서 제약을 받게 되어 있는 대상이 도리어 상대를 제약하는 것을 말한다. 일례로 금극목(金尅木)이 아닌 목극금(木尅金)과 같은 것이다. 이를 전문용어로 목화형금(木火刑金)이라고도 하는데, 간(木)의 화기(火)가 폐(金)를 손상시키는(刑) 것이다. 이는 병리적 관계를 설명하는 하나의 특수한 상황일 뿐 정상적인 생리적 현상이 아니다.

그러나 권도원 선생은 생리·병리를 막론하고 정상적인 오행의 관계로서 역방향을 동시에 인정하는 상생상극지간을 말한다. 이것은 일반한의학처럼 병리적 관계만을 설명하는 개념이 아니라, 생리와 병리에 완전히 동일하게 적용되는 일반원리인 것이다. 이는 매우 독창적인 발상인 것 같지만, 가만 생각해 보면 지극히 당연한 생각이기도 하다. 모든 작용은 상호적일 수밖에 없기 때문이다.

장부들 간의 기의 교환은 경락이라는 기의 이동경로에 의하여 이뤄지는데, 이 경락학설에 입각한 장부들 간의 기의 교환법칙에 관해 보다 자세한 원리적 내용을 알고 싶은 독자는 나의 최근의 저서 『8체질의학의 원리』(2007, 통나무 간)를 참고하기 바란다. 이 『8체질의학의 원리』라는 책은 권도원 선생의 2, 3편의 논문을 제외하고는 본격적으로 8체질의학의 원리를 다룬 최초의 이론서이다. 나는 이 책에서 장부대소구조라는 체질의 대전제만을 가지고 논리적인 방법론에 의해 거의 모든 8체질의학의 원리를 파헤쳤다. 체질에 관심이 많은 독자는 반드시 한 번 읽어보기를 권한다.

뉴턴과 오행

독자 여러분은 뉴턴의 만유인력의 법칙(The Universal Gravitational Law)을 잘 아실 것이다. 이 만유인력의 법칙이란 우주에 존재하는 모든 두 물체 간에는 상호 동일한 크기의 인력, 즉 끌어당기는 힘이 존재한다는 것이다. 여기 물체 a와 b가 있다. 다음 그림을 보라.

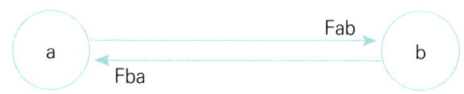

〈그림 5〉 물체 a와 b 간에 작용하는 만유인력

물체 a는 물체 b를 끌어당기고, 물체 b는 물체 a를 끌어당긴다. 여기서 Fab는 물체 a를 끌어당기는 물체 b의 힘을 말하고, Fba는 물체 b를 끌어당기는 물체 a의 힘을 말한다. 이렇게 서로 끌어당기는 것을 뉴턴은 중력(Gravity)이라고 정의했다. 이 힘은 크기는 서로 같고 방향은 반대이다.

만약 다섯 개의 물체가 존재한다면 그들 간에 상호작용하는 힘은 다음과 같이 될 것이다.

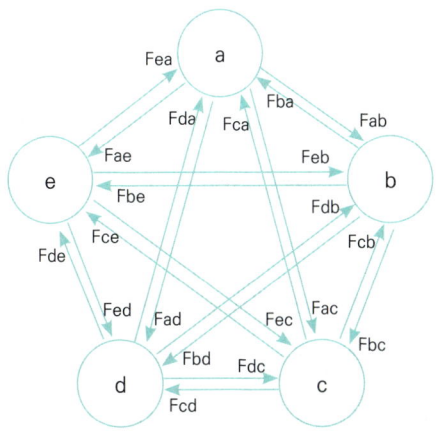

〈그림 6〉 다섯 개의 물체 a, b, c, d, e 사이에 작용하는 만유인력

다섯 개의 사물 사이에 상호 직접적으로 작용하는 힘들을 도시했다. 8체질의학에서 말하는 오행의 모델과 놀랍도록 닮아 있다.

상생상극의 뜻

 위 그림은 앞의 양방향의 오장오부의 상호 간의 기의 흐름도와 그 패턴이 완전히 동일함을 알 수 있다. 뉴튼의 만유인력의 법칙의 상호작용 관계가 오행의 역학관계에도 유사하게 적용되는 것이다. 이 우주에 존재하는 모든 물체 사이에 상호 양방향으로 직접 작용하는 힘의 역학체계가 있듯이, 우리 인체의 오장오부 사이에도 역시 상호 양방향으로 직접 작용하는 기의 교환법칙이 존재한다. 어떻게 이 우주에 일방향만의 관계가 있을 수 있단 말인가? 손바닥도 마주쳐야 소리가 나는 것이고, 남녀의 사랑도 서로가 동시에 끌려야 진정한 사랑이 되지 않겠는가?

 앞에서 나도 말했듯이, 일반적으로 상생이란 말을 이해할 때, 이 생(生)의 의미를 생성한다, 도와준다, 이렇게 알기 십상이다. 하지만 이는 엄밀히 말하면 틀린 말이다. 상생이란 작용은 일방향이 아닌 양방향으로 작용하는 것이므로 정확히 말한다면 동조(同調, to synchronize)한다는 말이 맞다. 같이 간다는 말이다. 목생화라는 말은 화가 목에 동조한다는 말이다. 목이 강화되면 화도 강화되고, 목이 약화되면 화도 약화된다는 것이다(석우가 잘되면 지안이도 잘되고, 석우가 잘못되면 지안이도 잘못되는 것이다. 즉 우호관계다). 목이 약화되면 화도 약화되는 이 후자의 관계를 보면, 위와 같이 단순히 도와준다는 말은 맞지 않는 것임을 알 수 있다. 잘 봐줘서 반만 맞는 말이다.

 상극이란 말도 정확한 이해가 필요하다. 상극이란 말의 극(剋)을 대개 해친다, 제압한다라는 식으로 이해하기 쉬운데, 이것도 정확한 말은 아니다. 상극이란 길항(拮抗, to antagonize)한다는 말이다. 반대로 간다는 것이다. 목극토라 하면 목과 토가 서로 길항한다는 말이다. 목이 강화되면 토가 약화되고, 목이 약화되면 토가 강화된다는 것이다(석우가 잘되면 장구는 잘못되고, 석우가 잘못되면 장구는 잘되는 그런 관계다. 즉 적대관계다). 역시 목이 약화됐을 때 토가 강화되는 후자의 경우를 보면 제압한다는 말은 이치에 맞지 않는 것이다. 이 또한 후하게 쳐줘서 반만 맞는 말이다.

 따라서 이러한 동조·길항의 관계와 앞에서 말한 오장오부 상호 간의 기의 흐름, 그리고 뉴턴의 만유인력과 같은 상호관계를 고려한다면, 상생과 상극의 환은 다음과 같이 새롭게 그려져야 한다.

상생지간: 목 ⇌ 화 ⇌ 토 ⇌ 금 ⇌ 수 ⇌ 목

상극지간: 목 ⇌ 토 ⇌ 수 ⇌ 화 ⇌ 금 ⇌ 목

여기 목·화·토·금·수에 각기 해당하는 장부를 대입하면, 즉 목에 간·담, 화에 심·소장, 토에 비·위, 금에 폐·대장, 수에 신·방광을 대입하면, 장부들 간의 상생지간과 상극지간의 관계가 마침내 명료히 드러난다.

상생지간:

간·담(목) ⇌ 심·소장(화) ⇌ 비·위(토) ⇌ 폐·대장(금) ⇌ 신·방광(수) ⇌ 간·담(목)

상극지간:

간·담(목) ⇌ 비·위(토) ⇌ 신·방광(수) ⇌ 심·소장(화) ⇌ 폐·대장(금) ⇌ 간·담(목)

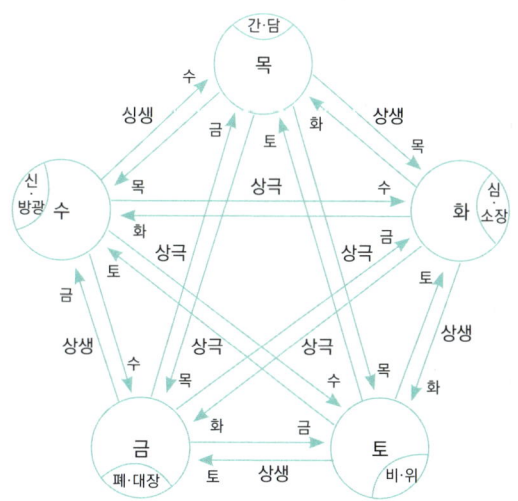

〈그림 7〉 8체질의학의 상생지간과 상극지간

바깥의 오각형의 환은 상생지간을 의미하고, 안에 내접하는 별모양의 환은 상극지간을 의미한다. 일방향의 전통적 상생관계와 상극관계에서 이 양방향의 상생지간과 상극지간으로의 전환은 오천 년 한의학사에 있어서 가장 혁명적 전환이다.

이 상생지간과 상극지간이라는 개념은 전통한의학과 크게 구별되는, 8체질의학에 있어서 가장 중요한 핵심 이론 중의 하나가 된다.

이 양방향의 상생지간과 상극지간의 개념은 8체질의학에서 가장 중요한 이론의 하나이다. 이것으로부터 오장오부 간의 기의 교환법칙이 성립하게 되며, 이것으로부터 질병을 치료하는 체질침치료의 원리가 정확하게 도출되기 때문이다. 또, 이것은 자연계의 모든 사물이 서로가 서로에게 끊임없이 영향을 주고받는 의존적 체계라는 생태계의 원리와도 정확하게 들어맞는 생명의 원리이다. 이것은 단지 인체의 법칙이 아니라, 자연의 법칙이요, 나아가 전 우주의 법칙이다. 8체질의학의 원리는 인간과 자연과 우주를 관통하는 보편법칙(The Universal Law)인 것이다.

체질이란 대체 무엇인가?

체질의 정의

체질의학에서 말하는 체질이란 장부의 대소관계이다. 대소란 장부의 기능의 세기를 말한다. 그럼 8체질의학과 사상의학이 달라지는 분기점은 어디인가? 그것은 각 체질의 장부대소관계가 다르게 정의된다는 것이다. 사상의학에서는 체질을 정의할 때 두 장부의 대소관계로써 정의한다. 하지만 8체질의학에서는 인체에 존재하는 모든 장부, 즉 다섯 장부 쌍의 대소관계로써 정의한다. 이는 당연한 것 아닌가? 모든 인간에게는 실제로 다섯 장부 쌍, 즉 10개의 장부가 존재하지 않는가! 심포와 삼초는 실재하는 장부가 아니므로 체질의 장부구조에서 배제된다. 따라서 체질이 다섯 장부 쌍의 대소구조로서 정의되므로, 다섯 장부 쌍의 대소배열의 종류를 찾아내면 체질이 결정된다.

오장오부는 목·화·토·금·수의 오기를 생성하고 조절한다. 간과 담에서 목기를 생성·조절하고, 심과 소장에서 화기를 생성·조절하며, 비와 위에서 토기를 생성·조절하고, 폐와 대장에서 금기를 생성·조절하고, 신과 방광에서 수기를 생성·조절한다. 따라서 인체에는 각 장부 쌍의 크기, 즉 그 세기에 비례해서 목·화·토·금·수가 존재한다는 것을 알 수 있다. 만약 간·담이 센 체질이 있다면 그 체질은 목기가 다른 기보다 많이 존재할 것이고, 만약 신·방광이 약한 체질이 있다면 그 체질은 수기가 다른 기보다 적게 존재할 것이다. 그러므로 다섯 장부 쌍들의 대소배열은 오행의 대소배열과 동일하게 된다.

따라서 논의를 간단하게 하기 위해서 다섯 장부 쌍을 오행으로 바꿔서 생각해 볼 수 있다. 이렇게 되면 체질의 장부대소구조는 오행의 대소구조로 바뀐다. 만일 "간·담〉신·방광〉심·소장〉비·위〉폐·대장"이라는 대소배열을 갖는 체질이 있다면, 이 체질에 존재하는 오행의 기의 비율은 "목〉수〉화〉토〉금"이라는 것을 알 수 있다. 따라서 목·화·토·금·수의 다섯 가지 것들의 배열의 종류를 구하면 그것이 바로 체질의 종류를 의미하게 되는 것이다.

지금, 오행의 대소배열의 종류를 수학적으로 계산해보면, 그것은 임의의 서로 다른 다섯 개의 물건을 배열하는 경우의 수인 $5! = 5 \times 4 \times 3 \times 2 \times 1$ 즉 120가지가 된다. 이론적으로 120가지의 대소배열이 나온다는 말이다. 이것은 말하자면 석우, 지안, 장구, 윤아, 한강의 다섯 사람을 무작위로 배열하는 방법과 동일하다. 그럼 이 모든 것이 다 하나의 체질을 말하는 것일까? 물론 그것은 아닐 것이다. 이 배열 중에서 인체라는 생명체의 조건에 의미 있는 것만이 체질로서 인정될 수 있다.

다섯 사람이 좌석에 앉는 방법

    다섯 개의 서로 다른 물건을 배열하는 방법은 순열(permutation)의 계산법으로 한다. 다섯 개의 좌석이 있다고 할 때, 여기에 다섯 사람을 앉히는 방법의 수와 동일하다. 맨 첫 번째 좌석에는 다섯 사람 모두 중에서 한 사람을 앉힐 수 있으므로 다섯 가지의 경우가 있고, 다음 좌석에는 첫 번째 좌석에 앉은 사람을 제외한 나머지 네 사람 중에 한 사람을 앉힐 수 있으므로 네 가지의 경우가 있다. 같은 방법으로 다음에는 세 가지, 그 다음에는 두 가지, 그리고 마지막에는 최종적으로 남은 한 사람을 앉히게 되므로 한 가지의 경우가 있다. 따라서 전체의 경우의 수는 $_5P_5$(다섯 가지의 물건 중에서 다섯 개를 모두 뽑아 배열하는 방법을 의미하는 기호)=5!=5×4×3×2×1=120. 5!은 5의 계승(階乘, factorial)이라고 한다. 계단처럼 내려가면서 곱을 하기 때문이다.

체질의 조건

지금 임의의 체질의 배열 A〉B〉C〉D〉E(이하 ABCDE로 약칭)가 있다고 하자. ABCDE는 각기 중복되지 않는 목, 화, 토, 금, 수로 이루어진 임의의 한 배열, 즉 순열(permutation)이다. 이 배열이 인체라는 조건에 맞으려면 어떤 조건을 구비해야 할까?

인체는 생명체이다. 즉, 하나의 유기체이다. 생명이라는 유기체의 제1의 조건은 무엇인가? 그것은 항상성(homeostasis)의 유지이다. 그것은 평형, 보다 정확히는 동적평형(dynamic equilibrium) 상태를 가질 때 달성된다. 생명체는 살아 있는 시스템이므로 정적평형(static equilibrium)이 아닌 동적평형이 되어야 한다. 동적평형이 되려면 어떤 조건이 위의 배열에서 필요할까? 결론을 말하면 그것은 C를 중심으로 좌우가 서로 길항하는, 대칭의 구조를 가질 때이다. 이것은 C에 중심을 가진 시소를 연상하면 될 것이다〈그림 8〉.

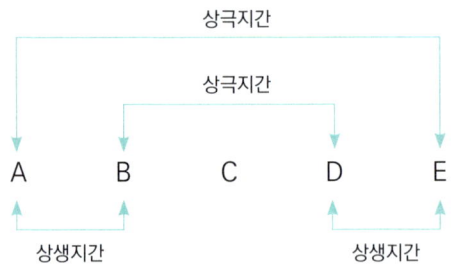

〈그림 8〉 체질의 장부대소배열의 조건

C를 중심으로 A와 E, 그리고 B와 D가 상극지간으로 긴장관계를 유지해야 한다. 여기에 A와 B, 그리고 D와 E는 상생지간을 형성하여 좌우의 긴장관계를 극대화시킨다. 이것은 인체의 장부 간의 동적평형을 가장 효율적으로 강화할 수 있는 구조이다.

그렇다면 ABCDE의 구조를 갖는 계는 당연히 A와 E가 서로 길항하고, 또 동시에 B와 D가 서로 길항할 때 적정한 동적평형을 유지할 수 있다. A, B, C, D, E는 오행의 기들이므로, 이들 사이의 길항관계란 당연히 상극지간(상극관계)이 될 수밖에 없다. 그래서 A와 E, 그리고 B와 D는 상극지간이 되어야 한다.

그렇다면 A와 B, 그리고 D와 E 사이는 어떠한 관계가 되어야 하는가? 그것은 물론 C를 중심으로 좌우의 길항관계가 최대로 유지되게 하는 관계이어야 한다. 그러므로 이 길항관계가 최대로 증폭되기 위해서는 A와 B, 그리고 D와 E 사이에는 동조관계가 성립할 수밖에 없다. 즉 A와 B, 그리고 D와 E는 상생지간(상생관계)이 되어야 하는 것이다.

이러한 길항관계와 동조관계가 다 구비된 경우만이 동적평형이 온전하게 유지되는 하나의 체질로서 합당하게 되는 것이다. 예를 들어 아까 다섯 친구들을 배열할 때, A가 석우, B가 지안, C가 한강, D가 윤아, 그리고 E가 장구가 되는 배열은 어떨까? 즉, 좌로부터 석우, 지안, 한강, 윤아, 장구의 배열이다. 앞의 〈그림 3〉 다섯 친구들 간의 우호·적대 관계를 보면 석우와 장구, 그리고 지안과 윤아 사이에는 적대관계, 그리고 석우와 지안, 윤아와 장구 사이에는 우호관계가 성립한다.

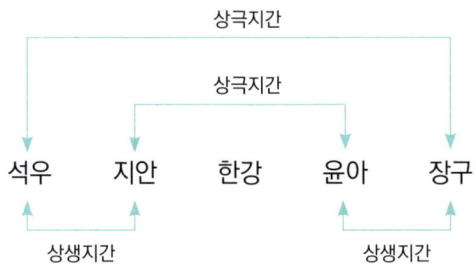

〈그림 9〉 다섯 친구들 사이의 균형 조건의 한 예

이는 마치 한강을 사이에 두고 석우와 지안이 편을 묶고, 또 윤아와 장구가 편을 묶어 필사의 줄다리기를 하는 형국과 비슷하다. 우호관계를 상생지간, 적대관계를 상극지간으로 본다면 이는 위 〈그림 8〉의 배열조건에 정확하게 들어맞는다. 이러한 식으로 〈그림 8〉의 조건을 만족하는 목·화·토·금·수의 배열을 모두 구하면 그것이 바로 가능한 체질의 종류가 될 것이다.

과연 이 배열의 수가 몇 개나 될까? 궁금하지 않은가? 한 번 그 배열들을 조사해 보자. 그러기 위해서는 역시 약간의 수학적인 논의가 필요하다. 그리 어렵지는 않지만 좀 더 집중하면서, 혹은 옆에 연습장을 놓고 같이 메모하면서 따라오면 그리 힘들지 않게 이해할 수 있을 것이다.

8체질의학은 중의학(중국의 전통의학으로 한의학에 해당된다)처럼 두리뭉실하게 대충대충하는 의학이 아니다. 대단한 것처럼 보이는 서양의학도 원리가 없는 경험과학이긴 매한가지이다. 8체질의학은 치밀한 수학적 원리가 기초에 깔린 명실상부한 과학적 의학(scientific medicine)이다. 8체질의학은 우리 민족이 개발한 진정한 의미에서의 최초의 현대과학이라 해도 결코 과언이 아니다. 자랑스럽지 아니한가? 그럼 앞의 〈그림 7〉와 〈그림 8〉을 같이 보면서 차근차근 생각해보라. 자! 이제 한 번 신나는 수학여행(?)을 떠나보자.

체질은 몇 개일까요?

먼저 임의로 A에 토(土)가 오는 경우를 보자(토BCDE). 이때 인체의 동적평형의 조건을 만족하는 배열은 우선 E에 토와 상극지간인 수가 오거나, 또는 토와 또 다른 상극지간인 목이 오는 다음의 두 가지 경우이다(아래 〈그림 7〉의 상생상극지간의 그림을 보라. 토와 상극지간으로 연결된 화살표는 수와 목이다): (가) 토BCD수(=토〉B〉C〉D〉수), (나) 토BCD목(=토〉B〉C〉D〉목).

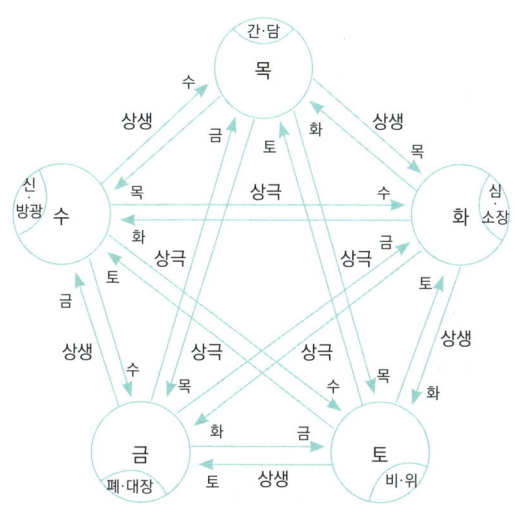

〈그림 7〉 8체질의학의 상생지간과 상극지간(편의를 위해 여기 다시 게재함)

(가)의 경우(토BCD수)를 먼저 따져보자. 이 경우는 A에 토가 자리하고 있으므로 B에는 토와 상생지간인 화 또는 금이 가능하다(위 그림에서 토는 화·금과 상생지간). 만일 B에 화가 오면 배열은 토화CD수가 된다. 이때 D에는 나머지 목과 금 중에 화와 상극지간인 금만이 올 수 있다. 즉, 토화C금수이다. 그렇지 않고 만약 D에 목이 오면 배열이 토화C목수가 되어 배열의 두 번째에 있는 화와 상생지간이 되므로, B와 D가 상극지간이어야 하는 〈그림 8〉의 조건에 맞지 않기 때문이다. D에 금이 오면 C에는 자동적으로 나머지인 목이 오게 된다. 따라서 다음과 같은

배열이 하나 결정된다. '토화목금수.'

다음으로 (가)의 B에 금이 오는 경우를 보자. 이때 배열은 토금CD수가 된다. 따라서 D에는 목과 화가 올 수 있다. 만약 D에 화가 오면 배열이 토금C화수가 되므로 E의 수와 상극지간이 되어 조건에 부합되지 않는다. 반면 D에 목이 오는 경우는 배열이 토금C목수가 되어 E의 수와 상생지간을 이루므로 조건에 합치된다. 그러면 C에는 자동적으로 나머지 화가 온다. 따라서 다음과 같은 배열이 또 하나 결정 된다: '토금화목수.'

(나)의 경우(토BCD목)도 같은 방법으로 하면 된다. 먼저 B에 화가 온다고 가정하면 배열이 토화CD목이 되므로, D에는 화와 상극지간인 수 또는 금이 올 수 있다. 만약 D에 금이 오면 배열이 토화C금목이 되는데, 이는 E의 목과 상극지간을 형성하므로 조건에 부합되지 않는다. 따라서 D에는 금이 올 수 없다. 반면 D에 수가 오는 경우는 배열이 토화C수목이 되어 E의 목과 상생지간을 이루므로 조건에 부합된다. C에는 나머지 금이 오게 되어 역시 하나의 배열이 결정 된다: '토화금수목.'

끝으로 B에 금이 오는 경우는 배열이 토금CD목이 되므로, D의 자리에는 금과 상극지간에 있는 목과 화가 가능하다. 그런데 목은 이미 E에 존재하므로 화만이 올 수 있다. 즉, 토금C화목이 된다. 따라서 C에는 나머지 수가 오게 되어 또 하나의 배열이 결정 된다: '토금수화목.'

결론적으로 A에 토가 오는 경우는 다음의 네 가지 배열이 가능하다: '토화금수목, 토화목금수, 토금화목수, 토금수화목.'

휴! 이제 어려운 고비는 다 넘었다. 이런 식으로 A에 나머지 목, 화, 금, 수가 오는 경우에도 각기 동적평형의 조건을 만족하는 배열을 구할 수 있다. 그리고 이들 각각의 경우에도 역시 네 개의 배열이 존재함을 수학적으로 추론할 수 있다. 따라서 조건을 만족하는 모든 배열의 수는 5×4=20, 즉 총 20개의 배열이 존재함을 알 수 있다. 이 말은 이론적으로 총 20개의 체질이 존재한다는 것을 의미한다. 이를 모두 정리하면 다음과 같다:

(1) A에 목이 오는 경우: <u>목화토수금</u>, 목화수금토, 목수금화토, <u>목수화토금</u>
(2) A에 화가 오는 경우: 화목토금수, 화목수토금, 화토금목수, 화토목수금
(3) A에 토가 오는 경우: 토화금수목, <u>토화목금수</u>, <u>토금화목수</u>, 토금수화목
(4) A에 금이 오는 경우: 금수토화목, 금수목토화, 금토수목화, <u>금토화수목</u>
(5) A에 수가 오는 경우: 수금토목화, <u>수금목화토</u>, <u>수목화금토</u>, 수목금토화

내가 최대한 쉽게 설명하려고 했지만, 역시 이러한 수리적 설명을 어렵게 느끼신 분들도 많을 것이다. 그럼 이러한 구체적인 체질배열의 도출 과정은 잊어도 좋다. 중요한 것은 체질이라는 것이 그냥 관념적으로 몇 가지 그럴싸한 유형을 분류해 놓은 소꿉장난 같은 것이 아니라, 매우 조직적이고 논리적인 계산의 산물이라는 것이다. 그것은 엄밀한 개념을 갖고 있는 과학적 정의(a scientific definition)이다. 독자들은 이것만은 꼭 기억하길 바란다. 그럼 다음으로 걸음을 내디뎌 보자!

8체질이 탄생하다

위의 20가지 배열은 순수하게 이론적으로 추론한 모든 체질의 배열이다. 여기에서 양쪽 끝에 목과 금, 그리고 토와 수가 오는 경우를 뽑으

면 권도원 선생의 8체질이 된다. 위의 20배열에서 밑줄 친 것들이 바로 그것들이다. 8체질은 다음과 같다:

<u>금</u>토화수목(금양), <u>금</u>수토화목(금음), <u>토</u>화목금<u>수</u>(토양), 토금화목<u>수</u>(토음)
목수화토<u>금</u>(목양), 목화토수<u>금</u>(목음), <u>수</u>금목화토(수양), <u>수</u>목화금토(수음)

금양(金陽)과 금음(金陰)체질은 금기가 가장 센 체질이고, 토양(土陽)과 토음(土陰)체질은 토기가 가장 센 체질이며, 목양(木陽)과 목음(木陰)체질은 목기가 가장 센 체질이고, 수양(水陽)과 수음(水陰)체질은 수기가 가장 센 체질이다. 즉, 가장 센 기를 가지고 체질을 명명한 것이다.

그런데 위의 여덟 가지 배열을 검토해 보면 8체질의학과 사상의학이 매우 밀접하게 관련이 있음을 알 수 있다. 사상의학의 사상인을 오행으로 나타내면 다음과 같다(〈표 3〉의 장부의 음양과 오행 관계를 함께 보라). 태양인은 폐대간소이므로 금(폐)〉목(간), 소양인은 비대신소이므로 토(비)〉수(신), 태음인은 간대폐소이므로 목(간)〉금(폐), 소음인은 신대비소이므로 수(신)〉토(비).

따라서 태양인은 금양과 금음체질의 배열의 양단과 같고, 소양인은 토양과 토음체질의 배열의 양단과 같으며, 태음인은 목양과 목음체질의 양단과 같고, 소음인은 수양과 수음체질의 양단과 같다. 즉, 위 8배열에서 밑줄 그은 것들이 바로 사상인의 체질구조를 의미한다. 사상인과 8체질과의 관계는 다음과 같다.

태양인: 금양체질, 금음체질

소양인: 토양체질, 토음체질

태음인: 목양체질, 목음체질

소음인: 수양체질, 수음체질

다시 말해 8체질의학은 이제마가 정한 장부 대소구조의 틀 내에서 이제마가 고려하지 않은 나머지 세 장부들까지도 체질의 배열에 포함시켜 체질을 정의함으로써, 미분화된 상태의 이제마의 4체질론을 보다 정교하게 전개한 것이라고 볼 수 있다.

여기서 체질의 명칭과 관련해 주의할 것이 있다. 체질을 사상의학에서는 "○○인"으로 표현하는 반면, 8체질의학에서는 "○○체질"로 표현한다는 것이다. 이것은 권도원 선생이 강조하는 명명법이다. 여기 장부 대소구조를 의미하는 "체질"이라는 말 자체가 권도원 선생의 창안이라고 봐야 한다. 이제마 선생은 체질이라는 말을 한 번도 쓴 적이 없다. 당시에는 용례가 없던 말일 것이다. 따라서 금양체질을 금양인이라고 한다거나, 토양체질을 토양인이라고 하는 표현은 적절하지 않다는 것을 양지하기 바란다.

권도원 선생은 나와 같이 이렇게 수리적으로 체질의 배열을 유도해서 알아낸 것은 아니다. 권도원 선생은 8체질을 이제마의 입론과 자신의 임상경험에 의해서 실증적으로, 즉 환자를 치료하면서 케이스바이케이스(case by case)로 하나하나 확정했던 것인데, 그것이 내가 장부대소구조와 동적평형이라는 가설을 가지고 접근하여 추정한 20개의 배열 속에 들어 있었던 것이다. 권도원 선생의 실증적 결과와 나의 이론적 추정이 합치하는 순간이다.

　여기서 독자들이 궁금한 것이 있을 것이다. 그림 앞의 20가지의 배열에서 8체질의 배열을 제외한 나머지 12배열은 무엇을 의미하는 것인가 하는 것이다. 결론만을 얘기하면 나머지 12배열은 그 구조의 특성상 실제적으로 존재하기가 어려운 것으로 생각된다. 이론과 실제의 차이라는 문제가 여기 체질론에도 존재하는 것이다. 인류 진화의 과정에서 이 나머지 12배열의 체질들은 그 불리한 구조적인 이유 때문에 환경에 적응하지 못하고 자연선택에 의해 거의 도태되거나, 아니면 아주 극소수의 경우만 겨우 명맥을 유지하고 있는 것으로 보인다. 아니면 애초부터 이 체질들은 그 처한 환경에서 생겨나지도 않았을지 모른다. 따라서 이 체질들은 임상적으로 무시될 수 있는 영역에 속한다.

　앞에서 권도원 선생은, 장을 음에 배속하고 부를 양에 배속하는 전통적인 장부의 음양배속과 달리, 반대로 장을 양에, 부를 음에 배속한다고 했다. 권도원 선생이 정의한 장부의 대소배열로 표시한 8체질은 다음과 같다(앞의 8체질에 양의 체질에는 장을 대입하고, 음의 체질에는 부를 대입한다).

① 폐〉비〉심〉신〉간 (금양)　② 대장〉방광〉위〉소장〉담 (금음)

③ 비〉심〉간〉폐〉신 (토양)　④ 위〉대장〉소장〉담〉방광 (토음)

⑤ 간〉신〉심〉비〉폐 (목양)　⑥ 담〉소장〉위〉방광〉대장 (목음)

⑦ 신〉폐〉간〉심〉비 (수양)　⑧ 방광〉담〉소장〉대장〉위 (수음)

　장이 양에 속하고 부가 음에 속하므로, 금양, 토양, 목양, 수양의 양의 체질에는 장(간·심·비·폐·신)으로서 배열을 취하고, 금음, 토음, 목음, 수음의 음의 체질에는 부(담·소장·위·대장·방광)로서 배열을 취한 것이다(여기서 말하는 양의 체질, 음의 체질은 흔히들 전통한의학에서 말하는 양체질, 음체질과는 전혀 관계가 없다. 열이 많니 적니 하는 것과는 관계가 없는, 그냥 편의상의 구분일 뿐이다. 앞으로 금양, 토양, 목양, 수양은 "양의 체질", 금음, 토음, 목음, 수음은 "음의 체질"로 부르기로 한다).

한편, 내가 앞에서 말했듯이 음양이란 서로 완전히 떨어져 실체적으로 존재하는 것이 아니다. 따라서 나는 이렇게 장계와 부계로 분리하여 체질을 정의하기보다는 다음과 같이 장부 쌍을 함께 넣어 정의하길 더 좋아한다.

① 폐·대장〉비·위〉심·소장〉신·방광〉간·담 (금양)
② 폐·대장〉신·방광〉비·위〉심·소장〉간·담 (금음)
③ 비·위〉심·소장〉간·담〉폐·대장〉신·방광 (토양)
④ 비·위〉폐·대장〉심·소장〉간·담〉신·방광 (토음)
⑤ 간·담〉신·방광〉심·소장〉비·위〉폐·대장 (목양)
⑥ 간·담〉심·소장〉비·위〉신·방광〉폐·대장 (목음)
⑦ 신·방광〉폐·대장〉간·담〉심·소장〉비·위 (수양)
⑧ 신·방광〉간·담〉심·소장〉폐·대장〉비·위 (수음)

이 여덟 가지의 배열이 바로 8체질의학에서 말하는 체질이다. 혈액형이 항원-항체 반응이라는 기준으로부터 네 가지인 것처럼, 체질은 인체가 갖고 있는 장부들의 대소관계라는 기준으로부터 이렇게 8가지로 나오는 것이다.

앞에서 "이 세상에 이렇게 많은 사람들이 살고 있는데 어떻게 단지 8체질 안에 다 들어가느냐"고 한 반론은 그래서 설득력이 없다. 중요한 것은 개수가 아니라 기준이기 때문이다. "어떤 기준으로 체질을 분류하며, 그 기준이 과연 타당한가, 그리고 그 기준 하에서 분류된 체계가 의학적으로 실용성이 있는가?" 하는 것이 중요할 뿐이다. 그리고 그 기준만 합당하다면, 거기에서 도출되는 경우의 수는 분명 적을수록 좋을 것이다. 체계가 간단할수록 법칙을 세우기 쉽고, 이해하기 쉽고, 따르기 쉬울 테니까. 아무리 훌륭한 체계라도 너무 복잡하면 무용지물이 되기 쉽다. 실용성이 떨어지기 때문이다.

이 8가지의 체질장부배열은 8체질의학의 시작이자 끝이다. 에이(A)이자 지(Z)이고, 기역(ㄱ)이자 히읗(ㅎ)이다. 이 장부배열로부터 체질의학의 모든 이론이 나왔기 때문이다. 체질생리도 여기에서 나왔고, 체질병리도 여기에서 나왔으며, 체질치료도 여기에서 나왔고, 체질음식도 여기에서 나왔다. 그리고 그 밖의 체질과 관련된 모든 섭생방법도 다 여기에서 나왔다. 이 여덟 체질의 장부배열은 체질의학의 모든 것이라 해도 과언이 아니다.

이렇게 8체질의 장부배열이 8체질의학에서 너무도 중요하기 때문에, 약간은 무리해서라도 가능한 한 많은 독자들에게 그 원리를 이해할 수 있도록 설명을 시도한 것이다. 다시 한 번 말하거니와 이 여덟 장부대소배열을 도외시한 모든 체질이론은 엉터리이거나, 사이비이거나, 체질의학과 무관한 이론이거나, 체질을 빙자한 다른 이론일 뿐이다.

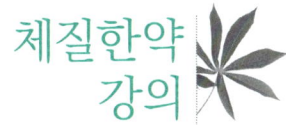

체질한약 강의

세계에 부는 한의학 바람

한의학 치료의 양대 산맥은 방금 논의한 침 치료와 더불어, 예로부터 우리나라 사람들이 열렬히 선호해 온 한약 치료다. 침은 그 치료가 간편하고 비침습적(非侵襲的, non-invasive)인 까닭에 인체에 손상을 남기지 않아, 현재 우리나라와 같은 동양권뿐만 아니라 미국이나 유럽 등의 서구인들도 매우 선호하는 보편적 치료로 자리잡고 있다.

한약도 우리 사회가 산업사회로 치닫고 생활패턴이 급격하게 서구화되면서 물밀듯이 들어온 화학제제인 양약에 한동안은 홀대받았지만, 지금은 인체에 부담을 주지 않으면서 질병을 자연스럽게 치유하고, 인체의 면역력과 건강을 동시에 증진시켜 주는 예방의학적 효과가 확인되면서 역시 많은 사람들에게 사랑을 받고 있다. 최근 건강에 대한 관심이 증대되면서, 서양에서도 부작용이 많은 화학적 약품(chemicals)보다, 허브(herb: 약용식물)라고 불리는, 우리의 한약과 유사한 자연물을 이용해 자연친화적으로 치료하는 추세가 크게 각광받고 있다.

이렇게 현대의학적 치료가 한계에 부딪치면서 갖가지 문제점들을 드러내자, 이른바 대체의학(alternative medicine)이라는 새로운 분과의 의학이 서구인들에게 지대한 관심을 불러일으키면서 침과 한약에 대한 연구가 급속히 이뤄지고 있는 것이다. 자칫 우리가 이들에게 추월당할 위기에 있지 않나 하는 생각이 들 정도다. 미국만 해도 이미 한의사(자세히 말하면 침사가 대부분이다)는 더 이상 중국이나 우리나라 출신의 한의사에 의존하지 않는다. 완전 미국 자체의 교육기관에서 해마다 수많은 한의사를 배출하고 있는 것이다.

이렇게 자연치료 중심의 웰빙의 바람은 전 지구촌을 휩쓸고 있다. 이런 세계사적 추세를 전혀 간파하지 못한 채, 한국의 서양의학계가 침을 비과학이라고 하고, 한약을 풀뿌리에 불과한 전근대적인 의학이라고 비난하기에만 급급한 행태는 한심스럽기 그지없는 일이다.

그러면서도 양의사들은 또, 경제적으로 도움이 되니까 로컬에서는 공공연하게 침을 쓰고 있다. 웬만한 물리치료보다 효과가 탁월한 경우가 많기 때문이다. 한의원에 오는 환자들 말이, 동네 정형외과 같은 데 가면 침을 놓는 데가 많다고 한다. 한의사와 같이 엄격한 한의학의 생리학, 병리학, 진단학 등의 기초이론과, 그에 바탕한 경혈학(經穴學), 침구학(鍼灸學) 등의 필수이론을 배우지도 않고 버젓이 한의사 흉내를 내고 있는 것이다. 이런 식으로 간다면 면허제도가 무슨 의미가 있는지 도대체 모르겠다. 타인들의 전문영역을 아전인수격으로 해석해서 마음대로 탈취해 간다면 인명을 돈으로만 저울질하는 돌팔이들과 뭐가 다르겠는가?

녹용에 대하여

8체질의학은 침이론뿐만 아니라 자연친화적인 약제인 한약도 다시 체질이라는 관점에서 한 번 더 세분하여 사용하므로, 인체에 친화성이라는 척도에서 본다면 아마도 가장 이상적인 자연치료라 할 수 있을 것이다. 8체질의학은 이렇게 각 체질에 따라 약제를 엄격히 구분하여 질병의 치료에 임하므로 이중의 필터링을 갖는 것이다.

녹용(鹿茸)이라는 약제를 모르는 사람은 거의 없을 것이다. 이는 사슴과의 척추동물인 화록(花鹿, 꽃사슴), 혹은 마록(馬鹿), 적록(赤鹿, 붉은 사슴) 등 사슴류의 머리에 왕관처럼 솟은 미골화(未骨化)된 유각(幼角), 즉 아직 딱딱한 뼈로 변하지 않은 어린 뿔을 말한다. 녹용은 그 몸체가 원형으로 크고, 질이 연하며, 털과 피부색이 윤택하고, 절단면이 깨끗하면서 작은 벌집 같은 구멍이 촘촘하며, 외곽에 골질이 없고, 무게가 가벼운 것을 상품(上品)으로 친다.

산지로는 뉴질랜드나, 호주, 중국, 러시아 등이 있는데, 러시아나 몽고 등 북방지역이나 시베리아의 추운 지방에서 채취한 것이 좋다. 뉴질랜드산은 주로 적록(red deer)이나 엘크(elk) 사슴에서 채취한 것이고, 중국산은 주로 마록에서, 그리고 러시아산은 꽃사슴의 일종인 원화록(元花鹿)에서 채취한 것이다. 우리나라 꽃사슴은 녹용의 자원으로는 그리 좋은 편이 아니다. (이런 것을 보면 한약재는 무조건 국산이 좋다는 생각도 항상 맞는 것은 아니다. 산지가 우리나라 것이 좋은 약재가 있는가 하면, 산지가 우리나라가 아닌 중국이나, 베트남, 몽고, 티벳, 혹은 드물지만 구미의 것이 좋은 약재도 있다. 그래서 원산지 표시가 중요한 것이다.)

녹용의 채취 시기는 청명절(淸明節) 후 45~60일이 제일 적당하다. 청명이 대략 4월 5일 식목일 전후에 오므로 거기에 한두 달을 더한 시기인, 봄기운이 완연한 5월 중순이나 6월 초순경에 채취한 것이 좋다. 이 시기가 지나면 뿔의 골화가 급속히 진행되어 단단한 녹각(鹿角)이 되므로 약효가 현저하게 떨어진다. 이렇게 한약재는 같은 약재라도 품종, 산지, 채취시기, 가공방법 등에 따라 약효가 달라지는 변화무쌍한 자연의 산물이다.

"어이~! 이번 주말에 녹혈(鹿血, 사슴피)이나 먹으러 갈까? 아는 친구가 사슴농장에서 녹용을 채취한다는데 말이야."

신록이 우거지는 5월이 되면 이렇게 교외의 사슴농장에 가서 녹혈을 먹는 사람들이 있다. 숫사슴의 머리 꼭대기에서 가녀린 떡잎처럼, 수줍은 죽순처럼 삐죽 나오던 것이 엊그제 같은데, 어느덧 거대한 나무처럼, 위엄스런 왕관처럼 화려한 자태를 뽐내며 만개한 사슴뿔을 보노라면 정말 장관이라는 생각이 든다. 어떻게 이런 어마어마한 구조물을 저 작은 머리에서 건축해 낼 수 있단 말인가? 하여튼 생명의 현상이란 신령스럽고 신비스러울 따름이다.

생명이 들끓어 꿈틀대는 오월의 봄기운에 숫사슴이 마침내 발정하면서 양기가 충천하면, 그 주체할 수 없는 기운이 거대한 뿔의 저 꼭대기까지 피를 끌고 올라간다. 바로 그때 뿔을 자르면 선홍의 피가 폭포처럼 콸콸 흘러나오는데, 그것을 마시고자 사람들이 개미처럼 농장으로 몰려드는 것이다. 조금만 시간이 지나도 피가 선지처럼 딱 굳어지기 때문에 큰 사발에 피를 받자마자 사람들은 입안으로 그것을 쏟아 붓는다. 그때 입가에 피라도 잘못 흘러내리면 납량특집(納涼特輯)의 공포영화 장면이 곧바로 연출된다. 비위가 약한 사람은 웩! 하고 구역질을 하면서도 꾸역꾸역 마신다. 몸에 좋다면 무슨 짓을 못할까? 우리 민족의 자기 몸 챙기기는 알아줘야 한다.

그런데 기가 차는 일이 있다. 이 시기에 암컷 짝을 제때 만나 사랑을 나누지 못한 수컷들은 그 뻗쳐오르는 욕정을 참지 못해 마스터베이션, 즉 자위를 하기도 한단다. (이럴수가! 그런데 그것을 어떻게 하지? 보노보라는 원숭이가 자위를 한다는 것은 책에서 들어봤지만 말이다. 농장 주인 왈, 이 사슴 수컷들은 바닥에 앉아 앞의 두발로 성기를 문질러서 한단다. 이것 참, 얘기가 너무 외설로 흐르는 군!) 왜 양기를 돋구는 약재로 녹용이 첫 번째 꼽히는지 이제야 짐작이 갈 것이다.

사슴뿔은 그 수컷의 남성다움을 나타내는 과시기관의 하나이다. 그런데 그것은 사실 생존에는 별 도움이 되지 않는다. 아니, 오히려 삶에 커다란 장애가 된다. 그 커다란 뿔이 수풀 속의 나무틈새에 끼이기라도 하면 옴짝달싹 못하고 꼼짝없이 맹수밥이 되고 말 저주스런 트랩으로 돌변한다. 큰 것의 경우 두께가 10센티미터 이상 되고, 그 길이도 칠팔십 센티미터에서 1미터 이상에 육박하니 얼마나 거추장스럽겠는가?

이렇게 뿔은 발정기에 다른 수컷을 제압하고 암컷을 차지하기 위한 성의 전쟁 수단으로나 쓰여 실제적인 삶의 효용은 별로 없었던 것인데, 인간이 그 수컷의 뿔에 숨어 있는 양기를 탐한 까닭에 이제는 고가의 약재로 유통되고 있는 것이다. 다행히 사슴의 뿔은 잘라도 생명에 별 지장이 없고, 또 일 년이 지나면 그 자리에 다시 거대한 왕관으로 거듭난다. 그리고 자연 상태에서 녹용을 자르지 않고 그냥 둬도, 일정시기가 되면 녹각의 상태가 되어 저절로 떨어져 나온다. 어차피 떨어질 것인데, 이왕이면 다홍치마라고 약효가 좋을 때 취하는 것도 나쁠 것은 없는 것 같다.

　녹용의 효능은 인신의 근본인 원양(으뜸 되는 양기)을 북돋고(壯元陽), 생명의 원질인 정수를 생하고(生精髓), 몸의 근간인 근육과 뼈를 강하게 한다(强筋骨). 그래서 양기가 부족해진 중년의 남성들에게, 생리나 출산 전후의 여성들에게, 그리고 갱년기 등으로 호르몬의 작용이 조화롭지 못한 중년의 여성들에게, 그리고 성장과 발육이 더딘 생후 일이 년의 유아나, 또래에 비해 약골인 어린이, 그리고 한참 자랄 나이의 청소년들에게 없어서는 안 될 중요한 약재의 하나로 손꼽힌다. 그렇다면 모든 사람이 이 녹용을 먹으면 그렇게 다 건강해 질 것인가? 그렇다면 좋겠지만, 그럴 수는 없다. 하여튼 전부는 전무라! 세상의 모든 경우에 다 좋은 것은 있을 수가 없다는 것을 명심하라! 그럼 어떤 사람이 녹용을 먹어야 하는가? 그것은 체질을 봐야 한다.

　녹용은 이제마 선생의 사상의학이나 권도원 선생의 8체질의학에 의하면 폐(肺)의 약이다. 장부론적으로 폐의 기능을 북돋는 약이라는 것이다. 따라서 이러한 장부에 대한 효능을 고려한다면 그 사용은 당연히 특정체질에 제한될 수밖에 없다. 그렇다면 녹용이 어느 체질에 그 드라마틱한 효능을 가장 잘 발휘할 수 있을까? 그것은 장부대소구조상 폐가 약한 체질에 잘 들어맞을 것이다. 따라서 녹용이 좋은 체질은 폐가 가장 약한 체질들인 목양(간〉신〉심〉비〉폐)과 목음체질(간〉심〉비〉신〉폐), 그리고 폐가 두 번째로 약한 체질인 토양(비〉심〉간〉폐〉신)과 수음체질(신〉간〉심〉폐〉비)이다.

　나의 임상경험에 의하면 위 세 체질 외에 수양체질(신〉폐〉간〉심〉비)에서도 녹용이 상당히 좋은 효과를 보인 케이스가 종종 있었는데 이런 경우는 녹용이 폐보다는 비를 보하는 효과를 발휘했다고 추론할 수 있다. 체질에 따라 약물이 다른 장부에 선택적으로 작용한다는 가설이 가능하다.

그렇다면 위의 다섯 체질들을 제외한 체질들, 즉 금양, 금음, 토음체질은 녹용의 효능이 별로 없거나 오히려 부작용이 있을 수 있다. 8체질의학은 그 약의 사용에 있어서 장부대소구조라는 체질을 고려하므로 약의 부작용이 없이 효과적으로 질병을 치료할 수 있다. 이렇게 정밀하게 체질의 장부대소를 고려하므로 병이 위중하여 약을 장복(長服)해야 하는 사람에게 체질의학적 지혜는 말할 수 없이 고귀하다. 부작용 없이 약을 계속 복용할 수 있으므로 위중한 질환을 성공적으로 치료할 수 있는 중요한 조건을 충족하는 것이다. 부작용이 없는 약의 사용, 이것이 체질의학이 그토록 달성하고자 했던 중요한 목적 중의 하나인 것이다.

소음인 아이 구하기

이제마의 『동의수세보원』을 보면 현재의 한의학의 관점에서 볼 때 일반적인 상식에 어긋나는 기상천외하고, 어찌 보면 무지막지 하다시피 한 약물의 사용이 소개된 임상례가 상당히 많이 나온다.

"11세 되는 한 아이(少陰人, 소음인)가 있었다. 이 아이가 근심걱정으로 노심초사하는 바람에 병이 생겼다. 평소 설사가 잦았는데, 이 때문에 항상 근심하여 음식 먹을 때마다 얼굴에 온통 땀을 흘리곤 했다. 그러다 하루는 머리가 아프고 열이 나며, 땀이 절로 나더니 대변이 꽉 막혀버렸다. 평소 설사를 잘 했기 때문에 한증(寒證)에서 열증(熱證)으로 전변한 보통의 증상으로 판단하여 황기(黃芪), 계지(桂枝), 작약(芍藥) 등으로 발표(發表: 표를 풀어 땀을 내는 해열의 한 방법)하는 일반적인 치료를 했으나 낫지 않고 대변만 더욱 굳어졌다."

이것이 양기가 고갈되어 발생하는 위중한 질환인 "망양증(亡陽證)"임을 뒤늦게 깨달은 이제마는 위기에 봉착했다. 내열이 계속 차올라 대변이 돌멩이처럼 딱딱하게 맺힌 바람에 벌써 4, 5일 동안 항문이 꽁꽁 틀어 막히고, 치성한 열기에 소변이 말라붙어 뻘겋고 껄껄한 오줌만이 겨우 하루 몇 숟갈 찔찔 나오는 정도가 된 것이다. 게다가 전신에 열이 펄펄 끓어 얼굴이고 몸이고 온통 땀이 줄줄 비오듯 흘러내린다.

아뿔싸! 증후가 가히 위중하구나! 절체절명의 위기! 이제마는 병의 심상치 않음을 깨닫고 결코 뒤로 물러설 수 없는 승부수를 던진다. 급히 파두(巴豆) 한 알을 쓰고, 계속하여 부자(附子) 1돈을 넣은 황기계지부자탕(黃芪桂枝附子湯)을 썼다. 그런데 여기서 잠깐! 부자는 그렇다 치고, 파두라니? 파두가 뭐지? 궁금해 할 독자를 위해 파두의 이력 사항을 한 번 보자.

파두

- 기원: 대극과(大戟科)에 속한 파두나무의 성숙한 종자.
- 채취: 여름에 종자가 성숙했을 때 채취하여 그늘진 곳에서 말린다.
- 성미(性味: 약의 성질과 맛): 맵고(辛) 뜨거우며(熱) 맹독성(大毒)이 있다 (그놈 성미 한 번 더럽군!).
- 귀경(歸經: 약물이 들어가는 경락과 장부): 위(胃)와 대장(大腸).

• 효능: ① 장에 쌓인 덩어리를 뽑아낸다(瀉下祛積), ② 몸에 쌓인 수분을 축출해 부종을 제거한다(逐水退腫), ③ 담과 썩어든 악창을 제거한다(祛痰蝕瘡). 이 효능들 중에서 맨 앞의 것, 즉 장에 쌓인 덩어리를 뽑아내기 위해 이제마가 파두를 쓴 것임을 알 수 있다.

• 수치(修治): (한약을 사용하기 적당하게 가공하는 것을 말한다.「대학장구[大學章句]」의 "수신제가치국평천하[修身齊家治國平天下]"에서 가져온 말일까?) 파두는 간혹 그냥 쓰는 경우도 있지만, 맹독성이 있기 때문에 약을 수치하여 사용한다. 생으로 먹으면 위나 장을 깎아내리므로, 흔히 검붉은 색이 될 때까지 불에 볶거나(炒紫黑), 분쇄하여 종이에 싼 다음 두드려 기름을 제거한 후 사용한다(이 수치법을 파두상[巴豆霜]이라고 한다).

몇 년 전에 내가 평소에 잘 알고 지내던 입담 좋은 문원장(한의사)이 이런 이야기를 한 적이 있었다.

"한의원에서 한번은 난리가 났어! 글쎄 나랑 우리 한의원 식구들이 전부 설사가 나서 화장실에 줄을 선 거야. 우리는 한의원에서 밥을 해 먹잖수. 직원들이랑 점심식사를 하고 좀 지났는데 갑자기 배가 빨래 짜듯 쥐어 짜이면서 뱃속에서 우르릉 꽝꽝, 천둥번개가 치는 거야. 나만 그런 게 아니라 같이 먹은 간호사, 약제사, 아줌마, 사무장 등 전부가 다 뱃속에서 벽력이 쳤어. 죄다 화장실로 돌진했지. 왜 그런 일이 났냐구? 하하! 사건의 전말인 즉슨 이렇게 된 거야. 한의원에서 피부외용제로 파두를 쓸 일이 있어 파두상으로 수치를 했어. 내가 파두를 파두기름 짜는 기계에 넣고 돌렸지. 아다시피 기름을 짜내고 남은 파두를 약재로 쓰잖어! 기름에 맹독이 있으니까. 그렇게 짠 다음 기계를 청소하려고 참깨를 넣고 또 돌렸지. 그러면 기계에 조금 남아 있는 파두기름이 참기름과 섞여 배출된단 말이야. 근데 아줌마가 모르고 그 참기름을 가지고 맛있는 요리를 했어. 우리를 위해서 말이야. 하하! 파두기름이라 해봐야 쬐끔 남아 있을 테니까 설마 하고 그냥 요리했겠지. 그 엄청난 파두를! 다들 그날 하루는 화장실 출입하는 것이 일이었어. 아마 수십 번은 간 것 같아!"

이제마는 이런 맹독의 준열한 약제인 파두를 겨우 11세인 어린 아이에게 썼다. 하여튼 대단하다. 그럼 다음으로 부자라는 놈은 또 어떤 놈인지 한 번 살펴보자.

부자(附子)

- 기원: 미나리아재비과에 속한 다년생 초본인 바꽃의 괴근(塊根)에 부생(附生)한 자근(子根). 즉, 식물 바꽃의 굵은 뿌리에 곁다리로 빌붙은 새끼뿌리라는 것이다(그래서 붙을 "부[附]" 자와 아들 "자[子]" 자를 써서 "부자"라고 하는 것이다).
- 채취시기: 여름에 충분히 성장했을 때 채취한다.
- 성미: 맵고 달고, 뜨겁고, 독이 있다(辛·甘, 熱, 有毒. 이놈 역시 성미가 곱지 못하다).
- 수치: 대략 두 가지의 수치방법이 있다.

① 담부편법(淡附片法): 염부자(鹽附子)를 준비한다(염부자는 소금에 절여 말리기를 반복한 부자로서, 소금결정이 표면에 많이 나타나고 부자가 딱딱

하게 건조될 때까지 그 과정을 반복한 것이다). 이 염부자를 맑은 물에 담가 두어 염분을 제거한 다음, 솥에 감초, 검은콩과 함께 넣고 물을 붓고 끓인다 (감초나 콩은 해독작용의 효능이 있다). 칼로 잘라 맛을 보아 (부자의 독성이 줄어) 약간 입안이 얼얼한 정도가 되면 꺼낸다. 부자의 껍질을 벗기고 양편으로 절단하여 물에 끓인 후 햇볕에 말린다. 이 과정을 반복하여 윤택한 빛이 나면 절편(자르는 것)하여 말린다.

② 포부편법(炮附片法): 염부자를 맑은 물에 하룻밤 담근 다음, 껍질을 벗기고 다시 물에 넣어 둔다. 맛을 보아 약간 얼얼한 정도가 되면 꺼내 생강달인 물에 1~3일 둔 다음 찐다. 꺼내서 약한 불에 70% 정도까지 말리고(焙乾), 다시 솥에 넣고 센 불(武火)로 신속하게 볶아 연기가 나면서 약간 갈라질 정도가 되면 꺼내서 식힌다.

이러한 모든 복잡한 과정은 부자의 독을 완화시켜 약재로 사용하기 적당하게 하기 위한 것이다.

• 귀경: 심(心), 비(脾), 신(腎)

• 효능: ① 회양구역(回陽救逆: 양기를 회복시켜, 사지가 싸늘해지는 역증逆證을 치료한다), ② 보화조양(補火助陽: 열기를 불어넣어 양기를 북돋는다), ③ 온중지통(溫中止痛: 중앙토인 비위를 덥혀서 통증을 멎게 한다), ④ 축풍한습(逐風寒濕: 바람과 한기와 습사를 제거한다). 효능이 세부적으로는 이렇게 몇 가지가 되지만, 공통적으로 온열(溫熱)한 기를 불어넣어 양기를 회복하는 효과가 있음을 알 수 있다. 이러한 효능이 뒤에 설명하겠지만 귀경이라는 개념과 관련이 있다(이 효능들을 보면 하여튼 한자말은 모든 게 무협지의 용어 같이 요란스럽다. 과장된 중국사람들의 언행이 이러한 문자생활과 결코 무관하지 않은 것 같다).

이제마의 배짱

이제 이제마의 말을 계속 들어보자. 그는 지금 죽을 수도 있는 살얼음 같은 위험한 지경에 빠진 11세의 아이를 치료하고 있다.

"급히 파두 한 알을 쓰고, 계속하여 부자 1돈을 넣은 황기계지부자탕을 2첩 쓰니 대변이 통하면서 오줌이 조금 맑아지고 많아졌다. 이튿날, 어린아이에게 부자가 과하다는 생각에 황기계지부자탕을 이틀에 나누어 먹였더니 다시 같은 망양증의 증상이 발발했다. 병세가 오히려 전보다 더 심했다. (이크!) 급히 파두 1알을 다시 쓰고, 계속해서 인삼계지부자탕(人蔘桂枝附子湯)을 썼는데 인삼을 5돈(!) 부자도 증량하여 2돈(!)을 넣어 2첩을 복용시켜 간신히 급한 불을 껐다. 석양에 이르자 대변이 비로소 통하고, 오줌도 조금 더 많아졌으나 색깔은 여전히 붉은색이었다.

다시 인삼계지부자탕에 인삼 5돈, 부자 2돈을 넣고 1첩을 먹였다. 밤 열시에 이르러서야 아이가 저절로 가래를 두 수저나 토하더니 곧 마른기침이 멈췄다. 다음날도 같은 처방인 인삼계지부자탕에 인삼 5돈, 부자 2돈을 넣고 3첩을 먹였더니 간신히 죽을 2~3숟갈 정도 먹을 수 있게 되었다. 그렇게 약을 쓸 때마다 몸의 열이 줄어들고 땀이 멈췄으며, 오줌이 점점 맑아지고 대변이 통하게 되었다."

여기서 잠깐! 한의학을 좀 아는 사람이라면 이제마의 행위가 좀 이해가 잘 가지 않을 것이다. 전통 한의학의 격언에 이런 말이 있다: "열자한지, 한자열지(熱者寒之, 寒者熱之)." 열성(熱性)의 병은 찬약으로, 한성(寒性)의 병은 더운약으로 다스린다는 말이다. 반대되는 성향의 약으로 질병의 증상을 상쇄시키는 것이다.

여기 이제마의 임상례에 나오는 아이는 몸에 열이 전체적으로 나고 있고, 내열로 대변이 바짝 말라 지독한 변비를 보이며, 온몸에 땀이 줄줄 흘러내리는 형국이니 물을 것도 없이 열성의 증상을 보이고 있다. 따라서 한의학의 일반상식으로는 열을 끄는 찬약을 써야 한다. 그런데 어떻게 열의 증상이 저렇게 만연한데 거기다 또 저 흉악한 열약들을 집어넣는단 말인가? 파두나 부자, 인삼이 모두 더운 성질을 갖는 강한 열약이 아닌가? 그런데도 아이가 나타내는 준엄한 열성의 증상을 더욱 재촉할지도 모를 강한 열약을 계속 쓰는 것이다.

이것은 정말 강심장이 아니면 꿈도 꾸지 못할 일이다. 체질의학이기 때문에 가능한 것이다. 아무리 환자의 증상이 열의 증상이라 할지라도, 병의 원인이 체질적으로 약한 비위의 허한(虛寒: 허약하고 찬 상태)으로 인한 것이므로 그때는 이렇게 과감하게 계속 더운약을 쓸 수 있는 것이다.

이것은 말이 쉽지 사실 살 떨리는 게임이 아닐 수 없다! 이것은 전통한의학에서 흔히 말하는 정치(正治: 열병에 찬약을 쓰고, 한병에 열약을 쓰는 일반 치법)에 반하는 특수한 치료인 반치(反治: 열병에 다시 더운약을 쓰고, 한병에 다시 찬약을 쓰는 치료법. 역치[逆治]라고도 한다)에 해당하는 것이다. 하지만 체질의학에서는 그것이 반치가 아니다. 체질의 구조에서 자연스럽게 도출되는 정치 중의 정치인 것이다.

체질의학은 겉으로 드러나는 증상만을 다스리지 않는다. 병의 증상에 휘둘리지 않는 것이다. 체질의학은 체질이라는 몸의 근본적인 구조의 모순을 다스리는 의학이다. 계속해서 이제마의 영웅담을 들어보자.

"이튿날에도 같은 처방으로 2첩을 쓰니 죽을 반 사발 정도 먹고, 그 다음 날에도 같은 처방을 2첩 쓰니 죽을 반 사발 이상 먹을 수 있게 되고, 열이 완전히 내려 자기 혼자 힘으로 방 안에서 일어나 앉게 되었다. 병이 든 지 12일이 되는 날이었다. 13일에는 안뜰에서 걷기 시작했다. 하지만 아직은 얼굴을 똑바로 들지 못했다. 어린 아이에게 부자를 너무 과하게 쓴다는 생각이 들어 처방을 다시 황기계지부자탕으로 바꾸고 부자를 1돈만 넣어 매일 2첩씩 7~8일을 먹였다. 마침내 얼굴을 똑바로 쳐들게 되고 부종도 줄었다. 이 후에도 같은 처방으로 매일 2첩씩을 쓰니, 발병하여 병이 나은 때까지 한 달 정도의 기간에 쓴 부자의 총량이 모두 8냥(80돈!) 가량 됐다." (이상 『동의수세보원』에서 일부 수정하여 인용.)

체질한약의 처방 원리

이제마의 이런 임상례를 들으면 신출귀몰한 무협소설을 읽는 듯하다. 겨우 11세 되는 어린아이에게 파두를 쓰고, 또 소경이 될지도 모른다는 전설(이는 영화 「서편제」에서도 나오는 민간전승의 이야기로 과장된 면이 있다)의 약, 부자(附子)를 무려 80돈까지 썼다! 파두도 그렇지만, 부자도 둘째가라면 서러울 정도로 준열한 독성이 있는 약재가 아닌가! 왕이 대역 죄인에게 내리는 사약(賜藥: 왕이 큰 죄인에게 먹고 죽으라고 하사[下賜]한 약)의 한 성분으로 들어갔던 그 악명 높은 약인 부자를 자그마치 80돈까지 썼던 그 배짱, 아니 그 "깡"이 어디에서 나왔는지 궁금하지 않은가? 그것이 바로 체질이라는 것이다.

체질이란 장부대소의 구조를 말한다. 소음인은 신대비소(腎大脾小), 즉 신방광의 기능이 세고, 비위의 기능이 약하다. 8체질의학적으로 소음인은 수양체질과 수음체질에 해당된다. 이들의 장부대소구조를 보자.

수양체질: 신·방광〉폐·대장〉간·담〉심·소장〉비·위
수음체질: 신·방광〉간·담〉심·소장〉폐·대장〉비·위

앞에서 파두와 부자에 대한 상세한 이력을 소개했지만, 8체질의학의 입장에서 특히 중요한 것은 귀경이다. 앞에서 말한 파두의 귀경이 무엇인가? 위와 대장이다. 그리고 부자의 귀경이 무엇인가? 심과 비와 신이다. 이제마가 파두와 부자를 소음인에게 그렇게 마음껏 쓴 것을 보면, 그리고 8체질의 수양체질과 수음체질의 장부대소구조식을 감안할 때, 정확한 귀경이 파두는 위, 부자는 심과 비임을 알 수 있다.

대장이 파두의 귀경이 된 것은 파두를 먹고 장운동이 항진되어 설사가 나오기 때문으로 추측한 것이지만, 그것은 사실 파두의 독성이 매우 강하여 그 독성을 신속히 배출하기 위해 전 위장관의 기능이 항진되었기 때문이다. 하지만 실제 파두의 작용은 허한(虛寒)한 위에 작용하는 것이다. 또, 부자의 귀경에 심과 비 외에 신이 포함되는 것은 부자의 효능을 신양(腎陽), 즉 신의 양기를 북돋는 것으로 보기 때문인데, 이 신의 양기는 결국 비양(脾陽), 즉 비의 양기를 북돋는 것을 목적으로 하는 것이므로 귀경 비와 동일한 의미를 갖는 것이다.

이제마는 이렇게 약물의 귀경과 환자의 체질을 알고 있었기 때문에, 그래서 파두나 부자 같은 약들이 그 체질에 부작용을 일으키지 않고 소기한 효능을 반드시 발휘할 것이라는 확신이 있었기 때문에 그렇게 무모하다 할 정도로 독한 약들을 다량으로 과감히 쓸 수 있었던 것이다.

아마 그 아이가 반대체질인 토양이나 토음체질(소양인)이었더라면 피를 토하고 바로 죽었을지도 모른다. 생과 사의 엇갈림이 찰나의 판단에 달려있었던 것이다. 미세한 오판 하나가 천당과 지옥을 가를 수도 있다.

한편 이러한 약들은 요즘에는 잘 쓰지 않는다. 특히 파두와 같은 약은 더욱 그렇다. 굳이 그런 약을 쓰지 않아도 통변을 할 수 있는 다른 약들이 많기 때문이다. 이제는 간혹 피부병에 바르는 외용제로나 응용되는 정도다. 위와 같이 용맹스런 용약을 했던 것은 이제마 시대만 해도 구할 수 있는 약재가 그다지 많지 않았고, 현재와 같이 다양한 치료수단을 채용할 수 있는 선택의 폭도 넓지 않았기 때문이었다.

부자중독증상과 해독법

내가 한창 한의대를 다닐 때 부자에 대해 배우고 그 효능이 어떠한지 궁금해서 부자를 한 번 달여 먹어본 적이 있다. 지금 생각하면 무식하다 할 정도의 양으로, 한 번에 무려 다섯 돈 정도를 몇 차례 달여 먹었던 것 같다. 집을 나와 길을 걸을 때였다. 얼굴에 가면을 쓴 듯 내 얼굴 같지가 않고, 다리의 무릎관절이 풀려서 갑자기 풀썩 주저앉을 것처럼 휘청거렸다. 전신의 힘이 일순간 쫙 빠지는 것이었다. 마비가 온 것이다. 아찔했다. 부자중독증을 리얼하게 체험하는 순간이었다. 지금 생각해보면 부자는 나의 체질에 맞지도 않았지만, 맞다 해도 용량이 너무 과했던 것이다.

일반적인 부자의 중독증은 다음과 같다. 처음에는 사지의 감각이 없어지고, 어지럽고 쇠약감이 오며, 식은땀과 침을 흘리고 속이 미식거린다. 심하면 가슴이 두근거리고, 부정맥이 생기고 혈압이 떨어지며, 경련, 의식장애를 일으켜 사망에 이를 수도 있다. 나에게 온 것은 부자중독의 초기증상에 해당되는 것이었다. 이렇게 중독증이 오면 속히 해독을 해야 한다.

일반인들은 이런 부자중독증을 경험할 기회가 거의 없는데, 시골에서 사는 노인네나 중년의 사람들은 종종 이를 체험한다. 이들은 대개 고된 농삿일이나 육체적인 노동 등으로 신경통이나 관절통 등이 많은데, 이런 질환에 초오(草烏: 야생 바꽃의 굵은 뿌리. 여기에 부자가 곁다리로 달랑 붙어 있다. 부자보다 그 효능이 강하다)가 좋다는 말을 듣고 인근 야산에서 그것을 채취하여 솥에 넣고 끓여 먹다가 그만 중독이 된 것이다. 용법이고 용량이고 수치법이고 죄다 무시하고 무데뽀로 그냥 달여 먹은 것이다! 그래서 부랴부랴 119로 읍내 병원에 실려 온다고 한다. 이렇게 종종 생명을 담보로 한 무지스러운 민간의료는 지금도 면면히 이어오고 있다. 민간의료는 제도권의 의료가 미치지 못하는 분야를 메워주는 고마운 면도 있지만, 종종 이렇게 천당과 지옥을 넘나드는 롤러코스터의 스릴도 맛보게 한다.

내가 한의과대학 본과2학년에 재학하고 있던 시절, 한의사이면서 동시에 서의사 면허도 함께 가지고 있던 특이한 이력의 교수님이 있었다. 그는 서양의학의 진단학을 가르쳤는데, 한의학도 전공한 까닭에 식견이 넓어 두 의학을 비교해 가며 일사천리로 나아가 우리를 종종 숨 가쁘게 하곤 했다. 그가 지역의 종합병원에서 근무하면서 경험한 임상례로 초오와 관련하여 소개한 재미난 역설이 하나 기억난다. 잘못하여 과량의 초오를 먹고 지옥 문턱까지 갔다 온 경우라도 일단 살아 돌아오기만 하면, 신경통, 관절통이 언제 그랬냐 싶게 씻은 듯이 사라지는 기적 같은 대역사(大役事)를 경험하는 경우가 종종 있다는 것이다. 패러독스도 이런 패러독스가 있을 수 있단 말인가! 생명을 담보로 한 참으로 무지스런 짓이지만, 가없는 고통이 생을 짓누를 때면 이런 말에 귀가 솔깃하여 자칫 유혹에 빠질 수 있다.

"아! 생에 단 한 번만이라도 그럴 수 있다면! 한 번 해볼 만한 도박 아닌가?"

아이쿠~ 어르신네들! 아무리 삶이 그대들을 괴롭힐지라도 그런 생각일랑 제발 하지 마시길. 번지점프보다 스릴 넘치는 그런 방법이 아니라도 얼마든지 좋은 치료법이 여기 있으니.

신경통이나 고질적인 관절질환, 그리고 심지어 난치병으로 악명이 높은 면역계의 질환인 류마티스성관절염(rheumatoid arthritis) 등도 8체질 치료로 좋은 결과를 얻을 수 있다는 것을 귀뜸해 둔다.

참고로 부자 해독법은 다음과 같다. 가벼운 경우에는 위세척을 하고 보온하며, 생강 120g과 감초 15g을 함께 달여 마신다. 또는 녹두 90~120g을 진하게 달여 먹거나 생즙으로 복용해도 해독효과를 기할 수 있다. 그러나 심하면 수액이나 아트로핀(atropine) 주사가 필요하다. 아트로핀 주사는 심장박동수를 현저하게 증가시켜 심장기능이 멈추려는 것을 인위적으로 뛰게 하는 강력한 작용을 한다.

이제마는 파두와 부자 같은 약재는 차치하고라도, 인삼 같은 약재도 한 번에 무려 5돈씩을 썼다. 그 귀한 인삼을! (지금은 밭에서 대량으로 재배를 하지만, 당시만 해도 인삼은 매우 귀한 약재였다. 당시 인삼은 사실상 산삼이라고 할 수 있다. 현재와 같은 재배삼이 별로 없을 때니까.) 인삼도 잘 쓰면 약효가 참으로 좋은 약재지만, 잘못 쓰면 그 부작용이 만만치 않은 약재에 속한다. 부자를 2돈씩 써서 대략 80돈 가량 썼으니까, 그 비율을 따진다면 인삼도 최소한 100돈 이상은 썼다는 계산이다. 가난한 사람이라면 세간이 다 날아갔을지도 모른다. 옛날에는 인삼을 비롯한 한약재가 지금보다 훨씬 비쌌으니까. 그래서 "약 한 첩 못 써보고 죽었다"는 말까지 있지 않은가! (이제마가 치료비를 어떻게 받았는지 궁금하다. 고구마로? 감자로?) 이렇게 확신에 찬 처방의 운용이 가능케 된 것은 바로 체질이라는 혁명적인 몸에 대한 구조적 이해 때문이었다.

약물폭탄

세계적인 베스트셀러의 저자인 의학박사 레이 스트랜드(Dr. Ray Strand)의 책 『약이 사람을 죽인다』(원제 『Death by Prescription』)에는 다음과 같은 기막힌 사례가 나온다(일부 수정 인용).

짐은 적극적인 성격의 주식 중개인으로, 경제적으로 자수성가했다. 그 과정에서 그는 건강을 돌보지 않았다. 30대에 몸무게가 엄청 불었고, 혈압도 꽤 높아졌다. 이제 67살이 된 짐은 의사를 만나고 있다.

원래 의사는 그에게 노바스크(Norvasc, 고혈압치료제의 하나-필자주)라는 칼슘채널 차단제를 처방했다. 혈압에 도움이 되었지만 조절을 하지는 못했다. 그러자 의사는 안지오텐신전환효소 저해제(angiotensin converting enzyme inhibitor: 안지오텐신 I이 안지오텐신 II로 전환하는 것을 방해하는 효소로서, 이로 인해 혈관수축작용을 하는 알도스테론의 합성이 저해되어 혈압이 떨어진다-필자주)인 로텐신을 추가했다. 이 약들을 몇 년 동안 복용하니 혈압이 효과적으로 조절되었다. 하지만 서서히 짐의 콜레스테롤과 트리글리세리드(triglyceride, 중성지방-필자주) 수치는 올라갔다. 좋은 콜레스테롤(HDL)은 낮아지고 나쁜 콜레스테롤(LDL)이 높아졌다. 또한 약간 경사진 곳이나 계단을 올라갈 때 가슴통증도 느꼈다.

짐의 1차진료 담당의는 관절염 약인 셀레브렉스(Celebrex)를 추가로 처방하면서 그를 심장전문의에게 의뢰해 운동강도 테스트를 받아보도록 했다. 결과는 좋아보였지만 운동강도 테스트 중에 보인 짐의 혈압은 심장전문의가 생각했던 것보다 높았다. 그는 처방전에 테노민(Tenormin)이라는 베타차단제를 추가했다. 그리고 높은 콜레스테롤과 트리글리세리드 수치 때문에 리피터도 처방했다.

짐은 그 다음 2년 동안은 건강했다. 하지만 정기검진에서 혈당이 높아진 게 발견됐다. 분명 당뇨병이었다. 그래서 그의 1차진료 담당의는 그를 내분비전문의에게 의뢰했다. 의사는 식이요법과 운동에 관해 간단히 설명하고 글루코파지(Glucophage)와 글루코트롤(Glucotrol)을 처방했다. 하지만 짐은 당뇨관리를 형편없이 했고, 내분비전문의는 그에게 좀 더 식이요법에 신경 써야 한다고 계속 경고했다.

시간이 갈수록 짐의 몸무게는 무릎에 부담이 되었다. 곧 그는 양쪽 무릎과 왼쪽 엉덩이에 심한 통증을 느꼈다. 그는 정형외과 의사를 만나 상담했다. 의사는 오른쪽 무릎관절을 교체해야 할지도 모른다고 했다. 왼쪽 무릎과 왼쪽 엉덩이도 곧 그렇게 될 처지였다. 짐은 상대적으로 젊었기에, 정형외과 의사는 비스테로이드성 항염증약인 셀레브렉스를 계속 처방하면서 수술 시기를 지연할 수 있길 기대했다.

짐은 건강만 나빠진 게 아니라 사업도 안 좋아졌다. 주식시장이 급격히 하락하면서 그는 때때로 불안해했다. 이 불안은 곧 우울증이 되었고, 그래서 정신과 의사를 만났다. 짐의 이야기를 주의 깊게 듣고 나서, 의사는 짐에게 우울증 약인 프로작(Prozac)과 불안을 가라앉히는 안정제인 클로노핀(Klonopin)을 처방했다.

짐은 이제 주치의를 먼저 만나지 않았다. 전문의들을 너무 많이 만나고 있기 때문이었다. 그가 복용하는 약을 일일이 기억하기도 어려웠다. 의사들도 대개는 그 많은 약을 기억하지 못한다.

그러던 어느날 짐은 심하게 기침을 하기 시작했다. 그는 사정이 안 좋아진 사업을 궤도에 올리려고 오랜 시간 일했다. 3일 동안 기침과 인후염으로 고생하고 나자 열이 났다. 너무 힘이 들어서, 그는 밤늦게 집에 가는 길에 응급실을 찾았다. 응급실의 보조의사는 기관지염인 것 같다면서 시프로(Cipro)를 처방했다.

짐은 무사히 기관지염에서 회복됐지만 의사들이 했던 모든 충고는 계속 무시했다. 그러다 63살이 되기 2주전, 흉골 아래쪽에 부서질 듯 심한 압박감이 느껴지더니 왼쪽팔로 퍼져나갔다. 가족들이 그를 응급실로 데려갔고, 의사는 짐에게 심장발작이라고 했다. 짐은 심장발작과 혈관형성 수술에서 살아남았고, 일주일 뒤에 퇴원했다.

짐은 일터로 다시는 복귀하지 못했고 건강은 매우 나쁜 상태였다. 계속해서 전문의들을 만났고 최근에는 일시적인 뇌졸중 증상이 있어서 신경전문의까지 만났다. 신경전문의는 쿠마딘을 권했다. 짐은 또 발기장애를 치료하기 위해 전화 상담의를 통해 비아그라 처방을 받았다. 심장전문의는 그에게 심방 섬유성 연축이라는 진단을 내렸고, 그의 약 처방에서 테노민을 빼고 베타페이스를 넣었다. 그는 또한 신경 전문의가 처방한 쿠마딘을 복용해도 좋다고 했고 거기에 플라빅스(Plavix)까지 추가했다.

짐은 베타페이스, 플라빅스, 쿠마딘, 비아그라, 티몹틱(Timoptic) 안약, 노바스크, 로텐신, 프로작, 부스파, 클로노핀, 리피터, 글루코파지, 글루코트롤, 셀레브렉스, 그리고 코데인이 함유된 타이레놀을 복용하고 있었다. 계산을 해보니 짐은 지난해에 전문의 7명에게서 진찰을 받고 있었다. 그들은 모두 개별적으로 짐에게 약을 처방했다.

"이 이야기가 끔찍하게 들리지 않는가? 믿어도 된다. 나는 이런 이야기를 훨씬 더 많이 들어봤다." 이 말은 나의 말이 아니다. 저자 레이 스트랜드가, 극단적 전문화로 인해 수많은 전문의들로부터 약물폭탄 세례를 받고 있는 현대인의 일그러진 자화상을 두고 하는 말이다.

그는 헝클어진 실타래처럼 되어버린 짐의 삶을 정리해야만 했다. 그는 먼저 짐으로 하여금 그를 담당했던 전문의들로부터 의료기록을 보내도록 하였다. 그래서 그의 전체 의료기록을 통합적으로 관리하고 필요할 때만 전문의에게 의뢰하였다. 그에게 그동안 발행된 처방전을 정리하여 복용하는 약의 수를 대폭 줄이고, 대신 균형 잡힌 식단과 영양제 등으로 보충하게 하였다. 그리고 동시에 불건강한 생활방식도 바꾸도록 조언했다. 몇 달 후 눈에 띄게 짐의 건강이 좋아지자 점차 다른 약들도 하나씩 끊게 했다. 그는 말한다.

"그의 건강이나 병력과 상관없이 그토록 오랫동안 약들을 배합하고 뒤섞었는데도 약물부작용을 일으키지 않았다니, 그는 지독히도 운이 좋았다."

전문의에 환장하다시피 한 우리도 이런 실정에서 예외는 아닐 것이다.

여기 저기 병원에서, 서로 소통이 두절된 다수의 전문의들로부터 묵직한 처방 받아들고, 하루 두세 번 한 웅큼씩의 약들을 입안에 쏟아 붓는 가엾은 우리 이웃들을 어렵지 않게 목격할 수 있지 않은가! 사실, 우리는 1차의료를 담당하는 가정의나 일반의를 지금보다 훨씬 더 가까이 해야 한다(한의원도 전형적인 1차의료기관에 속한다). 그래야 우리 몸을 파편화시키지 않고, 효율적으로 통합적으로 관리할 수 있기 때문이다. 서로 간에 정보를 공유하지 않는 현재의 의료시스템에서 이렇게 전문의들만 쫓아다니다 보면, 우리는 짐의 경우와 같이 약물중복투여 또는 과다투여로 심각한 부작용에 노출될 수 있다. 요즘은 한의학에도 전문화 바람이 불고 있는데, 참 우려되는 형국이 아닐 수 없다. 인체를 전일적(全一的, wholistic) 관점에서 치료하는 한의학의 전통은 결코 포기되어서는 안 된다.

짐의 예를 보면 왜 체질의학이 우리에게 필요한지를 명료하게 알 수 있다. 많은 약을 한꺼번에 복용할 경우 약물의 독성반응으로 심각한 부작용을 일으킬 수 있는데, 체질을 알면 그러한 독작용을 일으키는 약들을 배제해서 사용할 수 있고, 또 체질에 맞는 약만을 선별해서 쓸 수 있으므로 약물의 과다 또는 중복투여를 예방할 수 있는 것이다.

이제마 선생의 『동의수세보원』을 보라! 『동의수세보원』에는 각 체질별로 모든 한약이 엄격하게 구분되어 사용되고 있다. 태양인, 태음인, 소양인, 소음인의 약재들이 완전히 분리되어 사용되고 있는 것이다. 2개 이상의 체질에 공통으로 사용되는 약재는 단 하나도 없다. 각 체질마다 특유한 장부대소구조로부터 주로 약한 장부를 강화시키는 약재들로 모든 한약들을 정밀하게 분류한 것이다.

8체질의학도 역시 약을 쓸 때는 철저하게 그 체질의 장부대소구조에 입각하여 처방을 구성한다. 이렇게 체질의 구조에 맞춰서 약을 써야 최적의 치료효과를 낼 수 있기 때문이다. 이것은 약이 체질에 맞지 않아 발생할 수 있는 부작용을 철저하게 없앤 상태에서 환자의 질병을 근본적으로 치료하기 위해 노력한, 이제마나 권도원 선생 같은 선각들의 피나는 연구와 임상의 결과로 가능하게 된 것이다.

장기간의 치료가 요구되는 환자는 반드시 체질적인 치료를 받아야 한다. 체질에 맞는 약은, 약의 사용이 최소로 되면서도 최적의 치료효과를 기할 수 있다. 이것은 사실 우리가 꿈꿔온 미래의학의 한 모습이다.

우리는 짐처럼 억세게 재수 좋기만을 기대할 수는 없다. 삶의 드라마는 단 1회만 방영되는 너무도 소중한 것이 아닌가!

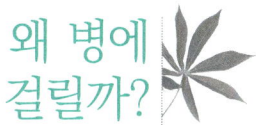

왜 병에 걸릴까?

병인론

서양의학에 병인론(Etiology)이란 게 있다. 질병의 원인에 대해 연구하는 학문이다. 사람들은 질병에 그 원인이 있고, 그 원인에 의해서 특정 질병이 발생했다, 이렇게 생각하기가 쉽다. 하지만 그런 경우는 사실 매우 드물다. 대부분의 경우는 원인이 모호하고, 복합적이고, 때로는 원인이 무엇인지 전혀 모른다. 원인이 명료한 경우로서 대표적인 것은 감염성 질환, 즉 세균이나 바이러스, 진균, 기생충 등에 의한 질환이다. 그밖에 카드뮴이나 수은, 비소 등과 같은 특수한 물질(중금속 등)에 의한 질환을 들 수 있다. 이런 경우를 제외한다면 거의 대부분의 질환, 특히 만성 내과질환이나 면역계질환 등은 그 원인이 대체로 잘 알려져 있지 않다. 그래서 원인이라는 말보다는 유발인자라는 말을 쓰기도 한다. 이 인자로 인해서 질병이 유발될 가능성이 높다는 말이다.

예를 들어 평소 육식을 많이 하는 사람이 있다고 하자. 그로 인해 혈중 콜레스테롤의 농도가 올라갈 수 있다. 그것이 쌓여 혈전을 형성하고 혈관벽에 침착되어 혈관이 좁아진다. 이렇게 혈관벽이 좁아지면 혈압이 올라간다. 혈압의 지속적인 상승은 결국 혈관 벽에 과도한 압력을 부과하여 뇌와 같이 격리된 부위에 혈관이 터지게 만든다. 중풍! 인체는 갑자기 썩은 고목처럼 쓰러진다.

그런데 육식을 많이 한다고 해서 모든 사람이 다 이렇게 혈압이 올라가고 중풍이 발생하지는 않는다. 삼시 세끼 계속 육식만 하는데도, 그다지 살도 찌지 않고 혈관도 깨끗하여 중풍 같은 질환에 전혀 걸리지 않는 경우도 많다. 그러니 육식을 중풍의 원인이라고 단정지어 말할 수는 없다. 이렇게 동일한 조건에 대하여 전혀 다른 반응이 일어나는 경우가 너무 많으므로 의학이 헤매는 것이다.

이게 우리 몸이라는 생명체의 특징이다. 우리 몸은 자율적인 조절 기능이 있기 때문에 동일 조건에서 개체의 자율적인 조절능력의 차이에 따라 다양한 결과를 연출하는 것이다. 그래서 서양의학이 고육지책으로 생각해 낸 것이 유발인자라는 개념이다. 원인이라고까지 할 수는 없지만 유발할 수 있는 요인은 된다는 것이다.

한의학의 질병 원인은?

한의학에서는 이미 이러한 인체의 특성에 대한 통찰이 있었던지, 질병의 원인을 구체적으로 집어내려고 하기보다는 대략의 범주에 따라 몇 가지 그룹으로 분류하는 방식을 취한다. 앞에서 말한 유발인자의 개념에 가깝다. 그중 유명한 것이 내인(內因), 외인(外因), 불내외인(不內外因)이라는 것이다.

내인이라는 것은 말 그대로 인체의 내부에서 발생한 것이다. 대표적인 것이 칠정상(七情傷)으로서, 칠정(七情), 즉 희로애락애오욕(喜怒哀樂愛

惡慾)의 지나친 정서의 변화가 몸에 질병을 일으키는 것이다. 예를 들어 지나친 슬픔, 격심한 분노 등에 의해 몸이 상하여 질병이 발생한 것이다. 현대의 스트레스성 질환이나 우울증 등이 대표적인 예이다.

외인이라는 것은 인체의 외부로부터 야기된 질병의 요인을 말한다. 이것의 대표로 한의학에서는 육음(六淫), 즉 풍·한·서·습·조·화(風寒暑濕燥火)가 있다. 이것은 날씨나 기후의 급격한 변화로 인한 질병요인으로서, 감기나 독감, 유행성질환, 신경통 등을 포괄하는 인자이다.

불내외인은 내인으로 보기에도 그렇고, 외인으로 보기에도 애매한 경우를 통틀어서 말한다. 대개 음식과다(飮食過多, 과식을 말함)나 음식부절(飮食不節, 절도 없는 식생활) 등의 잘못된 식습관으로 인한 것이 많다.

좋아하는 게 체질에도 맞다?

8체질의학에서도 이와 비슷한 입장을 취한다. 부적절한 음식과 정서의 지나친 변화, 그중에서도 특히 강조하는 것이 음식, 바로 체질에 맞지 않는 음식의 과다한 섭취이다. 그래서 8체질의학에서는 각 체질별로 이로운 음식과 해로운 음식을 정밀하게 분류하여 사람들로 하여금 이를 철저하게 지키도록 권장한다. 이것이 바로 그 유명한 "8체질식"이다. 이 체질식과 관련해서 흔히 받는 질문으로 다음과 같은 것이 있다.

"체질식이란 게 따로 있습니까? 자기가 좋아하는 것이 체질에 맞는 거 아닙니까? 체질에 맞으니까, 몸이 필요로 하니까 좋아하는 거 아니냐구요."

이 사람은 상당히 그럴듯한 논리로 나에게 강한 반론을 제기하고 있다. 언뜻 들어보면 맞는 말 같다. 하지만 아니다. 그런 말은 동물들에게나 맞는 말이다. 동물들은 어떤 음식이 자신에게 좋은지 그냥 육감적으로 정확하게 집어낸다. 그리고 자기에게 해로운 음식은 죽어도 먹지 않는다. 대개 동물은 먹는 음식이 몇 가지 또는 단 한 가지로 고정되어 있다. 그 이외에는 절대로 먹지 않는다.

호랑이가 풀을 먹는 것을 보았는가? 호랑이는 절대로 초식을 하지 않는다. 오로지 육식, 육식만을 한다. 인간같이 비만, 고혈압, 동맥경화가 무서워서 육식 좀 줄이고 채소도 좀 먹을 만하건만, 맹수의 왕 호랑이는 절대로 그런 소심한 짓은 하지 않는다. 어제는 사슴, 오늘은 누, 내일은 얼룩말, 모레는 별식으로 토끼, 뭐 이런 식이다. 사냥을 못해 굶으면 굶었지 절대로 채식은 하지 않는다. "맹호는 굶주려도 풀을 먹지 않나니~." 고대 응원가의 이 구절은 바로 이를 두고 한 말이다. 혹시 과일은? 과일도 먹지 않는다. 거들떠보지도 않는다. 오로지 육식, 곧 죽어도 육식 한 가지다.

우리에게 친숙한 음메~ 하는 소는 어떤가? 이놈은 또 반대로 철저히 초식만 한다. 아침부터 저녁까지 저 푸른 초원 위에♪ 유유히 거닐며 한가로이 풀만 뜯어먹을 뿐이다. 이 풀 씹기를 이놈이 얼마나 좋아하면, 먹고 뱃속에 들어 있는 풀을 다시 토해서 또 씹어 먹는 요상한 취미까지 즐긴다(되새김). 아이구 이 양반아, 질리지도 않냐? 일년삼백육십오일을 허구헌날 그 맛없는 풀만 씹어대니~. 그러지 말고 고기 좀 먹어~. 단백질 부족해지면 어쩔라구 그래~? 자, 여기 맛있는 암소 스테이크 있어. 너무 확 굽지 않고 미디엄으로 적당히 잘 익혔으니 먹을 만할 거야! 아니,

왜 입도 안대? 아~ 무슨 동족상잔할 일 있냐구? 미안, 미안! 내가 잠깐 실수! 자! 그럼 여기 삼겹살, 아니, 오겹살 어때? 여기 돌판에 잘 구웠으니 끝내줄 거야. 쫄깃쫄깃하고 고소한 게 정말 끝내주지! 여기 참기름소금에 살짝 찍어 먹으면 금상첨화야. 된장에다 상추쌈해서 먹으면 둘이 먹다 하나가 죽어도 모른다니까~! 아니, 싫어? 이 맛있는 삼겹살, 아니, 오겹살이 싫단 말야? 성의를 봐서 한 점이라도 먹어봐~! 어? 안 먹어? 한 점도 안 먹는다구? 야~ 이거 정말 입이 짧군. 생긴 건 어수룩하게, 순하게 생겨가지고 까다롭기는! 그래, 죽도록 그 풀이나 처먹고 잘 살아라!

동물은 이렇다. 인간처럼 뭐가 맛있다, 뭐가 좋다더라 해서 이리저리 쏠려다니지 않는다. 오로지 중심을 지킬 뿐이다. 오로지 자신에게 맞는 그것, 그것만을 평생을 질리지도 않고, 아니, 정말 맛있게 잘 먹을 뿐이다.

영국의 모 축산업자가 소를 더 살찌게 하려고 나름대로 잔머리를 굴려서 축산사료에 동물 내장 같은 육식 사료를 섞어 먹인 사건! 여러분도 잘 아실 것이다. 결과는 어땠나? 영국 전역을, 아니, 온 유럽을, 아니, 전 세계를 공포의 도가니로 몰고 간 미친소병, 광우병(mad cow disease)의 화려한 데뷔 신고식이 아니었나?

그래서 우리 자랑스런 대한민국에서도 그 좋아하는 소불고기, 쫄깃한 꽃등심, 부드러운 안심스테이크, 고소한 갈비살, 감칠맛 나는 차돌백이, 그리고 아롱아롱 아롱사태 등등 그 맛있는 것을 그냥 준대도 슬글슬금 내빼며, 입도 안 대고 놀란 가슴 쓸며 36계 줄행랑을 치지 않았나? 갑자기 소보다 돼지가 더 낫다느니, 육식보다는 역시 채식이 최고라는 둥 마음에도 없는 말해대며, 얼굴에 가식의 미소지으며 울며겨자먹기로, 억지로 식단을 바꾸지 않았나? 덕분에 돼지고기 삼겹살 값이 소고기에 육박하고, 극성맞은 채식 열풍에 또 한 번 온 국민이 춤을 추고……. 하지만 동물은 이런 짓은 안 한다. 오로지 자신의 정도! 자신에 맞는 그 음식만을 일편단심 먹을 뿐이다.

만물의 영장이라는 인간은 어떤 음식이 자기 몸에 좋은지 거의 모른다. 자신의 몸을 해치건 말건 아랑곳하지 않고, 아니, 그 음식으로 인해 몸이 망가지고 있는데도 전혀 인식하지 못하고 줄기차게 그 음식을 좋아하는 이상한 동물이다. 심지어는 그 음식이 자신의 몸에 해롭다는 것을 알면서도 오히려 더 집착하여 먹으려하는 자학적인 식습관까지 가지고 있다.

목양부인

전에 나의 한의원에 오던 중년의 부인이 있었다. 이 분은 남편이 당시 모 대기업의 씨이오(CEO)이어서 외국으로 여행할 기회가 많다고 했다.

"나는 외국에만 나가면 몸이 좋아요."

그녀 말이다. 몸도 피로하지 않고 펄펄 난단다.

"그런데 한국에만 돌아오면 몸이 안 좋아져요. 왜 그런지 모르겠어요."

이 분은 체질이 목양이다. 목양체질은 육식이나 빵, 국수 같은 밀가루 음식, 그리고 우유, 치즈와 같은 낙농제품이 좋다. 외국에 나가면 대개 호텔에서 머물고, 먹는 음식이 대개는 다 이런 류의 음식들이다. 자신의 체질에 딱 맞는 것들이다. 그러니 몸 컨디션이 좋지 않을 수 없다.

그런데 한국에 돌아오면 사정이 달라진다. 김치, 나물 등 온갖 채식이 위주인 식단에 복귀해야만 하고, 게다가 요즘에는 웬 웰빙 바람이 불어서 회식도 생선이나 해물을 주로 하는 일식집 같은 데서만 한단다. "요즘 누가 고기를 먹는다고 그래~!" 하면서.

"나는 앞에 맛있는 음식이 있으면 자제를 못해요. 체질이고 뭐고 가리지 않고 그냥 정신없이 먹거든요. 아유~ 어제는 생선회를 좀 먹었더니, 위가 빵빵해지고 속이 아파서 저녁 내내 고생했어요."

이 분, 자신의 체질이 뭔지, 뭐가 체질에 맞고 뭐가 해로운 지 다 안다. 하지만 항상 이런 식이다. 이렇게 인간은 욕망을 자제하지 못한다. 알면서도 당하는 것이다.

금음부인

금음체질인 부인이 있다. 이 분은 평소 몸이 좀 안 좋은 경우가 많다.
"오늘은 어디가 불편하세요?"
내가 묻는다.
"있잖아요, 항상 그 증상, 여기 오른쪽 옆구리가 안 좋고, 가슴이 두근거리고, 입에 혓바늘 돋고……. 어제는 뭘 먹었는지, 계속 화장실만 가고~, 꿈은 왜 또 그리 많이 꾸는지, 밤중 내내 기분 나쁜 꿈들이야. 어유! 빨리 저 세상으로 가야지~ 이렇게 사는 것이 힘들어서야!"

세임 올드 스토리(Same old story)! 항상 그 타령이다.

"아니~ 음식을 좀 잘 지키고 사셔야지~, 왜 그렇게 고통스럽게 사세요?"

"아니, 그럼 음식 먹는 재미라도 있어야지, 그런 것도 없으면 무슨 재미로 살아요? 이 그지 같은 세상에서, 내가 무슨 부처도 아니고."

"육십갑자가 지난지도 한참 됐는데, 이제는 그런 일차적 욕구는 멀리

하고, 뭔가 건강한 삶의 즐거움, 채우지 않고 비우는 그런 차원 높은 삶을 추구할 만도 하잖아요?"

내가 약을 올린다.

생활도 규칙적으로 하고, 독서도 많이 하고, 집안일도 열심히 하면서 엄격하게 몸 관리를 잘하는데도 음식은, 이 음식은 잘 지키지 못한다. 금음체질에 해로운 케잌, 사탕 이런 것을 꽤나 즐긴다. 결국 몸이 너무 안 좋아지면 부랴부랴 한의원에 와서 침도 맞고, 약도 지어먹고, 한동안 음식도 잘 지킨다. 그러다가 몸이 좀 좋아지면 슬그머니 꽤가 나서 이런 저런 핑계로 또 다시 그런 것들을 먹기 시작하는 것이다. "먹고 죽은 귀신은 때깔도 좋다"는 둥 하면서.

술마시고 노래하고

인간에게 알콜이라는 것이 있다. 많은 사람들이 즐기는 알콜! 술이다. 기쁠 때도 한잔, 슬플 때도 한잔, 기분 나쁠 때도 한잔, 기분 좋을 때도 한잔, 아무 때나 구실을 대고 마신다. 월요일은 월래 마시는 날이라서 마시고, 화요일엔 화가 나서, 수요일엔 비가 와서, 목요일엔 목이 말라, 금요일엔 금주기념으로, 토요일엔 토하도록, 일요일엔? 음~ 일요일엔 뭐랄까~ 그렇지! 일요일엔 일이 없어 마시는 거야!

생리학적으로 알콜은 인간의 체액과 완전 상반되는 물질이란다. 인간에게 극악한 독인 것이다. 그 극악한 독을 인간은 아랑곳 않고 마신다. 마셔댄다. 혹은 퍼붓는다. 입에 쓰고 목에 칵 걸리는 그 소주를, 목에 확 불을 지르는 독한 양주를, 밋밋한 오줌 맛 같은 맥주를 얼굴을 찌푸리고 두 눈 질끈 감고 "카~" 하고 감탄사 내뿜으며 원샷, 아니, 완샷한다. 속이 거북하도록 꾸역꾸역 마시고선, 그동안 뭘 먹었나 궁금하면 토해서 재검해보고, 몸을 가누지 못해 무도병(chorea, 추체외로계질환의 하나로 운동신경의 조율이 제대로 이뤄지지 못해 춤추듯 보행하는 신경계 질환) 걸린 사람처럼 비틀거리고, 지하철 벤치에서, 버스정류장 옆 화단에서 뭘 잘못했는지 계속 머리를 조아리고, 혹은 뭔가 고뇌하듯 로댕의 "생각하는 사람"의 포즈를 취하고, 그러다 괜히 평소 쌓인 스트레스 무고한 행인에게 풀고, 수틀리면 시비 걸어 싸우기까지 한다. 그뿐인가! 다음날엔 제대로 못 일어나 부득불 지각하고, 골이 깨지는 듯한 두통에 머리칼을 부여잡고, 위를 후비는 속쓰림에 온갖 죽을상을 하고, 이제 다시는 술을 먹나 봐라 이를 갈며 다짐하건만, 저녁 쯤 되어오니 웬걸? 컨디션이 슬슬 돌아온다. 그러면 그렇지! 내가 누구야? 그래도 이 몸 아직 끄떡 없다구. 암~ 그렇구 말구! 가만있어라, 어이, 김 과장! 오늘 한잔 어때?

술로 인한 질병은 위나 간과 같은 소화계 질환, 고혈압, 동맥경화, 협심증 등과 같은 심혈관계 질환, 뇌경색이나 뇌출혈 같은 뇌혈관계 질환 등 수많은 질환이 있지만, 가장 무서운 것은 아마도 알콜중독(alcoholic)일 것이다.

알콜중독은 알콜이 뇌혈관장벽(Blood Brain Barrier, 대개 BBB로 약칭한다)을 통과하여 뇌신경에 손상을 끼침으로써 발생한다. 뇌혈관장벽이란 뇌혈관에 존재하는 가상의 장벽으로, 뇌신경을 보호하기 위해 포도당 같은 필수적인 영양소를 제외하고는 거의 다 차단하는 작용을 한다. 그런데 이 위대한 알콜은 통과한다! 그래서 최종적으로 뇌세포가 알콜에 녹아내려 알콜성 치매(alcoholic dementia) 같은 지독한 정신병을 일으킨다. 결국 정신병원의 철창에 갇힐 신세로 전락한다.

전 세계에서 가장 많은 알콜 소비량을 자랑하는 우리 한국인! 그래서 술로 인한 위장병, 간경화, 간암 등이 가장 많은 나라 중의 하나인 대한민국의 한국인. 오늘도 우리는 술을 마신다.

이것이 인간이다. 자기가 좋아하는 음식이 자기한테 맞는 음식이라고? 자기한테 맞는 음식이니까 몸이 알아서 청해서 먹는다고? 아니다! 이건 정말 아니다! 인간은 몸으로 사는 동물이 아니다. 뇌로 사는 동물이다. 인간의 행위를 지배하는 것은 마음이다. 만물의 영장이라는 말도 안 되는 타이틀을 지닌 이 인간을 지배하는 것은 다름 아닌 이 "욕망이라는 이름의 전차", 마음이다.

사람들이여 편식하라!

이렇게 인간이 자신에게 맞는 음식과 맞지 않는 음식을 잘 구분하지 못하고, 자신에 해로운 음식을 계속 섭취함으로써 대부분의 질병이 발생한다고 권도원 선생은 결론지었다. 그래서 그는 오랫동안의 임상적 경험과 각 체질의 장부대소구조를 고려하여 8체질 음식표라는 중요한 테이블을 만들어냈다.

이렇게 각 체질을 분류하고 체질마다 유익한 음식과 해로운 음식을 구체적으로 제시한 것은, 우리나라뿐만 아니라 세계적으로도 또한 초유의 일일 것이다. 이 8체질식은 8체질의학에서 질병의 치료와 예방에 있어 가장 중요하게 간주되는 필수적 준수 사항의 하나이다. 이는 8체질의학에 있어서 권도원 선생의 가장 귀한 공헌 중의 하나가 될 것이다. 그것은 서양의 영양학에 대한 하나의 반란이다.

서양 영양학의 기본은 균형잡힌 식사다. 3대 영양소인 탄수화물, 단백질, 지방이 고루 갖춰지고, 각종 비타민이 부족하지 않으며, 풍부한 미네랄, 식이섬유도 빠지지 않은 육해공 합작의 총체적 식단이다. 물론 칼로리는 당연히 정확하게 계산하여, 부족하지도 과하지도 않은 일일 권장 칼로리에 딱 맞추는 섬세함도 잊지 않는다. 그리고 요즘 트렌드인 웰빙 개념에 맞춰 될 수 있으면 기름진 육식보다는 채식, 불포화 지방이 풍부한 생선 등을 더 권장한다.

"어때요, 이만하면 완벽한 식사겠죠?"

"아니요!"

권도원 선생의 대답이다.

"모든 사람에게 그런 일률적인 식단을 강요해선 안 됩니다. 우리는 편식을 해야 해요!"

"으잉? 이 무슨 정신 나간 얘긴가? 편식을 하라니! 미친 사람 아냐?"

분명 미친 소리로 들릴 것이다. 그러나 8체질의학에서는 너무도 당연한 말이다.

모든 체질에는 그 체질의 특수한 장부대소의 구조 때문에 당연히 그 체질에 맞는 음식과 잘 맞지 않는 음식이 존재하게 된다. 아무리 영양소가 풍부해도 체질에 맞지 않으면 그것은 아닌 것이다. 그래서 체질에 맞는 음식을 위주로 취하는 편식을 하라는 말이다. 체질에 맞느냐, 맞지 않느냐는 무엇으로 아는가? 그것은 그 음식이 해당 체질의 장부대소의 불균형을 교정하느냐, 심화하느냐로 안다. 어떤 음식이 해당 체질의 약한 장기를 강화시키면 그것은 그 체질에 맞는 것이다. 어떤 음식이 해당 체질의 강한 장기를 더 강화시킨다면 그것은 그 체질에 맞지 않는 것이다.

음식에는 특정 장부를 강화하는 어떤 기가 있다. 그것을 8체질의학에서는 그 음식이 어느 장기로 들어간다고 한다. 생선은 간으로 가고, 돼지고기는 신으로 간다. 도라지는 폐로 가고, 현미, 찹쌀은 비로 간다. 한약의 귀경 개념과 같다. 식약동원(食藥同源)! 약과 음식은 같은 것이다. 약은 단지 그 기가 치우치게 센 것이고, 음식은 그 기가 좀 약하여 평이한 상태에 가깝다는 것만 다를 뿐이다.

서양의 영양학은 음식의 화학적 성분만 알고 칼로리 계산에만 바빴지, 이렇게 음식에 들어있는 보이지 않는 기의 세계는 모른다. 이것이 서양 영양학의 맹점이다. 이것이 서양 의학의 맹점이요, 서양 과학의 맹점이요, 모든 서양 학문의 맹점이다.

각 체질의 특징을 알아볼까요?

여기에 소개하는 각 체질의 특징은 해당 체질의 일반적인 특징을 말한 것이다. 주의할 것은 어떤 체질에 해당된다고 해서 그 체질의 일반 특징을 모두 다 갖추었다는 뜻은 아니라는 것이다. 그 체질에 관계된 항목이 총 10가지일 때, 그중 6가지만 자신에게 해당되고, 나머지는 해당되지 않을 수도 있고, 혹은 오히려 자신과 모순되는 사항이 있을 수도 있다. 일부는 자신과 부합되는데, 일부는 부합되지 않는 것이다. 게다가 이런 상황이 한 체질에만 일어나는 것이 아니라 여러 체질에 걸쳐 동시에 일어날 수도 있다. 결과는 이 체질 같기도 하고, 저 체질 같기도 하여 갈피를 잡지 못하다가 결국 혼동 속에서 두 손 들고 마는 것이다.

이런 상황은 각 체질의 특징이 그 체질에만 해당되는 특이적인 (specific) 것들이 아니기 때문에 발생하는 것이다. 예를 들면 땀이 나는 현상, 체하는 증상, 머리 아픈 증상, 설사하는 증상, 변비가 잦은 증상, 열이 나는 증상 등 일일이 헤아릴 수 없는 많은 증상들이 모든 체질에 다 발생할 수 있는 공통적인 것들이다. 암, 당뇨병, 고혈압, 비만, 고지혈증, 갑상선 질환, 면역계 질환, 그리고 요즘 흔한 피부 또는 호흡기의 알레르기 질환 역시도 여러 체질에 두루 발생한다. 그 체질만을 나타내는 특이적인 증상이나 병, 그리고 생리적·병리적 현상은 거의 없다고 보면 크게 틀리지 않는다.

성격적인 특징을 가지고 체질을 논하는 것은 특히나 더 위험하다. 성격이 급하다느니, 소심하다느니, 느긋하다느니, 대범하다느니, 하는 식의 유형론은 전혀 체질을 구분하는 기준이 될 수 없다. 임상에서 보면 같은 체질에 다른 유형의 성격을 가진 사람들이 부지기수로 발견되기 때문이다. 그리고 다른 체질에 같은 유형의 성격을 가진 사람들도 부지기수다. 성격은 살아온 환경이나 문화에 크게 좌우되는, 가변적인 특징인 것이다. 그리고 개인의 타고난 기질에 의해서도 크게 좌우된다. 일란성 쌍생아도 성격이 다를진대 더 말해 무엇 하겠는가? 나는 체질의 특징으로서 성격에 관한 기술은 결코 하지 않겠다.

인간이란 정신적, 육체적 성향이 너무도 다양하여 같은 체질이라도 성정이 매우 다르고, 소화나 배설과 같은 생리적 작용마저도 매우 다르다.

따라서 절대로 여기 소개하는 특징들을 근거로 '내 체질은 이것이다' 라는 체질진단의 근거로 삼지는 말기 바란다. 정확한 체질진단을 원하는 사람은 앞서 출간된 나의 책들을 찾아보거나, 체질 전문 한의원에서 체질진단을 받아보길 바란다.

금체질(태양인)

1. 금양체질

장부구조: 폐·대장 〉 비·위 〉 심·소장 〉 신·방광 〉 간·담

1) 체형

마른 체질에서 고도비만까지 다양한 체형을 갖지만, 주로 보통 체격이나 마른 체격을 갖는 사람이 많다. 상대적으로 적은 수지만 비만인 사람이 종종 눈에 띄며, 가끔 기골이 장대한 사람도 있다. 키가 크고 몸매가 잘 빠진 늘씬한 사람들 중에 이 체질이 꽤 많다.

2) 식습관

이 체질은 일반적으로 육류, 밀가루 음식, 유제품이 해로우나, 이를 좋아해서 즐겨 먹는 사람들이 적지 않다. 이들의 반응은 둘로 엇갈린다. 먹어도 아무렇지도 않은 사람, 먹으면 속이 거북한 사람.

특히 육식에 민감한 사람들이 많은데, 이들은 육식을 하면 잘 체해서 거의 먹지 않거나, 살코기 부분만 약간 먹는다. 냄새가 역겨워서 아예 어릴 때부터 고기는 입도 대지 않았다는 사람도 있다. 밀가루 음식도 먹으면 속이 더부룩하거나 생목이 올라오는 사람이 많다. 또, 우유 마시면 속이 부글부글 하거나 설사를 하는 사람 역시 적지 않다. 이 세 가지 증상이 고루 다 있는 사람도 있으나, 대개는 한두 가지만 있는 편이다.

이 체질은 채소(녹황색 잎채소)가 가장 좋은 체질이다. 그래서 종교나

문화적인 이유가 아닌, 순수한 채식주의자들 중에 이 체질이 많다. 이들은 대개 육식은 하지 않으나, 갖은 야채와 요구르트, 치즈, 두류, 버섯, 과일 등을 함께 즐기는 경향이 많다. 하지만 체질적으로 볼 때 뿌리채소, 요구르트, 치즈, 두류, 버섯, 일부 과일은 이 체질에 맞지 않다.

이 체질은 대부분의 생선이 좋아 평소 생선을 즐기는 사람이 많지만, 드물게 생선을 싫어하는 사람도 있다. 싱싱한 회는 이 체질이 매우 선호하는 음식이지만, 환경이나 문화적인 이유로—특히 서구인들 중에—회를 싫어하는 사람이 많다.

술은 아주 잘 마시는 사람도 있고, 한 방울도 못 마시는 사람도 있다.

3) 질병

알레르기: 이 체질에 흔하고 특징적인 질병으로는 각종 알레르기 질환을 들 수 있다. 전형적인 것 중에 아토피성 피부염(atopic dermatitis)이 있다. 그 외에 두드러기(urticaria), 원인 불명의 가려움증, 접촉성 피부염(약물이나 화학물질, 고무, 벨트 등에 피부가 닿았을 때 발생하는 피부병), 금속알레르기(가짜귀걸이 등과 같이 합금재료로 만든 장신구로 인해 발생하는 피부병), 피부묘기증(dermographism, 피부를 긁거나 압박을 가했을 때 붉게 올라오는 증상) 등 알레르기성 피부 질환에 시달리는 사람들이 많다. 음식 알레르기로 인한 두드러기도 흔하고, 심하면 호흡곤란을 일으켜 응급실에 실려 가는 경우까지 있다. 알레르기가 없어도 대개 피부가 건조한 경우가 많다.

알레르기성 피부 질환뿐만 아니라, 알레르기 비염(allergic rhinitis)이나 천식(asthma) 등 호흡기 질환도 많다. 꽃가루, 동물털, 먼지, 진드기,

찬 공기 등으로 인한 호흡기의 알레르기가 가장 많은 체질이다.

폐질환: 오래 지속되는 기침이나 만성 폐질환(chronic pulmonary disease)을 앓는 사람이 종종 있고, 과거에 폐결핵(pulmonary tuberculosis)을 앓은 병력이 있는 사람이 가끔 눈에 띈다.

소화기 질환: 식체, 복부팽만, 속쓰림, 역류성 식도염, 변비, 설사 등 소화기질환에 시달리는 사람이 많다.

면역계 질환: 류머티스성 관절염(rheumatoid arthritis)을 고생하는 사람이 가끔 있고, 그밖의 자가면역질환(autoimmune disease)이나 희귀병으로 시달리는 사람도 다른 체질에 비해 많다.

4) 기타

항생제나 진통제, 호르몬제 등 일반적인 약물에 부작용이 많고, 마취제나 조영제에 쇼크를 일으키는 사람도 상대적으로 많은 편이다.

추기

위의 모든 사항에 별로 해당되지 않는 사람도 물론 금양체질 중에 많다. 극단적으로 하나도 자신에게 해당되지 않는 사람도 혹 있을지 모르겠다. 다른 사람에 비해 건강한 신체를 타고나서 그럴 수도 있지만, 그렇더라도 체질에 맞게 식생활과 섭생을 하는 것은 필요하다. 자신의 체질에 맞지 않는 섭생을 지속하면 언젠가는 건강이 무너지기 때문이다. "난 아무거나 잘 먹어요!" 이 말, 정말 경계해야 할 말이다. 금양체질뿐 아니라, 모든 체질이 말이다.

2. 금음체질

장부구조: 폐·대장 〉신·방광 〉비·위 〉심·소장 〉간·담

1) 체형

보통 체격 또는 마른 체격이 많으며 비만 체형인 사람은 가끔 있다. 드물게 기골이 장대한 사람이 있으며, 키가 크고 늘씬한 몸매를 가진 사람도 종종 있다.

2) 식습관

채소와 생선, 해물이 맞는 체질이며, 체질에 순응해서 그것들을 좋아하고 자주 섭취하는 사람도 있지만, 반대로 체질에 맞지 않아도 육식이나 밀가루 음식, 유제품을 좋아하며 별 탈이 없는 사람도 많다.

하지만 대개 육식이나 밀가루 음식을 먹으면 소화 장애가 많은 것은 이 체질의 전형적인 특징이다. 가슴이 답답하거나, 체하거나, 무른 변 또는 잦은 변의(便意) 등이 나타날 수 있다. 특히 대변이 가늘거나 무르면서도 변 보기가 어려운 증상인 난변(難便)은 이 체질에서 흔히 나타나는 증상이다.

정상적인 경우 채식과 생선, 해물을 주로 즐기며, 이럴 때 대변은 매우 굵고 다량으로 속히 나와 극적인 쾌변을 경험한다. 이 쾌변이 이 체질의 가장 완벽한 건강의 지표가 된다.

과식하지 않고 적당량으로 식사하거나 또는 소식하는 사람이 많으나, 많이 먹으며 식도락을 즐기는 사람도 있다.

대개 술을 싫어하는 사람이 많지만, 개중에는 술을 잘 마시고 술이 아주 센 사람이 가끔 있다.

3) 질병

소화기 질환: 체질에 맞지 않은 음식을 먹거나 신경을 많이 써서 스트레스가 심한 경우, 설사가 나거나 대변이 가늘어지면서 자주 마려운 이른바 과민성대장증상이 나타날 수 있다. 대개 배가 차고 아랫배가 잘 아픈 경우가 흔하다. 특히 육식이나 밀가루 음식, 콩 음식 등을 많이 먹으면 장에 가스가 많이 차서 하루 종일 방귀가 심해진다.

알레르기: 음식이나 약물에 대한 알레르기 반응이 가끔 있으며, 알레르기성 비염, 피부 건조증, 가려움증, 피부묘기증, 금속 및 햇빛 알레르기가 있는 사람이 종종 있다.

피부병: 건선(psoriasis)으로 고생하는 환자가 다른 체질보다 상대적으로 많다. 이는 은백색의 인설에 덮여 있는 경계가 뚜렷하고 크기가 다양한 붉은색의 구진이나 판을 이루는 발진이 전신의 피부에 반복적으로 나타나는 만성 염증성 피부병으로, 주로 팔꿈치나 무릎, 엉덩이, 두피, 손발바닥의 피부 등에 나타난다. 가끔 가려움을 동반하지만, 일반적으로 크게 가려움을 동반하지 않으며, 또 팔꿈치나 무릎의 내측 접힌 부분보다, 외측의 돌출부에 나타나는 것이 아토피와 다른 점이다.

찬바람이 불면 손가락 끝마디 내측 피부가 갈라지면서 심하면 피가 나고 아픈, 습진과 유사한 특징적 피부 질환이 잘 발생한다.

아토피와 유사한 피부병을 가진 사람들도 가끔 보인다.

근육-신경계 질환: 평소 체질에 맞지 않은 음식을 많이 먹거나, 특히 육식을 많이 한 경우 중증근무력증(myasthenia gravis)이나 루게릭병(Lou Gherig's disease), 파킨슨병(Parkinson's disease), 근 이영양증 등 난치의 근육-신경계 질환이 발생할 수 있다.

중증근무력증은, 평소 체질에 맞지 않은 음식을 많이 먹은 사람이, 특히 심한 스트레스의 누적이나 격심한 분노 등에 노출되었을 때 갑자기 팔다리가 무력해지면서 발생하는 진행성의 난치 질환이다. 본격적으로 이환되기 전에 전조증으로 흔히 극심한 피로가 온다.

루게릭병은 미국의 전설적인 야구선수 루 게릭이 걸려 널리 알려진 근 위축·마비의 치명적인 질환으로, 세계적인 천체물리학자 스티븐 호킹(Stephen Hawking) 박사 역시 이 병으로 투병하고 있다.

파킨슨병은 또 하나의 전설적인 스포츠 스타였던 헤비급 복서 무하마드 알리(Muhammad Ali)가 걸려 투병하고 있는, 진전, 근육강직 등을 특징으로 하는 진행성 근육 마비 질환이다.

로널드 레이건(Ronald Reagan) 전 미국 대통령이 앓은 중추신경계의 퇴행성 질환인 알츠하이머병(Alzheimer's disease, 흔히 노인성치매로 알려진 병) 역시 금음체질에 특히 많은 질환이다.

이들 병들은 8체질의학적으로 볼 때 금음체질이 육식 등 체질에 맞지 않은 음식을 많이 먹거나, 분노의 정서가 너무 촉급(促急)히 발하거나 축적돼서 걸리는 병으로 판단된다.

4) 기타

금양체질보다 조금 덜하지만, 금음체질 역시도 양약에 대한 부작용이 많은 체질이다. 그리고 피부나 호흡기의 알레르기 역시 많다. 과거에 폐결핵의 병력을 가진 사람이 가끔 눈에 띈다. 체질에 맞지 않은 음식에 대한 반응은 피부나 호흡기의 알레르기 증상보다는 소화기계의 증상으로 더 자주 나타난다.

토체질(소양인)

1. 토양체질

장부구조: 비·위 〉 심·소장 〉 간·담 〉 폐·대장 〉 신·방광

1) 체형

대개 비만 체형이 많고, 비만이 아니라도 토실토실한 편이다. 어릴 때는 마른 편이다가 성인이 되면서 살이 많이 쪘다는 사람도 있다. 살이 찐 사람은 얼굴이 둥글고 큰 편이며, 순박한 인상을 주고, 가슴둘레도 원통형으로 크다. 배가 나온 사람이 많고 팔다리, 허벅지도 굵다. 마른 사람도 있으나 소수이다. 가끔 마른 사람이 있기는 하지만, 요즘 패션모델로 흔히 나오는 깡마르고 늘씬한 체형과는 거리가 있다.

2) 식습관

일반적으로 식욕이 좋고, 먹는 것을 즐기는 식도락가가 많다. 하지만 드물게 조금밖에 안 먹는 사람도 있다. 아무 음식이나 다 잘 먹는 편인

데, 가끔 육식을 싫어하여 거의 먹지 않는 사람이 있다. 이들은 대개 채식을 위주로 식생활을 하는데, 그럴 경우 피로를 많이 타고 맥이 없는 편이다.

위장이 강하여 자극적인 음식을 좋아하며, 특히 매운 음식을 즐기는 사람이 많다. 매운 음식은 이 체질에 매우 해롭지만 아무 탈 없이 잘 먹는 사람도 있고, 속이 쓰리거나 설사를 하는 사람도 있다. 심한 경우 먹기만 하면 설사를 해서 아예 매운 것은 입도 못 대는 사람도 있다. 대개 얼음이나 빙수, 냉수 등 차가운 음료를 매우 좋아하며, 이런 찬 음식을 많이 즐겨도 탈이 나는 경우는 거의 없다. 하지만 찬 음식을 싫어하고 먹으면 탈이 나는 경우도 드물지만 있다.

술을 잘 먹는 사람이 종종 있지만, 대개는 잘 못 마시고 싫어한다.

3) 질병

소화기 질환: 매운 음식을 즐겨하면 속이 쓰리거나 소화성 궤양(peptic ulcer)으로 위염이나 위궤양이 생길 수 있다. 위암(gastric cancer)도 다른 체질에 비해 잘 생기는 편이다. 잘 먹고 운동을 게을리하면 비만이 잘 되는데, 한 번 살이 찌면 좀체 잘 빠지지 않는 특징이 있다. 별로 먹지도 않고 운동도 열심히 하는데 체중이 요지부동으로 안 빠지는 사람도 적지 않다.

생활습관병: 살이 잘 찌는 바람에 그 여파로 당뇨, 고혈압이 동반되는 경우가 많다.

비뇨 생식기 질환: 다른 체질에 비해 신장 기능이 약하여 평소 몸이 잘 붓고 소변보는 횟수도 잦은 편이다. 여성의 경우 난소에 물혹이나 종

양, 자궁에 근종 등 생식기 질환이 많은 편이며, 타 체질에 비해 불임(infertility)도 상당히 많지만, 일반적으로는 임신에 별 문제가 없다. 성적 관심이 상대적으로 적은 독신이나 신부, 수녀, 승려 등 종교인이 많은 편이다.

신경증: 심장이 잘 흥분하여 심계항진, 불안 등이 잘 나타나고, 가정 불화나 장기적인 스트레스에 처하면 화병, 우울증 같은 정신적 고통을 잘 겪는다.

다한증을 가진 사람이 종종 눈에 띈다. 손발에 나는 사람도 있지만, 신체 상부, 특히 머리에 긴장하거나 신경을 쓰면 땀이 많이 흐르는 사람이 있다.

알레르기: 천식, 두드러기, 알레르기 비염 등 알레르기 질환이 많은 편이며, 꽃가루, 동물털, 먼지, 햇빛, 금속 등에도 알레르기 반응을 보이는 사람이 가끔 있다.

아토피성 피부염: 이 질병은 금양체질에만 독점적으로 나타나는 질병으로 알려져 있지만, 임상에서 보면 다른 체질에도 드물지 않게 있음이 확인된다. 여기 토양체질에도 아토피성 피부염이라고 진단할 수 있는 피부 질환이 발생한다. 팔꿈치나 무릎의 내측 접히는 부위 등 일반적인 아토피성 피부염의 동일한 호발 부위에 거의 동일한 성상으로 나타난다. 아토피성 피부염이 없더라도 흔히 닭살 같은 피부를 갖는 경우가 많다. 뒤에 소개하는 토음체질에도 전형적인 아토피성 피부염이 있음이 확인된다. 이 피부 질환은 반드시 금양체질에만 나타나는 특이적 질환이 아닌 것으로 보인다.

약제 부작용: 약물에 대한 부작용이 많으며, 특히 항생제에 과민하여

위장장애나 면역학적 과민반응, 눈이나 귀 등의 감각기관에 심각한 장애가 발생하기도 한다.

2. 토음체질

장부구조: 비·위 〉 폐·대장 〉 심·소장 〉 간·담 〉 신·방광

1) 체형

토음체질은 비만에서 마른 사람까지 다양한 체형을 갖는다. 그리고 어느 체형이 다수다 할 수 없을 정도로 균일한 분포를 보인다. 살찐 사람은 포동포동한 토양체질의 체형을 꼭 닮았고, 마른 사람은 금체질(금양, 금음) 또는 수체질(수양, 수음)의 체형을 닮았다. 보통 체격인 사람도 많다.

2) 식습관

육식이나 밀가루 음식에 대해서 소화 장애를 일으키는 사람이 많다. 특히 피자나 자장면, 국수, 라면 같은 밀가루 음식에 생목이 오른다는 사람이 많다. 물론 육식이나 밀가루 음식을 좋아하고 부작용이 없는 사람도 적지 않다. 이 체질에 육식으로서 가장 부작용이 덜한 것이 돼지고기라 할 수 있다. 하지만 나이가 들어감에 따라 고기를 싫어하는 성향이 강해져서 채식이나 잡곡을 즐기는 방향으로 선회하는 사람이 많다. 원래부터 채식을 좋아하는 사람도 많으며, 채식 위주로 생활해도 크게 영양상의 부족은 없다.

생선 중에는 꽁치나 고등어 같은 등푸른 생선들에 생목이 잘 오른다고 한다. 하지만 흰살 생선들에는 그런 문제가 없다. 그리고 김이나 미역 같은 해조류를 제외한 대부분의 해산물은 좋다.

위열이 많은 체질이라 얼음이나 빙수, 냉한 음료 등 찬 음식을 좋아하고 자주 먹어도 별 탈이 나지 않는다. 하지만 드물게 찬 음식에 속이 불편한 사람이 있는데, 이는 위장 기능이 상당히 나빠져서 일어나는 현상으로 위가 치료되면 찬 음식을 먹어도 괜찮다. 이 체질이 뜨거운 음식을 좋아하면 식도나 위의 염증 또는 암을 유발할 수 있다. 식욕은 대개 좋은 편이다.

술 마시기를 싫어하며 대개 술에 약하다.

3) 질병

소화기 질환: 체하거나 소화불량으로 인한 잦은 위장 질환, 그리고 설사, 치질, 혈변, 대장염 등 대장 질환이 많다. 대개 매운 음식을 즐기거나, 육식, 밀가루 음식, 가공 식품 등 체질에 맞지 않은 음식을 많이 먹어서 그런 경우가 많다.

알레르기 질환: 두드러기, 가려움증, 접촉성 피부염, 기타 알레르기 등으로 인한 피부 질환이 잘 생긴다. 알레르기성 비염 같은 다른 알레르기 질환도 잘 발생하는 편이다.

아토피성 피부염: 토음체질에도 이 피부 질환이 꽤 많은 것으로 확인된다. 오히려 금양체질의 아토피성 피부염보다 심한 경우도 있다. 특히 전신이 각질로 뒤덮인 극심한 아토피성 피부염으로 고생하는 사람들이 종종 있었다.

다한증: 머리, 손발 등 국소부위에 지나치게 땀이 많이 나서 일상생활에 큰 불편을 호소하는 다한증 환자가 종종 있다.

약제 부작용: 항생제에 대한 부작용이 심한데, 특히 페니실린 쇼크는 이 체질에 잘 나타날 수 있다. 마취제에 대한 쇼크로 사경을 헤맨 환자가 있는 것으로 봐 다른 약물에도 부작용이 심한 편이다.

4) 기타

토음체질은 생리·병리적으로 금양체질과 매우 유사한 바가 많다. 육식, 밀가루 음식, 유제품, 매운 음식 등에 부작용이 많은 점, 육식을 하지 않고도 무난하게 건강을 유지할 수 있는 점, 약물에 대한 부작용이 많은 점, 그리고 알레르기성 질환이 많은 점 등이 그렇다. 특히 아토피성 피부염이 금양체질과 더불어 토음체질에 많다는 것 또한 두 체질의 유사성을 더욱 강하게 한다.

목체질(태음인)

1. 목양체질

장부구조: 간·담 〉 신·방광 〉 심·소장 〉 비·위 〉 폐·대장

1) 체형

단신에서 장신에 이르기까지 신장 분포는 다양하지만, 대체로 살이 찐 튼실한 근육형의 몸매를 지닌다. 기골이 장대하고, 동시에 근육이 잘 발달된 사람이 종종 있다. 키가 작고 배가 툭 튀어나온 사람도 많다. 젊을 때는 마른 사람도 있으나, 나이가 들면 대부분 살이 찐다.

2) 식습관

식성이 매우 좋고, 식탐이 많은 편이다. 몸이 아파도 식욕이 떨어지는 경우는 별로 없다. 육식과 분식, 유제품을 좋아하며 자주 많이 먹어도 별 탈이 없다. 잎채소나 생선, 해물을 좋아하는 사람도 많은데, 자주 먹지 않으면 별 반응이 없으나 자주 먹으면 피로감이 심해지고 대변 상태가 나빠진다. 특히 잎채소나 등푸른 생선을 많이 먹으면 속이 아프고 복부 팽만이 올 수 있으며, 사람에 따라 가끔 목이 죄는 느낌이 발생할 수 있다.

술이 센 사람이 많으나 약한 사람도 드물지 않다.

3) 질병

소화기 질환: 일반적으로 체질에 맞지 않은 음식을 먹을 경우 위장 질환이 있을 수 있으나, 대개 육식과 분식, 유제품이 대세인 요즘의 식생활이 잘 맞아 상대적으로 소화기 질환에 덜 걸리는 편이다. 자주 육식을 해야 체력이 유지되는 체질이다.

생활습관병: 운동을 게을리하면 복부 비만이 잘 오며, 당뇨병 같은 대사성 질환이나, 중풍·심장병 같은 순환계 질환에 걸릴 수 있다.

정신과 질환: 정신적 충격으로 인한 불안, 환청, 강박증 같은 정신과 질환을 앓는 사람이 가끔 있다.

폐 질환: 호흡기가 약하여 기침이나 가래, 천식 등을 앓는 사람들이 종종 있다.

면역계 질환: 자가면역이나 기타 면역계 희귀병은 상대적으로 적다. 알레르기 비염이 있는 사람이 가끔 보이나, 전체적으로 볼 때 알레르기 질환이 가장 적은 체질이다.

혈압: 체질적으로 혈압이 높은 사람이 많은데, 경계치 혈압이나 심하지 않은 고혈압은 정상적인 소견으로 간주된다. 따라서 함부로 혈압약을 먹어 강제적으로 혈압을 강하시키기보다는, 체질에 맞는 음식을 통한 식이조절과 적당한 운동으로 관리하는 것이 더 추천된다.

4) 기타

목양체질은 건강한 경우 땀이 매우 많은 사람이 많은데, 실제 임상에서 보면 땀이 많은 사람이 다른 체질보다 꼭 많은 것은 아니다. 특히 의료기관을 찾는 목양체질 환자는 대개 질병에 이환된 상태에 있어 정상적인 몸이 아닌 경우가 많아 그런 경향이 더 심하다. 목양체질은 몸 상태가 나빠지면 땀이 잘 나지 않는 것이다. 하지만 건강한 목양체질의 경우 귀찮을 정도로 땀이 많이 나서 다한증을 의심케 할 정도이다.

금체질이나 수체질의 경우는 반대로, 건강할 때 땀이 잘 나지 않은데, 몸의 상태가 나빠지면 땀이 많아지는 경우가 흔하다. 따라서 몸이 건강한가, 그렇지 않은가에 따라 땀이 나는 양태가 달라짐을 항상 유념해야 한다. 목양체질은, 비록 명확한 질병의 징후가 보이지 않더라도, 땀이 나지 않으면 일단 건강에 적신호가 켜졌다고 보면 대차 없다.

2. 목음체질

장부구조: 간·담 〉 심·소장 〉 비·위 〉 신·방광 〉 폐·대장

1) 체형

약간 살찐 체격이거나 보통 체격이 많으며, 비만이거나 마른 사람도 종종 있다.

2) 식습관

식욕이 좋으며, 육식, 밀가루 음식뿐만 아니라, 채식, 생선, 해물도 잘 먹는다. 목양체질과 같이 육식이 좋은 체질이나, 의외로 육식을 즐겨하지 않는 사람들이 눈에 띈다. 그러나 분식은 대개 좋아한다. 잎채소만 많이 먹으면 피로감을 느낀다.

건강상 문제가 없어도 대변을 하루 서너 번 자주 보며, 변 굵기가 가는 사람이 종종 있다. 이는 대장이 다른 체질에 비해 짧아서 생기는 것으로 정상적인 생리현상이다. 대변 횟수가 하루 1번 혹은 2번 정도로 보통 사람과 비슷한 빈도를 보이는 사람도 많다.

술이 센 사람이 종종 있지만, 대개 술을 그다지 좋아하지 않는 편이며, 얼굴이 심하게 빨개지거나 거의 못 마시는 사람도 있다.

3) 질병

소화기 질환: 맥주나 찬 음식을 먹으면 설사를 하거나 뱃속이 불편함을 잘 느낀다. 아랫배가 차가워지면 설사를 하거나, 또는 다리가 무거워지고 허리가 아픈 경우가 있다. 찬 우유나 생선회, 해물을 먹으면 위가 잘 아프거나 배탈이 나는 사람이 있는데, 그중 조개가 특히 탈을 잘 일으킨다.

과민성대장증상이나 대장 용종(polyp)이 있는 사람이 종종 있다. 드물게 궤양성대장염을 앓는 사람도 있다.

생활습관병: 운동을 게을리하면 살이 잘 찌며, 그로 인해 고혈압이나 당뇨가 발생하는 경우가 있다.

알레르기: 피부가 예민하여 음식이나 약물, 먼지, 꽃가루 등에 갑자기 두드러기가 나거나 가려움증이 발생하는 사람이 종종 있다. 특히 생선 중에 고등어 먹고 생목이 오르거나 두드러기가 나는 사람이 많으며, 심한 사람은 찬물이나 찬 공기만 닿아도 피부가 붉어지는 사람이 있다. 피부를 긁으면 붉혀 오르는 피부묘기증(dermographism)도 종종 나타난다. 피부에 아토피 유사증상을 보이는 사람도 있다. 기관지가 약해 가래가 잘 끼는 사람이 있고, 천식이 있는 사람도 가끔 있다.

4) 기타

건강한 목음체질은 덥거나 음식을 섭취할 때 땀이 많이 나며, 목욕탕 등에서 땀을 충분히 내면 컨디션이 좋아진다. 배가 차면 건강이 나빠지기 때문에 여름에도 배를 꼭 덮고 자는 사람이 많으며, 복대 등을 이용해 배를 따뜻하게 해주면 컨디션이 좋아진다.

수체질(소음인)

1. 수양체질

장부구조: 신·방광 〉 폐·대장 〉 간·담 〉 심·소장 〉 비·위

1) 체형

신장은 작은 사람부터 큰 사람까지 다양하며, 일반적으로 마른 체격이 많다. 키가 크고 날씬하여 몸매가 예쁜 사람이 종종 눈에 띈다. 키가 작더라도 몸매는 대개 균형미가 있다. 살찐 사람도 있으나 드물다.

2) 식습관

장부구조상 비·위가 가장 약한 체질이어서 대개 식욕이 별로 없고 잘 먹지 않으나, 간혹 잘 먹고 과식을 자주 하는 사람이 있다(이런 사람은 식사를 거르다가 폭식을 하는 경향이 있다). 이렇게 과식을 해도 괜찮은 사람도 있지만, 대개는 속이 부대끼고 체하거나 설사를 하는 경우가 많다. 체질에 맞지 않게 비정상적으로 잘 먹고 소화 장애도 별로 없는 사람이 있는데, 이런 사람 중에 간혹 살이 찌거나 비만이 되는 경우가 있다.

찬 음식을 싫어하거나 전혀 먹지 못하는 사람이 많지만, 어릴 때나 위가 심히 나빠지기 전에는 빙과류나 냉수 등 찬 것을 먹어도 별탈을 느끼지 않는 경우도 흔하다. 어릴 때는 대개 체질을 불문하고 찬 것을 잘 먹는 경향이 많은데, 어릴 때부터 찬 것을 잘 먹지 못한다면 이 체질일 확률이 높다.

돼지고기가 매우 해로운 체질인데도 평소 돼지고기를 즐기며 별 탈을 느끼지 못 하는 사람이 있다. 생선도 대부분은 이 체질에 해로운데, 간혹 이를 잘 먹고, 별탈이 없는 사람도 있다. 하지만 일반적으로 생선은 이 체질에 소화 장애를 잘 유발하며, 회는 특히 심한 설사를 유발할 수 있다. 예외적으로 생선회를 먹어도 그다지 문제를 일으키지 않는 사람이 있지만, 그런 식습관을 오래 지속하면 결국 위가 크게 나빠질 수 있다.

전반적으로 기름진 음식이나 육식을 싫어하는 사람이 많다. 육식 중 닭고기는 이 체질에 가장 잘 맞는 음식인데도 역시 싫어하고 안 먹는 사람이 있다. 비·위가 약하여 느끼한 맛이나 냄새에 역함을 잘 느끼기 때문이다.

채소나 과일을 싫어하는 사람이 많으며, 생선이나 해물도 냄새 때문에 싫어하는 사람이 많다.

술 한잔만 해도 얼굴이 빨개지고 술을 전혀 못 하는 사람이 많으나, 간혹 술을 좋아하며 잘 마시는 사람이 있다.

이 체질로서 건강한 삶을 유지하려면 반드시 소식을 하고 항상 따뜻하게 음식을 먹는 것이 중요하다.

3) 질병

소화기 질환: 식욕부진, 식체, 설사 등 위나 장의 소화나 흡수에 장애가 많다. 소화가 잘 되지 않으면 심한 피로를 느낄 수 있다.

대변 횟수가 적은 편이어서 며칠에 한 번 대변을 보는 경우가 흔하다. 대개 3일에 한 번 정도 보는데, 그래도 변보기를 별로 어려워하지 않는다. 매일 대변을 보는 사람도 있으나 드물다.

당뇨병: 수양체질 중에 식욕이 왕성하여 과식을 하는 사람이 있는데, 이런 사람들 중에 가끔 당뇨병이 생길 수 있다.

알레르기 질환: 웬만한 화장품은 거의 다 트러블을 일으킬 정도로 피부가 예민한 사람이 있다. 두드러기나 피부건조, 피부발진이 나는 사람도 종종 있다. 주위의 역한 냄새에 매우 민감하다.

금속·햇빛·꽃가루·먼지 등에 알레르기를 일으키는 사람도 많다.

정신과 질환: 심한 정신적 충격을 받으면 두통이나 수전증, 강박증, 그리고 심하면 정신분열증에 걸리는 사람이 있다. 정신적인 스트레스를 많이 받아 갑자기 분노하거나, 깊은 생각에 장시간 골몰하면 몸 상태가 매우 나빠진다.

다한증: 스트레스를 심하게 받거나 소화 장애가 많을 경우 몸에서 땀이 많이 나는 경우가 있다. 이는 수양체질에 상당히 나쁜 증후이다. 손발 또는 겨드랑이 등 국소에만 땀이 많이 나는 경우도 있다.

생리전 증후군: 생리 때 얼굴이 홍조를 띠고 붓거나, 인후가 붓고 아프거나, 몸에 열이 나 더위를 참지 못하거나, 식욕이 이상 증대하여 과식

을 하거나, 온몸이 두들겨 맞은 듯 아파서 꼼짝할 수 없거나, 극심한 피로로 몸을 가누지 못하는 사람이 있다. 생리가 끝나면 대개 호전된다.

4) 기타

우리나라 한약의 대표로 인삼을 꼽는데, 이 인삼이 가장 잘 받는 체질이 바로 수양체질이다. 컨디션이 나쁠 때 인삼차만 마셔도 금방 기운이 난다고 말하는 사람도 있다.

2. 수음체질

> 장부구조: 신·방광 > 간·담 > 심·소장 > 폐·대장 > 비·위

1) 체형

간혹 살찐 사람이 있으나 대개는 마르거나 보통 체격인 사람이 많다. 심한 비만은 거의 없다. 키가 큰 사람이 가끔 있으나 대개는 작거나 보통이다.

2) 식습관

일반적으로 육식을 매우 좋아한다. 채소나 과일을 싫어하는 사람이 많으며, 생선이나 해물도 그다지 선호하지 않는다.

식욕이 좋아 과식하는 사람도 있으나, 과식하면 탈이 잘 나므로 대개는 적게 먹는다. 과식을 자주 하거나 체질에 맞지 않은 음식을 많이 먹으면 중증의 위하수증(gastroptosis)이 발생할 수 있다. 이런 사람을 복

진(服診) 하면 저 아래 하복부에서 위가 촉진된다(심하면 방광까지 위가 축 늘어진다). 이런 사람 중에 가끔 자신이 배가 잘 나온다고 생각하는 사람이 있다. 위하수증은 수음체질뿐만 아니라, 수양, 금양, 금음, 토양, 토음체질과 같이 여러 체질에 두루 나타날 수 있지만 특히 수음체질에 심하게 나타날 수 있다.

육식이나 기름진 음식, 밀가루 음식, 우유에 소화 장애를 일으키는 사람이 많다.

돼지고기에 체하는 사람이 많지만, 위가 매우 나빠지기 전에는 그런 증상을 일으키지 않는 경우가 많다. 찬 음식을 먹으면 속이 불편한 사람이 많으며, 특히 빙과류나 냉수, 맥주, 보리밥, 참외, 수박과 같이 비·위를 냉하게 하는 음식에 배탈 나는 사람이 흔하다.

대개 고추나 마늘과 같이 매운 음식을 먹으면 소화가 잘 되고 몸 컨디션이 좋아진다.

술을 잘 마시는 사람이 간혹 있으나, 대개는 얼굴이 빨개지고 술을 잘 하지 못하는 사람이 많다.

3) 질병

소화기 질환: 체질에 맞지 않은 음식이나 찬 음식을 먹었을 때, 또는 자신의 한계를 넘어서는 과식을 했을 때 설사하는 경우가 종종 있다. 특히 돼지고기나 계란, 생선, 해물 등을 많이 먹으면 갑자기 심한 설사병을 장기간 앓을 수 있다. 체하거나 설사를 하는 경우 기력이 많이 저하된다.

상습적으로 구토를 하는 사람도 있는데, 음식을 먹을 땐 문제가 없으나 먹은 후 일정 시간이 지나 그러는 경향이 많다. 종종 아침에 일어나

전날 먹은 음식을 토하는 사람도 있다.

배가 찬 공기나 물에 노출되면 설사를 하는 사람이 있다.

평소 설사를 자주 하고 변비는 거의 없는 사람이 있는가 하면, 반대로 평소 변비는 있으나 설사는 거의 하지 않는 사람이 있다.

알레르기 질환: 갑작스레 두드러기가 나거나, 피부를 긁으면 붉혀 오르거나, 금속·먼지·꽃가루 등에 알레르기를 일으키는 사람이 있다. 새우나 게 등 갑각류에 알레르기가 있거나, 문어나 조개 등 해산물에 알레르기가 있는 사람도 있으며, 알레르기성 비염을 가진 사람도 드물지 않다.

신경정신과 질환: 스트레스에 민감하며, 스트레스가 오래 지속되거나 소화 장애가 심할 때 가슴이 답답하거나 두근거리는 사람이 있다.

다한증: 머리에 땀이 흠뻑 젖을 정도로 두부에 땀이 많이 나는 반면, 그 아래에는 전혀 땀이 나지 않는 사람이 있다. 일반적으로 겨드랑이나 사타구니, 손발바닥 등 국부에 땀이 많다. 특히 긴장하면 손바닥에 땀이 흥건히 젖는 사람이 있다.

기타: 가슴이나 머리 등 신체 상부는 뜨겁고 복부와 손발 등 신체 하부는 매우 찬 사람이 있다.

체질과 체형은 어떤 관계가 있을까요?

각 체질에 고정된 단일한 체형은 없지만, 어느 정도 체질을 반영하는 유형은 있다. 이를 파악해 놓으면 대체적으로 각 체질을 이해하는 데 도움이 된다. 정확하게 8체질명으로 알면 좋겠지만, 그것은 8체질 전문 한의사에게서 진단을 받는 것이 좋다. 여기서는 개략적으로 4체질 수준(금체질, 토체질, 목체질, 수체질)에서 파악하는 것에 주력하기로 하겠다(사상의학에 관심 있는 사람들을 위해 사상체질을 병기한다). 이 4체질 정도로만 알아도 질병을 예방하고 건강을 유지하는 데는 큰 문제가 없기 때문이다.

미리 알아둬야 할 것이 있는데, 독자들의 이해를 돕기 위해 아래 예를 든 유명인들은 해당 체질로 확진된 사람도 간혹 있지만, 대개는 나의 추측이라는 것이다. 따라서 실제 그 체질에 해당되지 않을 수도 있다. 따라서 그 체질일 확률이 높다는 정도로만 이해했으면 좋겠다. 혹 예를 든 사람이 누군지 잘 모르는 경우 해당인의 전성기 때 사진을 찾아보기 바란다(포털사이트의 인물 검색이 편리). 주의할 것은 예를 든 경우와는 전혀 딴판인, '예외'의 특징을 가진 사람도 무척 많다는 것이다. 따라서 각 체질의 이미지를 너무 판에 박은 듯 획일화시키지 말 것을 당부한다. 그렇지 않은 경우도 매우 많다는, 열린 자세가 반드시 필요하다. 만일 자신의 체질을 속 시원히 알고 싶은 사람은 절대로 발 동동 구르며 답답해하지 말고, 쇠뿔도 단김에 빼라고, 내친김에 좋은 체질 한의원을 당장 찾아보기 바란다.

금양·금음체질(태양인)

금체질(금양, 금음)은 보통 체격 또는 마른 사람이 많다. 하지만 살이 찌거나 비만인 사람도 없는 것은 아니다. 특히 금양체질은 육식이나 분식을 즐기는 경우 비만 또는 과체중이 되는 경우가 금음체질에 비해 많다.

금체질의 구체적인 예를 든다면, 마른 체형인 경우로는 장거리를 잘 뛰는 마라토너들을 연상해 보면 좋을 듯하다. 우선, 1960년 로마올림픽과 1964년 도쿄올림픽을 연거푸 세계신기록으로 우승을 차지하며 '맨발의 마라토너'로 이름을 날린 이디오피아의 영웅 아베베 비킬라 선수가 금체질일 것으로 생각된다. 군살 하나 없는 삐쩍 마른 체구로 42.195km를 달리는 그를 상상해보라. 우리나라 선수로는 국민 마라토너 '봉달이' 이봉주 선수나, 또는 1992년 제25회 바르셀로나 올림픽의 금메달리스트 황영조 선수가 이 체질에 해당될 것으로 생각된다(마라토너는 금양체질보다는 금음체질이 더 많다. 반면 금체질과 정반대인 목체질은 장거리 전문 마라토너가 거의 없다고 볼 수 있다).

또, 풍물패에서 신나게 태평소를 불다가 '찔레꽃'으로 나이 40이 넘어 늦깎이 가수로 데뷔하여, 하드 락커를 능가하는 고성의 샤우팅으로 듣는 이의 가슴을 완전히 후련케 하는 가수 장사익이 금체질 유력 후보(금양체질 예상)로 떠오른다. 그리고 8체질의학을 만나 건강을 되찾고, 전성기를 능가하는 최상의 목소리를 회복하였다며 이른바 '8체질전도사'를 자처하고 나선 가수 최백호나, '거침없이 하이킥'에서 화끈한 연기의 대명사로 자신의 연기 브랜드를 확립한 뮤지컬 배우 박해미, 최근 급작스럽게 사망하여 전 세계 음악인들과 팬들을 깊은 충격에 빠뜨린, 불세출의 댄서이자 작곡가, 보컬리스트, 프로듀서인 팝의 황제 마이클 잭슨 역시 금체질일 것이다. 나이 80을 훌쩍 넘어섰음에도 해마다 전작을 능가하는 작품들을 만들어내어 팬들을 끊임없이 열광케 하는, 명배우이자 감독인 거장 클린트 이스트우드와, 천부적인 연설가로 미국 최초의 흑인 대통령이 된 버락 오바마, 그리고 2011년 췌장암으로 사망한, 애플사의 CEO 스티브 잡스 등도 금체질(주로 금양체질)일 것으로 추측된다.

체격이 좋은 금체질로는, 2008년 제29회 베이징올림픽의 수영 자유형 금메달리스트이자, 2010년 제16회 광저우 아시안게임 수영 3관왕, 한국수영의 간판 '마린보이' 박태환 선수(금양 예상)나, 베트남전 징집 거부로 타이틀을 박탈당하고 3년 옥살이를 한 후, 와신상담 컴백하여 당시 전설적인 최강 펀치의 소유자였던 40연승의 무적 챔피언 조지 포먼(주먹 위력이 무려 3톤이라고 회자된 복서)을 8회에 극적으로 KO 시키고 헤비급 세계챔피언을 탈환한, 양심수이자 흑인인권운동가, '나비처럼 날아 벌처럼 쏜', 역사상 가장 위대한 복서로 추앙받는 무하마드 알리(금음 예상), 그리고 스페인이 낳은 세계적인 성악가이자 지휘자인 플라시도 도밍고(금양 예상) 등을 들 수 있겠다.

대개 가수나 성악가, 연설가, 마라토너, 수영선수 등 폐기능이 중요한 직업군에서 발군의 역량을 발휘하는 사람이 많음을 알 수 있다(금체질이 폐를 가장 강하게 타고나는 체질임을 상기하라. 그렇다고 모든 금체질이 다 폐가 건강한 것은 아니다. 달리기에 유독 약해 달리기라면 당장 절레절레 고개를 젓거나, 목이 항상 잠기고 숨이 잘 차며, 감기가 한번 들면 오래 기침을 지속하는 금체질도 있다). 또한, 창의력이 중요한 예술가나 발명가 등의 직업군에서도 역시 장기를 펼치고 있는 사람들이 적지 않음을 발견한다(물론 창의력과는 그다지 친하지 않은 보통사람도 많다).

토양·토음체질(소양인)

토체질(토양, 토음) 중 토양체질은 대개 키가 그다지 크지 않으면서 통통한 체형이 많다. 물론 마른 사람도 있지만 그 수는 그리 많지 않다. 젊었을 적에는 삐쩍 말랐지만 나이가 들면서 유난히 살이 많이 찌는 사람이 흔하다. 어려서부터 통통하고 그것이 죽 유지되어 전 생애에 걸쳐 단 한 번도 날씬해 본 적이 없는 '태생적인' 비만 체형인 사람도 많다.

반면, 토음체질은 보통 체격, 마른 체격, 비만 체격 등이 골고루 분포하는 편이다(비만인 토음체질은 흡사 살찐 토양체질을 방불케 하며, 마른 토음체질은 날씬한 금체질처럼 보인다).

여기 토체질의 실례는 토양체질에 국한해서 들어보자(토음체질은 전형적인 유형이 별로 없이 다양한 유형을 보이며, 그 수도 그리 많지 않으므로 예를 드는 것은 생략하기로 한다). 여자 골프선수로서 '슈퍼땅콩'이란 별명을 가진 김미현 선수가 우선 토양체질로 생각된다. 그리고 천상의 목소리로 역사상 최고의 테너라는 평가를 받았던 '하이 체(high C, 사람이 소리내기에 가장 난해한 고음으로 꼽히는 높은 '도' 음을 말함)의 제왕' 루치아노 파바로티나, 우리나라 시사 코메디의 대부였던 개그맨 고 김형곤, 한때 영자의 전성시대를 구가했던 개그우먼 이영자, 또 다른 개그우먼 김신영 등도 토양체질로 예상된다.

토양체질은 대개 키가 작고 얼굴이 둥글고 통통하며, 강하거나 날카로운 면이 잘 보이지 않는, 전형적인 선량한 외모나 복스러운 풍모를 보임을 알 수 있다(키가 큰 경우에도 역시 체형은 통통한 경우가 더 많다). 개인적으로는 프랑스의 인상파 화가 르노와르(Auguste Renoir)가 그린 여성 누드화들 중에 흔히 등장하는, 뽀얀 피부의 사랑스럽고 풍만한 여성들이 토양체질의 전형적인 이미지에 잘 부합한다고 생각한다(그러나 거듭 말하지만 날씬하거나 마른 사람, 또는 보통체격인 토양체질도 종종 있다는 사실을 절대 잊지 말 것). 얼굴이 잘 붉어지거나, 혹은 술에 취한 사람처럼 상시적으로 붉은, '안면홍조증'인 사람도 이 체질에 많다(금양체질에도 종종 있다). 반면, 피부색이 어두운 사람은 그다지 많지 않다.

목양·목음체질(태음인)

목체질(목양, 목음)도 대개 살찐 사람이 많다. 그러나 토양체질처럼 극심한 비만은 그리 많지 않다. 대개 근육질이면서 배가 좀 나오고 몸통이 큰 사람이 흔하다(이런 체형은 사실 요즘 중년에 이른 사람들에게 흔히 나타나므로, 꼭 목체질만이 아닌, 토체질, 금체질에도 자주 발견된다. 따라서 다른 특징들을 동시에 고려한, 보다 면밀한 감별진단이 요구된다). 이렇게 배 나오고 체격이 발달한 경향은 목음체질보다 목양체질에 더 많이 나타난다. 그러나 보통 체격도 드물지 않으며, 간혹 마른 체격도 있다(마른 사람의 경우는 목양체질보다는 상대적으로 목음체질에 더 많은 편이다).

 목체질은 코리안 특급 박찬호나, 아시아 홈런왕 이승엽, 한국 골프신드롬의 주역인, 맨발의 골프 여제 박세리, 그린의 뚝심, '탱크' 최경주, 80년대 민속씨름을 포효한 천하장사 이만기, 근육질이면서도 키가 크고 몸매가 잘 빠진 '모래판의 신사' 이태현, 보통사람의 허리둘레를 능가하는 엄청난 대퇴근육으로 분데스리가를 평정한 한국 축구의 대명사, 갈색의 폭격기 '차붐' 차범근, 골룸을 놀랍도록 재현하여 전 국민을 소스라치게 놀라게 한 개그우먼 조혜련, 그리고 늘 싱싱한 건강미가 돋보이는 영화배우 김혜수 등을 들 수 있겠다.

 목체질은 근육질이거나 건장한 체격을 소유한 사람들이 많아 프로스포츠 선수들이나 운동 애호가들에게 특히 많은 체질이라 할 수 있다. 하지만 잘 먹기만 하고 운동을 게을리하면 자칫 살이 잘 찌고 배가 나오기 쉬워 탤런트 백일섭과 같은, 흔히 '사장족' 외모가 되기도 쉽다(실제로 자영업자나 사업가로 종사하는 이가 상대적으로 많다). 연기파 탤런트 고두심이나 연예계 대모(大母)로 알려진 강부자 같은 사람도 목체질에 상당히 가까이 다가오는 이미지이다.

수양·수음체질(소음인)

 수체질(수양, 수음)은 8체질 중 마른 사람이 가장 많은 체질이다(호리호리한 체격을 가진 금체질과 종종 혼동된다). 특히 수양체질은 키가 크고 몸매가 날씬하여 패션모델 같은 용모를 보이기도 한다(실제 모델로 활동하는 사람도 많다. 금체질도 이런 체형에 가까운 사람이 많은 편이나, 이들은 어딘지 모르게 상체 쪽의 기가 더 성한 느낌이 들며, 두상이 수체질보다 각지거나 날카로운 느낌을 풍기는 경우가 많다. 예를 들어 가수 정훈희 같은 사람은 수체질보다 금체질에 더 가깝게 다가오는 형이라 할 수 있다). 수체질 중에 간혹 살이 잘 찐다고 불평하는 사람들도 있지만, 일반적 평균에 비추어 보면 결코 비만이랄 수 없는 사람들이 대부분이다. 자기의 주관적 느낌에 약간의 체중증가가 적지 않은 불편감을 주는 것일 뿐이다. 수음체질보다는 수양체질에 살 찐 사람의 빈도가 약간 더 높다고 할 수 있다.

수체질의 예로서는, 더 이상의 말이 필요 없는 한국이 낳은 세계적인 피겨스타 김연아, 1976년 몬트리올올림픽에서 무려 7차례나 10점 만점 연기를 펼쳐 무결점 연기의 원조가 된, 루마니아의 체조 요정 나디아 코마네치, 그리고 훅 불면 하늘하늘 날아가 버릴 것 같은 80년대의 청순가련형 가수의 대표주자 강수지 등이 예상된다. 모델 변정수나, 한국 드라마의 간판스타 탤런트 고 최진실, 그리고 한류스타 송혜교도 수체질로 추측된다.

수체질은 체질의학적으로 몸의 무게중심이 8체질 중 가장 아래에 위치하여 균형감각이 타 체질에 비해 비상하게 발달한 사람이 많다. 그런 까닭에 체조나 발레, 댄스, 스케이팅 등 균형 운동에 특히 빼어난 사람이 많고, 그 밖의 스포츠 종목에도 역시 재간이 좋은 사람들이 많은 편이다. 대부분의 운동이 격렬한 동적 상태에서 이뤄져 안정된 균형감이 기본적으로 전제돼야 좋은 경기를 펼칠 수 있기 때문이다. 우수한 체격 조건이 아닌데도 훌륭한 플레이를 펼치는 재치 있는 선수들 중에 수체질(주로 수양체질)인 사람들이 꽤 많을 것이다.

일반적으로 밥 먹을 때 젓가락으로 깨작깨작 하면서 말 그대로 '눈곱만큼'밖에 먹지 않아 주변인들에게 '과연 저렇게 먹어도 살 수나 있을까?' 하는 미스테리한 의문을 자꾸 일으키는 사람들이나, 혹은 천하장사 강호동 같은 대식가도 무색하게 엄청 잘 먹는데도 절대로 살이 찌지 않아 항상 물 찬 제비처럼 미끈한 에스라인을 유지하여, 조금만 먹어도 살이 푹푹 찌는 가련한 우리 비만 형제자매들에게 "쟤네들 다 지옥에나 가 버렸으면 좋겠다"는 무고한 악감정을 불러일으키는 그런 '날씬이'들 중에도 이 체질에 해당되는 사람이 상당히 많을 것이다(이런 유형은 금체질에도 많다. 토체질이나 목체질도 젊었을 때는 날씬한 경우가 종종 있지만, 이들이 나이가 들면서는 일반적으로 하루가 무섭게 살이 찌는 타입으로 돌변해—물만 먹어도 살이 찐대나 어쩐대나—일평생 다이어트와 그 후폭풍으로 일어난 요요 사이를, 누범자들이 틈만 나면 감방제 집 드나들 듯이 들락날락, 오락가락하는 처연한 신세로 전락한다).

요즘 대부분의 여성들이 열망하는, 얼굴이 '조막'만 하고 전체적으로 마르다 싶은 느낌이 약간 밴, 그런 텔레비전 브라운관용 연예인—피사체가 실제 폭보다 좌우로 좀 더 넓어 보이는 바람에 다소 빈약해 보이는 체격이 오히려 정상적 날씬함으로 보이는 최고의 특혜를 누리고 있다—같은 이들이 바로 이 수체질(특히 수양체질)에 속하는 경우가 많다고 보면 대차 없을 것이다.

요약

대체적으로 금체질과 수체질의 경우는 마르거나 날씬한 사람들의 체형이 서로 비슷한 경우가 많고, 토체질과 목체질의 경우는 살이 찌거나 통통한 사람들의 체형이 서로 비슷한 경우가 많다. 하지만 그에 못지않게 살찐 금체질이나 수체질, 또는 마른 토체질이나 목체질도 종종 있으므로 함부로 예단해서는 안 된다. 특히 살이 찐 금체질(주로 금양체질)은 토양체질이나 목체질(주로 목양체질)과 흡사하고, 마른 토체질은 금양체질을 방불케 하며, 마른 목체질은 금체질과 자주 혼동된다.

끝으로 앞에서 각 체질의 예로 유명인들을 든 것은 전형적인 타입에 국한되는 경우로서 단지 나의 추측이라는 점을 반드시 기억할 필요가 있다(이 중 몇 사람은 실제 내 한의원에서 진단한 경우에 속하지만, 이는 프라이버시에 속하는 문제이므로 그들을 여기에 구체적으로 거명할 수는 없다). 따라서 예외가 항상 있다는 사실을 염두에 두는 것이, 선입견에 치우치지 않는 정확한 체질진단에 이르는 지름길이라는 사실을 명심하기 바란다.

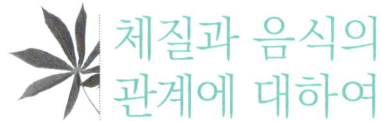

체질과 음식의 관계에 대하여

　체질과 음식과의 관계는 8체질의학에서 가장 중요한 주제 중의 하나이다. 여기서는 체질별 음식('체질식')과 소화에 대해 알아보자. 이 체질식은 일상에서 절대 빼놓을 수 없는 큰 즐거움 중 하나인 식사시간을 보다 개성 있고, 무엇보다 '건강하게' 만들기 위해서 우리 모두가 반드시 숙지하고 있어야 할 참다운 삶의 지혜이다.

금양·금음체질(태양인)

　유익한 음식은 주로 푸른 잎채소, 생선, 해물, 일부 과일 등이다. "먹을 게 정말 없네요!" 금체질인 사람들이 주로 하는 대표적 푸념이다. 모든 체질이 소화기 질환을 가질 수 있지만, 금체질은 특히 소화기 질환을 앓는 사람이 많다. 원인은 대개 육식이나 밀가루음식, 유제품, 매운 음식 등 체질에 맞지 않은 음식을 자주 섭취하기 때문. 이 음식들이 전반적으로 다 맞지 않아 소화 장애를 일으키는 경우도 있지만, 대개는 이들 중 한두 가지에 소화 장애를 일으킨다. 예를 들면 육식은 괜찮은데 밀가루음식에는 속이 불편한 사람이 있는가 하면, 반대로 밀가루음식은 아무렇지도 않은데 육식은 잘 받아들이지 못하는 사람이 있다.

　우리 음식문화의 특징인 매운 음식은 금체질에 상당히 해롭다. 매운 것을 먹고 난 후 속이 거북하거나 설사 등 배탈을 일으키는 사람이 흔하다(토양·토음체질과 수양체질도 매운 음식에 속이 쓰리거나 설사를 하는 사람이 많다). 금체질(특히 금양체질)은 또, 매운 음식 먹고 머리에 땀을 잔뜩 흘리는 사람도 있다. 어떤 사람은 보기만 해도 바로 반응이 온다고 푸념이다. "옆 테이블에서 매운탕 먹는 것만 봐도 땀이 주르르 날 정도라니까요!"

　금양체질과 금음체질은 체질에 맞는 음식이 거의 비슷한데, 일부 서로 다른 것이 몇 가지 있다. 굴과 새우, 꽃게, 고등어 등은 금양체질에는 별 문제를 일으키지 않는데, 금음체질에는 종종 소화 장애 또는 알레르기를 일으킬 수 있다.

　물론 체질에 해로운 음식을 먹고도 아무렇지 않은 금체질도 많다(다른 체질의 경우도 마찬가지). 하지만 이것은 단지 지금 당장 소화에 가시적으로 큰 문제를 일으키지 않는다는 말일 뿐이지, 그 사람에게 그 음식이 맞는다는 말은 결코 아니다. 이런 사람은 대개 병이 잠행성으로 진행되어 병을 오히려 키우는 바람에 나중에 중풍이나 심장병, 또는 악성종양과 같은 큰 병으로 '한방'에 나가떨어질 수 있다. 내 한의원을 찾아오는 암환자들에게서 발견한 공통된 특징이 하나 있다. "암에 걸리기 전까지는 정말 건강했어요. 아무 거나 잘 먹었고요!" 따라서 소화 장애 유무에 관계없이 항상 '체질식(체질에 맞는 음식들을 일컬음)'을 잘 지켜야 후환이 없다는 점을 명심해야 할 것이다.

　금체질은 흔히 과민성대장증세라는 증후가 흔하다(다른 체질에도 종종 있다). 이것은 사실 신경성이라기보다는 체질에 해로운 음식에 대한 과민반응으로 봐야 맞다(신경이 아주 예민해서 오는 사람도 있기는 하다). 즉 체질에 맞지 않는 음식들을 독으로 간주해서 될 수 있는 대로 빨리 체외로 배출하기 위한 자구책으로 발생하는 장의 연동운동 항진이 바로 과민성대장증상의 병리인 것이다. 이런 경향은 금양체질에도 드물지는 않지만, 대개는 금음체질에 더 흔하다. 금음체질은 체질에 맞지 않은 음식을 먹으면 우선 대변이 가늘어지고, 변이 마려운데도 막상 화장실에 가면 변이 잘 나오지 않는 경향이 흔하다. 우여곡절 끝에 젖 먹던 힘까지 동원해 겨우 좀 본다 해도 계속 잔변이 있는 것 같아 뒤가 무척 불쾌하고 묵직한 느낌—후중감(後重感)—이 남는 경우가 많다.

그런데 금음체질이 몸 상태가 아주 좋아지면 상황이 180도 달라진다. 그 싸인이 역시 대변에 잘 나타나는데, 환자들에 따르면 대변이 어마어마하게 굵고, 엄청나게 많이 나온다고 한다. 그래서 어떤 환자는 오히려 이런 걱정을 한다. "이렇게 많이 싸도 괜찮은가요? 먹은 게 하나도 흡수 안 되고 그냥 다 나오는 것 같아요." 또, 어떤 금음체질 환자는 체질식을 한 후 소화가 너무 잘 된다고 좋아한다. "전에는 대변에 소화 안 된 잔해가 자주 보여 보기 안 좋았는데, 이제는 그런 게 전혀 없어졌어요."

이에 반해 금양체질은 금음체질보다는 좀 더 다양한 대변의 양상을 보인다. 맞지 않은 음식을 먹으면 곧바로 설사를 하는 사람도 있는가 하면, 항상 흩어지는 변을 보는 사람도 있고, 또 상습적인 변비로 변 볼 때마다 실랑이를 하는 사람도 있다. 어떤 사람은 상황에 따라 설사나 변비를 교대하기도 한다.

토양·토음체질(소양인)

유익한 음식은 주로 잎채소, 생선, 해물, 돼지고기, 소고기, 두류 등이다. 이 중 돼지고기는 유익한 것임에도 구워 먹었을 때 설사를 일으킨다는 토양체질이 가끔 있었다. 그런 사람은 수육처럼 삶아 먹는 방법이 좋다(토체질은 일반적으로 강한 열을 가하지 않는 요리가 좋다).

토체질에 해로운 첫 번째 음식은 고추, 후추, 겨자, 카레 등과 같은 매운 음식이다. 그런데 어찌 된 영문인지 매운 것을 무척 좋아하고 잘 먹는 사람들이 많다. 이런 것들을 먹고 곧바로 속 쓰림이나 배탈, 설사를 보이는 사람들도 있지만, 별 탈을 보이지 않는 사람도 흔하다. 금체질처럼 매운 음식 먹고 물에 빠진 생쥐처럼 머리에 땀을 줄줄 흘리는 토체질(특히 토양체질)도 종종 발견된다.

김, 미역, 사과, 귤, 오렌지, 토마토, 감자 등도 해롭지만, 이들 역시 즉각적으로 소화 장애나 부작용을 보이는 경우는 그리 많지 않다. 따라서 이런 음식을 먹고 별 문제가 없다고 해서 본인이 토체질이 아니라고 단정할 수는 없다.

건강식품으로 흔히 먹는 인삼이나 홍삼이 이 체질에 특히 해로운데, 그 중 인삼에 대한 부작용이 좀 더 심한 편이다. 대개 열이 나거나 두통 등의 부작용이 흔하다(금체질도 비슷한 부작용을 호소하는 사람이 있다. 물론 부작용을 잘 모르거나 기분이 더 나은 것처럼 느낄 수도 있는데, 이런 것은 사실 위약효과 같은 것이다).

토체질 중 특히 토음체질은 토양체질보다 음식에 대한 부작용이 더 많은 편이다. 대개 돼지고기를 제외한 육식이나 라면, 자장면, 우유 등에 소화 장애나 알레르기를 잘 일으킨다. 소수이기는 하지만 토양체질 중에도 가끔 육식을 매우 싫어하고 주로 채소나 과일, 곡류만을 선호하는 채식주의 계열의 사람이 있다.

토양체질도 금양체질처럼 대변 양상이 상당히 다양한 편이다. 어떤 사람은 한 번 탈이 나면 며칠 줄곧 설사를 하고(이런 사람은 일생에 변비가 있어본 적이 거의 없다고 한다), 어떤 사람은 항상 심한 변비로 고생을 하며(이런 사람은 반대로 평생 설사해본 적이 거의 없다고 한다), 또, 어떤 사람은 특별한 경우를 제외하고는 몸이 좋건 나쁘건 대변만큼은 항상 양호하게 본다고 한다.

목양·목음체질(태음인)

유익한 음식은 육식, 밀가루음식, 유제품, 뿌리채소 등이다. 목체질에 해로운 음식은 잎채소나 바다생선, 해물 등이다. 요즘 TV건강코너나 신문, 잡지 등에서 고혈압, 동맥경화, 심장병, 중풍, 당뇨병, 암 등 생활습관병의 예방 및 치료에 좋다고 입에 침이 마르도록 칭찬하는 그 '위대한' 음식들이 이 목체질에는 대개 좋지 않다(이런 음식은 앞에서 말한 금체질에 가장 좋고, 다음으로 토체질에 좋다). 아무 일 없이 건강하게 잘 살던 목체질이 실제로 이런 권고를 듣고 고기나 분식 등을 끊고, 잎채소, 생선, 해물로 식단을 바꾸는 경우도 있다. 그 바람에 소화가 잘 안 되고, 몸이 아주 피곤하게 되며, 콜레스테롤 수치가 치솟는 등 건강이 크게 나빠지기도 한다. "나도 이제 적은 나이가 아니니 몸 관리를 더 잘 해서 여생을 더욱 건강하게 살아야지!" 이렇게 결심해서 채식, 생선, 해물 위주로 식생활을 바꾼 것인데 오히려 멀쩡하던 몸만 더 망친 꼴이 된 것이다.

가관인 것은 그렇게 몸이 나빠진 이유가 새로운 식생활 패턴으로 인한 것임에도, 몸을 망가뜨린 그 방식을 더욱 강하게 고수한다는 것이다. "야, 이거 큰일 났다. 앞으로 채소, 생선을 더 자주 먹어야겠구나!" 가끔씩 먹던 고기는 이제 아예 전폐하고, 아침부터 저녁까지 현미밥에다가 채소며, 생선만 줄기차게 먹는다. 그러면 그럴수록 몸은 더욱 나빠지고, 온몸이 누렇게 되어 병색이 완연해지자 허둥지둥 병원에 가 검사하니, 청천벽력 같은 의사의 말이 귓전을 때린다. "간경화네요!" 몇 달 전까지만 해도 그리 건강이 나쁘지 않았던 그는 이제 하루아침에 불치병 환자로 전락한다.

간경화와 같은 간의 질환은 양방에서는 그다지 해줄 것이 없는 질환이다. 확실한 치료제가 없으니 고작해야 영양제 수준의 간보호제 같은 거나 처방해줄 뿐이다. 그러면서 애꿎은 검사만 계속 들이댄다. 똑바른 식이지도도 별로 없고, 그나마도 제각각이다. 어떤 의사는 기름진 것이 간에 좋지 않다며 고기는 입도 대지 못하게 하는가 하면, 어떤 의사는 고단백의 영양공급이 중요하다며 고기를 자주 먹으라고 한다. 체질이라는 개념이 없으니 자신만의 좁은 깜냥으로 정보를 주는 바람에 환자들을 이리저리 헤매게 하는 것이다.

목체질은 채소, 생선 위주의 식생활을 하면 소화가 잘 되지 않게 되고, 몸이 쉬 피로해지고 눈이 불편해지며, 급기야는 앞에서와 같이 간이 크게 나빠질 수 있다. 목양체질 환자 중에는 생선만 먹으면 위가 풍선처럼 빵빵해지는(복부팽만) 사람이 있는가 하면, 배추김치만 먹으면 목이 심히 캑캑거리고 꽉 잠기는 별난 사람도 있다(모든 목체질이 다 그런 것은 아니다. 하지만 겉으로는 별 가시적인 증상이 없어도, 결국 잠행성으로 체내의 중요한 장기들이 크게 상할 수 있으므로 주의해야 하는 것은 마찬가지다).

　목체질은 항상 고기 먹기를 게을리해서는 안 된다. 그리고 밀가루음식도 자주 먹고, 유제품 역시도 종종 섭취하는 것이 좋다. 채소는 배추 같은 잎채소보다는, 무, 당근, 도라지, 연근, 우엉과 같이 주로 뿌리채소가 낫다. 이런 말을 들으면 고기나 분식을 좋아하는 금체질은 목체질을 참 부러워한다. "아! 나도 목체질처럼 저런 것들을 마음대로 먹을 수만 있다면 얼마나 좋을까!" 물론 그렇더라도 적당한 운동은 항상 해야 하고, 필요 이상의 과식은 당연히 금해야 한다. 목체질은 살이 잘 찌는 경우가 많으니까.

　목체질 중에서도 목양체질은 목음체질보다 육식을 더 자주 해야 한다. 목양체질은 말하자면 완벽한 육식동물의 후예인 것이다. 이 체질은 육식을 종종 해주지 않으면 어지럼증을 동반한 빈혈증상을 보일 수도 있다.

수양·수음체질(소음인)

　유익한 음식은 닭고기, 오리고기, 김, 미역, 무, 감자, 도라지, 연근, 우엉, 상추, 버섯, 사과, 오렌지, 귤, 토마토 등이다. 수체질에 해로운 음식은 돼지고기, 생선, 굴, 새우, 게, 조개, 배추, 양배추, 두류, 냉수, 얼음 등, 소위 찬 성질로 알려진 음식들이다. 그래서 체질에 맞는 음식이라도 차게 먹으면 좋지 않다. 그리고 날것보다는 삶은 것이나 구운 것, 볶은 것이 좋다. 어린이들은 열이 많아 웬만하면 찬 음식을 좋아하는데, 어릴 적부터 차가운 음식을 싫어하고 따뜻한 것을 좋아하는 아이는 수체질인 경우가 많다.

수체질은 사상(四象)으로 흔히 소음인에 해당되는 체질로서, 웬만한 사람은 익히 알고 있듯이 비·위를 가장 약하게 타고난 체질이다. 하지만 건강이 아주 나빠지기 전까지는 잘 먹고 배탈도 별로 나지 않는 경우가 흔하다. 해로운 음식도 곧잘 먹고 소화 장애도 별로 없다. 심지어는 식욕이 너무 '땡겨서' 살이 자꾸 찐다고 불평하는 사람까지 있다. 하지만 체질에 위배되는 생활을 계속 하다가는 결국 크게 체하거나 심한 배탈, 설사를 일으킬 수 있다. 그런 후로 위장이 급격히 약화되어 소화 장애를 상시적으로 안고 사는 경우가 많다.

한번은 폭식증(bulimia)을 가진 여대생이 한의원에 왔다. 애인과 헤어지고 난 후 심한 스트레스를 받고 밥맛을 잃어 잘 먹지 않고 지내다가, 어느 땐가부터 반대로 식욕이 끝도 없이 항진되는 증상이 생긴 것이다.

"식욕이 한 번 일어나면 바로 여기 목구멍까지 음식이 꽉 찰 때까지 계속 먹게 돼요. 숨도 제대로 쉴 수 없을 정도가 되죠. 그렇게 먹은 다음엔 살이 찔 것이라는 두려움과 과식을 했다는 죄책감, 그리고 패배의식 등이 밀려와 견딜 수가 없게 되요. 결국 화장실 변기로 달려가서 먹었던 것을 다 토해내야 해요. 그러면 좀 완화되죠. 하지만 좀 지나면 다시 같은 일이 반복돼요. 악순환이 계속 되는 거죠. 이러다가 정말 미쳐버릴 것만 같아요."

그 당시 나는 그렇게 심한 폭식증이 있다면 체질적으로 수체질일 가능성은 결코 없을 것이라고 생각했다. 식욕이 그처럼 엄청나게 왕성하다면 태생적으로 비·위를 가장 약하게 타고나는 수체질은 전혀 해당 사항이 없을 것이라고 확신했던 것이다. 그런데 웬걸? 체질을 진단하니 꿈에도 생각 못한 바로 수양체질이었다. 이럴 수가!

나는 이를 어떻게 해석해야 할지 갈피를 잡을 수가 없었다. 체질에 대한 잘못된 선입견이 암암리에 내 몸속 곳곳에 똬리를 틀고 있음을 깨달았다. 나부터 체질에 대한 편견을 철저히 일소해야 함을 뼈저리게 느꼈다.

어떤 체질이건 넘치는 경우가 있는가 하면, 부족한 경우도 있다. 수양체질이라고 해서 만날 눈곱만큼만 먹는 것은 아니다. 경우에 따라서는 상당히 많이 먹을 수도 있고, 그리고 아주 특별한 경우에는 상상을 초월하게 많이 먹을 수도 있다.

사실 스트레스를 받거나, 여자의 경우 생리를 할 때 과식 혹은 폭식을 하는 경우는 흔히 있다. 하지만 그것이 아무리 심하다 해도 인체가 용인할 수 없는 한도를 무턱대고 넘지는 않는다. 어느 정도까지 도달하면 결국 자제할 수밖에 없는 것이 생명의 법칙인 것이다. 그런데 폭식증은 그런 상식을 깬다. 한계점을 완전히 넘어 거의 숨이 막혀 죽을 수도 있는 지경에까지 다다르도록 무한정 계속 먹는 것이다. 그러고는 몸이 둔하게 느껴지니까, 삐쩍 말라 앙상한 상태인데도 살이 많이 쪘다고 간주하고 먹었던 것을 강제로 토해낸다. 이것은 사실 위중한 정신병의 일종이다. 그 여학생은 내원 당시 식욕억제제와 항불안제, 수면제 등의 정신과약을 동시에 복용하고 있었다. 다행히 그녀는 내게 체질약과 체질침 치료를 한 달여 받고 놀랍게 좋아졌다. 며칠 전 한의원에 왔을 때 "이젠 양약은 먹지 않고 체질식과 운동으로 식욕을 조절하고 있다"고 했다.

이렇게 매우 특별한 수체질도 있지만, 대개 수체질은 타 체질들에 비해 많이 먹지는 못한다. 정말 놀랍도록 적게 먹는 사람도 흔하다. 전에 어떤 주부(수양체질)는 평생 밥 한 공기를 넘게 먹어본 적이 없다고 했다. 그녀는 어쩌다 과식을 하게 되면 바로 설사를 해버린다고 했다.

평소 상당히 많이 먹는다는 수체질의 경우도 매끼 그러는 것은 아닌 경우가 많다. 이들은 자주, 식사를 건너뛰다가 한 번에 몰아서 잔뜩 먹는 이른바 '소나기밥'을 먹기도 한다. 반면, 어떤 수체질은 조금씩 자주 먹기도 한다. 위가 약해 한 번에 많이 먹지를 못하니까 조금만 먹고, 그러다보니 배가 쉬 고파져서 또 먹고 그러는 것이다. 그래서 하루 종일 뭔가를 먹어야 하는, 주전부리가 상당히 심한 모양새를 보인다.

또, 수체질은 위를 가장 약하게 타고나기 때문에 위하수증(gastroptosis)이라는 병이 가장 많은 체질 중의 하나이다. 위하수증이란 위가 과식이나 해로운 음식으로 인해 탄력을 잃고 축 늘어져 하복부까지 길게 내려앉은 것을 말한다. 다른 체질에도 있지만, 수체질, 그중에서도 특히 수음체질에 가장 흔하다. 어떤 수음체질 여성은 저녁에 뭘 먹고 자면 아침에 일어나 꼭 구토를 한다고 했다. 먹은 음식이 위속에서 소화되지 못하고 잔류해 있다가, 아침이 되면 상습적으로 게워지는 것이다.

2부

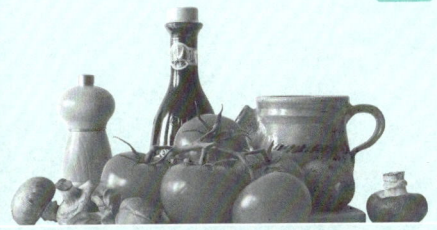

재미있는
8체질
이야기
보따리를
풀다

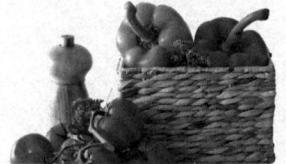

체질과 소화에 대하여

우리가 타지에 갔을 때 겪을 수 있는 건강상의 문제 중에 가장 흔한 것이 바로 소화 장애이다. 아무래도 제 집이 아닌 곳에서의 생활인지라 먹을거리의 안전성이 집보다는 열악할 수밖에 없기 때문이다. 물만 갈아 먹어도 당장 배탈이 나거나, 타지에 갈라치면 꼭 과민성대장증세가 도져 화장실을 수도 없이 들락날락하는 고통을 감내할 수 없어 아예 여행을 포기하는 사람도 있다. 소화의 문제는 이렇듯 특정인에게는 자못 심각한 장애가 아닐 수 없다.

인간이 걸리는 가장 흔한 질병 가운데 하나인 이 소화 장애는 모든 체질에 다 나타난다. 특히 육식이나 기름진 음식을 잘 소화시키지 못하는 경우가 많다.

"저는 소음인이에요. 항상 소화가 안 돼 고생하거든요!"

사람들이 소화와 관련하여 체질에 대해 가장 잘 오해하는 말 중의 하나이다. 소화가 안 되면 위가 약하다고 생각하고, 위가 약하니 소음인이라는 것이다. 소음인은 8체질에서 수양 또는 수음체질, 즉 수체질에 해당되는 체질로, 신대비소(腎大脾小), 즉 신이 세고 비가 약한 장부구조를 가진다(여기서 신은 신장을 말하며, 방광을 포괄한 비뇨생식기를 의미하고, 비는 현대적인 의학술어로 췌장을 말하며, 위를 포괄한 소화계를 전반을 의미한다. 흔히 비·위라고 할 때의 비가 바로 이것이다).

하지만 수체질 중에 소화가 잘 될 때는 소음인의 이미지와 전혀 동떨어지게 행동하는 사람도 있다. 걸신들린 것처럼 왼 종일 먹을거릴 찾아 헤매고, "과식을 자꾸 하는 바람에 살이 자꾸 찐다"고 불평을 털어놓기도 한다. 심지어는 폭식증(bullemia nervosa)에 걸린 사람까지 있다. 이것은 통제불능의 섭식장애로, 자신이 감당하기에 불가능할 정도로 엄청나게 음식을 섭취하고, 곧 과식했다는 죄책감에 고의로 구토하거나, 혹은 이뇨제, 하제를 남용하거나, 아니면 과도한 운동을 일삼는 정신병의 하나이다.

수체질이 이렇게 먹는 것을 밝히고, 심지어 폭식증까지 있으리라고는 상상도 못했을 것이다. 나도 임상에서 이런 사례를 실제 만나기 전까지는 전혀 예상도 못했다. 체질에 관해 떠도는 얘기들 중에 많은 부분이 잘못된 선입견을 양산하고 있다는 생각이 든다. 다른 체질에도 얼마든지 있을 수 있는 증상이나 특징을 그 체질에만 있는 것으로 착각하게 하는 것이다. 그 중에 대표적인 것이 바로 수체질이 항상 소화 장애에 시달린다는 설이다.

수체질은 차가운 음식이나 기름진 음식, 과식이 특히 소화 장애를 일으킬 수 있고, 돼지고기나 생선, 해물, 생선회, 밀가루음식, 배추, 양배추, 수박, 참외, 감 등도 역시 동일한 문제를 일으킬 소지가 있다. 하지만 대개의 수체질은 이런 음식을 별 탈 없이 잘 먹고 또 좋아하는 경우가 많다. 소화기가 나빠지기 전까진 이런 음식에 소화 장애를 일으키는 사람은 일부일 뿐이다.

물론 병든 수체질이나 혹은 애초부터 소화기를 매우 불안하게 타고난 수체질은 흔히 알려진 소음인의 전반적인 특징, 즉 고질적인 소화불량의 문제를 항상 안고 사는 경우가 많다. 이들이 심한 소화불량에 시달릴 때는 뭘 먹어도 다 체하다시피 한다(물만 먹어도 체할 정도다). 먹는 음식의 양도 놀라울 정도로 적으며, 차가운 음식을 매우 싫어하고, 찬 것을 먹었다 하면 배탈이 잘 난다.

금체질도 소화 장애로 항상 골몰하는 체질의 하나이다. 수체질도 그렇지만 금체질의 경우는 특히 고기나 기름진 음식, 우유, 그리고 밀가루음식에 소화 장애를 잘 일으킨다. 그렇다고 모든 금체질이 다 그런 것은 물론 아니다.

"원장님이 금양체질이라고 해서 그런가 보다 생각하지만, 저는 사실 여태껏 뭘 먹고 소화에 문제가 있다고 생각한 적은 한 번도 없었어요."

내 한의원에 와서 금양체질로 진단받은 50대 남자 환자의 말이다. 이 사람은 공교롭게도 다른 한의원에서 목음체질로 진단받아 거의 6개월을 육식과 분식만으로 점철된 식사를 한 사람이었다. 자신의 체질과 완전 반대의 식생활을 해왔는데도 전혀 문제가 없다고 생각했던 것이다.

"대변은 어떠세요?" 내가 물었다.

"아, 그 얘기를 안 했구나! 대변을 하루에 몇 번씩 보고, 대변이 항상 물러서 변기에서 잘 풀어져요." 사실 이런 것도 소화 장애의 일종인데, 사람들은 이런 경우는 소화와 무관하다고 생각하는 경향이 있다. 단지 장이 약하다고만 생각하는 것이다. 이 사람은 고혈압 때문에 내 한의원에 왔었다.

"전에 다른 데서 진단받은 대로 목음체질로 열심히 음식 지키고 운동도 꾸준히 했는데 혈압이 전혀 안 떨어지고 오히려 오르는 거예요. 이상하다 싶어 선생님 책을 읽고 이렇게 찾아오게 됐습니다." 아마 이 사람이 외형상 살이 좀 찌고, 몸에 큰 문제가 없으면서 대변을 자주 본다는 말에 목음체질로 진단한 모양이었다. 하지만 체질을 세밀하게 진단한 결과 그의 체질은 금양이었다.

"금양체질입니다!" 내가 이렇게 진단결과를 말하자 그는 실소를 하며 한동안 어안이 벙벙한 표정을 보였다.

"그렇담 완전히 반대로 식생활을 한 거네요. 어떻게 그렇게 할 수가 있죠?"

사람들은 체질진단 시 짚는 '체질맥'이란 게 각 체질 별로 선명하게 구분이 잘 되어 헷갈릴 게 없는, 정확한 진단술로 생각하는 경향이 있다. 하지만 실상은 그렇지 않다. 맥을 짚는 손가락 운용의 미묘한 차이로 그 맥의 느낌이 아주 다르게 짚이는 경우가 많은 것이다. 체질맥으로 정확하게 체질을 진단할 수 있는 경지에 도달하려면 어림잡아도 10년, 20년은 쉴 새 없이 갈고 닦아야 한다. 실로 지난한 수련을 요하는 진단법이 체질맥진인 것이다. 내 경우는 체질맥의 이러한 난점을 보완하는 나름의 체질진단법을 고안하여 진단의 정확도를 높이고 있다.

나는 이러한 문제점을 잘 설명하여 그를 납득시켰다. 이어 금양 체질식을 철저히 지키도록 조언하고 고혈압에 관한 체질침과 체질약으로 치료를 시작했다. 대략 2주 정도 치료를 하자 그의 혈압은 조금씩 떨어지기 시작했고, 1달쯤 되자 혈압이 충분히 낮아져 거의 정상의 수준으로 돌아왔다. 몇 달이 지난 지금은 120/80대의 완전 표준적 혈압에 다다라, 요즘 그는 싱글벙글 만면에 웃음꽃이 폈다.

한번은 그가 한의원에 와서 이렇게 말했다.

"체질식을 하고 나서 이상한 게 있어요. 전엔 고기나 밀가루음식, 아무리 많이 먹어도 문제없었는데, 요즘엔 조금만 먹어도 금방 탈이 나요. 왜 그러죠?"

이 사람이 한 말은, 체질식을 하고 나서 몸이 원래의 체질을 회복하여 정상화된 사람의 전형적인 표현이다. 사실은 체질에 맞지 않은 음식을 먹으면 그렇게 거부반응이 확실하게 나야 했던 것이다. 이는 몸에 해로운 독을 결코 받아들이지 않겠다는 몸의 자연스런 방어기제의 발현인 것이다. 따라서 이는 이상반응이 아니라 아주 좋은 정상반응이다.

"그건 몸이 아주 순수한 상태로 바뀌었다는 것을 말해요. 명경지수처럼 맑아졌다는 거죠. 전엔 말하자면 몸이 심하게 오염된 더러운 물 같았죠. 그런 상태에다 오염물질 더해봐야 아무 표가 안 났던 거예요. 하지만 지금은 아주 깨끗한 1급수가 된 거죠. 조금만 더러운 물질이 더해져도 금방 표가 나요."

이런 것만 봐도 우리가 체질을 모르는 상태에서 평소 해로운 음식들을 얼마나 많이 먹고 사는지 바로 알 수가 있다.

"아, 그렇군요! 그럼 해로운 음식 먹고 탈이 나는 건 오히려 좋은 거네요."

"그렇습니다. 선생님께서 제가 말씀 드린 대로 열심히 체질식을 지키고 치료를 잘 받은 결괍니다."

"이 사람 정말 지독해요! 원장님이 해롭다고 하신 음식은 눈곱만큼도 입에 안 댄다니까요! 너무 그래도 좋지 않죠, 원장님?" 그와 항상 같이 내원해 내게 두통 치료를 받고 있는 그의 아내가 그간 고충을 하소연하듯 웃으며 내게 말했다. 내게 지원사격을 바라는 것이다. 물론 나는 그 바람을 매몰차게 저버릴 수 없었다.

"힘드시더라도 치료가 잘 되려면 우선은 체질식을 엄격히 지키는 게 필요합니다. 몸이 나아지면 다른 것을 간혹 먹는 거야 괜찮겠지만요."

그는 몸이 크게 좋아졌지만 여전히 체질식은 철저히 지킨다고 한다. 그에겐 건강보다 우선하는 가치는 거의 없는 것이다. 부부는 며칠 전에 와서는 아예 사는 집을 내 한의원이 있는 신천역 근처로 옮겼다고 했다. 평생 건강지킴이로 내 한의원을 택한 것이다.

"원장님, 병원 다른 데로 옮기시면 안 됩니다!" (어쩌나! 나는 이제 '거주이전의 자유'도 잃게 됐다.)

토체질도 소화 장애로 고생하는 사람이 많다.

"토체질이라면 비위가 가장 강한 체질인데 어떻게 소화가 잘 안 될 수 있죠?"

이런 질문 참 많이 듣는다. 그때마다 설명하는 나도 참 곤혹스럽다. 이해시키기가 정말 힘들기 때문이다.

"체질에서 강한 장기라고 해서 그것에 꼭 병이 생기지 않는다는 말은 아닙니다. 강한 것이건 약한 것이건 치우쳤다는 점에서는 둘 다 동일한 것입니다. 문제는 너무 지나치지 않게 적절한 범위 내에서 잘 조절되어야 한다는 것이죠. 그게 실패하면 약한 장기건 강한 장기건 다 병이 발생할 수 있습니다. 약한 장기에 병이 발생하면 그건 '저하증'이라고 할 수 있고, 강한 장기에 병이 발생하면 그건 '항진증'이라고 할 수 있습니다. 예를 들어 위가 약하게 타고난 수체질의 위에 병이 생긴다면 그것은 '위기능저하증'이라고 할 수 있고, 위가 강하게 타고난 토체질의 위에 병이 생긴다면 그것은 '위기능항진증'이라고 할 수 있습니다. 양의에서 말하는 갑상선기능저하증이나 갑상선기능항진증과 같은 겁니다. 갑상선기능저하증은 갑상선 기능이 너무 약해진 것이고, 갑상선기능항진증은 갑상선 기능이 너무 지나치게 강화된 거잖아요. 강한 거든 약한 거든 너무 지나치면 이렇게 다 병이 될 수 있어요."

 토체질은 기본적으로 비·위를 강하게 타고나기 때문에 소화에 강한 면을 타고나지만, 식습관이 잘못 되거나 지나친 스트레스에 장기간 노출된 경우 역시 소화기가 많이 나빠질 수 있다. 심한 경우 조금만 과식하거나 신경을 써도 바로 체하고, 거의 아무 것도 맘 놓고 먹을 수가 없는 지경에까지 이르기도 한다. 이럴 경우 워낙 소화가 잘 안 되기 때문에 자신이 토체질일 거라는 생각은 꿈에도 못하고, 오히려 반대 체질인 수체질(소음인)이라고 생각하기 십상이다. 토체질의 이러한 위장질환은 사실은 위가 약해서 생기는 것이 아니라, 위가 너무 강해서 생기는, 위기능항진증인 것이다.

 이처럼 토체질은 비·위를 강하게 타고나기 때문에 한국음식의 특징인 매운 음식이 매우 해롭다. 고추, 후추, 겨자, 카레 등이 죄다 해로운데, 그중에서도 특히 고추가 해롭다. 그리고 우리 어린이들이 좋아하는 닭고기나 감자, 김, 미역, 사과, 오렌지, 귤, 토마토, 인삼, 홍삼 등도 역시 위열을 가중시키기 때문에 해롭다. 토체질이 이런 것들을 평소 자주 섭취하면 결국 소화에 문제가 발생할 수 있다. 지금 당장 소화에 아무 문제가 없더라도 장기적으로 가면 역시 다른 내외과적 문제를 일으킬 소지가 많으므로, 토체질이라면 이런 해로운 음식은 가능한 한 피하는 것이 좋다.

목체질은 현재와 같은 식생활 패턴, 즉 육식, 분식, 유제품 위주의 식생활이 주류인 조건에서는 가장 유리한 체질이다. 이들 음식이 대부분이 체질에 맞기 때문이다. 이런 식생활은 서구적 음식문화가 유입되면서 우리에게도 지배적인 것이 되었다. 이는 서양인의 많은 수가 목체질에 해당될 수 있다는 유력한 방증이 되기도 한다. 그러나 우리나라는 다르다. 삼면이 바다인 지리적 여건 상 농경과 어로를 기반으로 한 음식문화가 주된 자리를 차지할 수밖에 없는 상황이다. 당연히 곡식이나 채소, 생선, 해물이 식단의 주류가 될 수밖에 없지 않겠는가! 이러한 식문화는 목체질과는 잘 맞지 않는 것이다. 따라서 목체질은 우리나라 사람들에서 다수를 차지하는 체질은 아니다.

우리나라에 있는 목체질은 대개 북방민족 계열의 조상으로부터 유래한 것이라고 생각된다. 말하자면 몽고족이나 여진족과 유사한 계열의 유목민족이 유입된 것이란 말이다. 이들은 주로 고기, 우유, 치즈 등을 주식으로 하므로 목체질의 전형적 식생활을 영위한다고 할 수 있다(이동 중에 신속하게 먹기 위해 개발한 고기요리인 샤브샤브나, 가죽 자루에 우유를 넣어 말에 매달고 다니면서 자연 발효시킨 치즈가 기억난다). 우리에게 널리 알려진 징기스칸의 몽고족이 전 세계를 정복했던 기동력과 파워가 이런 목체질적 식습관에서 유래했을 것이다. 육식은 단위 무게 당 가장 고칼로리의 식품이 아니던가. 100킬로그램이 넘는 거한을 육중한 기중기처럼 뽑아 올려 모래판에 냅다 메다꽂는 천하장사 이만기나,

웬만한 사람 허리둘레를 능가하는 허벅지의 소유자로 시속 150킬로미터를 넘나드는 구속을 자랑하는 코리안특급 박찬호와 같은, 기골이 장대한 목체질 계열의 사람이 몽고족에는 즐비했을 것이다. 이런 거한들이 거센 말을 타고 다니면서 무시무시한 망나니 칼을 휘저으며 질풍노도처럼 다가올 때 그 공포감이 얼마나 컸을까? 옐로우 테러! 콧대 높은 유럽인들도 속수무책으로 벌벌 떨지 않을 수 없었던 것이다.

물론 이런 목체질이라고 해서 소화 장애가 없는 것은 아니다(소화는 체질의 문제가 아니라 개개인의 평소 섭생과 관련된 개인적인 문제이다). 배추나 상추, 양배추 등 잎채소나 생선, 해물을 자주 즐기는 식습관을 가진 목체질에게 특히 많다. 이것은 요즘 영양학자나 의료계에서 건강 상담 시 거의 예외 없이 추천하는 식생활 패턴이므로 체질을 모르는 사람들에게는 잘 이해가 가지 않을 수도 있다. 하지만 우습게도 목체질은 오히려 이런 소프트한 음식을 먹고 소화 장애나 기타 부작용을 일으킬 수 있다.

인간의 질병은 항상 그 당시의 시대상을 반영한다. 요즘 매스컴에서 이구동성으로 채식과 생선, 해물을 추천하는 것은 평소 사람들이 이런 음식들을 잘 섭취하지 않기 때문이다. 주로 육식이나 분식, 유제품을 더 많이 섭취한다는 말이다. 일반적으로 사람들에게 소화불량이나 기타 내외과적인 중대 문제가 자꾸 발생하면 보건의료계의 학자나 의사들은 그 원인으로 음식을 맨 먼저 떠올리기 십상이다. 그럴 경우 당연히 당시 사람들이 가장 많이 섭취하는 음식들이 용의선상에 오른다. 마침내 이 음식들에 대한 실험실이나 임상에서의 연구가 크게 증가하고, 그로 인한 질병이나 부작용 사례가 봇물 터지듯 보고된다. 그래서 이들 음식을 속죄양으로 삼기 위한 광란의 의식이 시작된다. 그 중에서도 가장 중한 혐의를 뒤집어 쓴 것이 바로 육식. 마침내 마녀사냥이 시작됐다.

"우리를 죽음의 구렁텅이로 내모는 육식은 물러가라! 물러가라! 물러가라!"

육식은 동맥경화, 고혈압, 심장병, 중풍, 비만, 당뇨, 암 등 거의 모든 만성병의 원흉이 되었다. 가엾은 육식의 대표인 소와 돼지는 두꺼운 오랏줄에 묶여 열린 광장에서 뭇사람들에게 돌팔매를 맞고, 십자가에 못 박힌 채 형장으로 끌려가 긴 창에 찔려 장렬한 죽음을 맞이한다.

육식이 크게 문제가 되는 체질은 금체질에 국한된다. 다른 체질에겐 일부 육식만 문제를 일으킬 뿐 전적으로 해로운 것은 아니다. 토체질은 닭고기가 특히 문제고, 수체질은 돼지고기가 특히 문제다. 이렇게 일부 체질에게만 일어날 수 있는 지엽의 문제인데, 엉뚱하게도 모든 사람들에게 육식을 하지마라고 핏대를 올리고 있는 것이다. 이런 광풍 속에서도 당연히 희비는 엇갈린다. 육식 마녀사냥 속에 금체질은 운 좋게 가장 수혜를 보고 있는 것이다. 육식이 가장 좋은 체질인 목체질은 멋모르고 있다 돌을 맞고 졸지에 피를 본다. 질병도 이렇게 한갓 패션(fashion)인 것이다.

요점

인간에게 소화 장애를 일으키는 대표적 음식을 들라면 육식과 기름진 음식, 분식을 들 수 있다. 그중 육식이나 기름진 음식에 대한 부작용은 금양·금음체질에 가장 많고, 다음으로 수양, 토음, 토양체질 순이다. 목양·목음체질은 육류나 기름진 음식이 잘 맞으므로 이에 소화 장애를 일으키는 경우는 별로 없다. 하지만 이런 음식들이 맞는 체질이라도 소화를 잘 시키지 못하는 사람이 있을 수 있고, 맞지 않은 체질이라도 소화에 문제가 없는 사람도 있다. 이런 예외적 상황을 항상 염두에 둬야 에러를 범하지 않고 정확한 체질진단을 할 수 있는 것이다(체질진단이 어려운 것은 이렇게 예외 상황이 많기 때문이다. 음식뿐만 아니라 체형, 생리적·병리적 특징 등 모든 것이 그렇다).

밀가루음식에 대한 소화 장애 역시 매우 많다. 금양·금음체질에 가장 많고, 다음으로는 수양·수음체질에 많다. 토양·토음체질은 대체로 밀가루음식에 탈이 없으나, 간혹 탈을 일으키는 사람도 있다. 목양·목음체질은 밀가루음식이 가장 잘 맞는 체질이다. 빵이건 면이건, 대부분 소화에 문제가 없고, 또 대개는 이런 음식을 무척이나 좋아한다(드물게 싫어하거나 소화가 잘 안 된다는 사람도 있다).

참고로 각 체질의 소화 장애에 응급으로 쓸 수 있는 약재들을 몇 가지 소개한다. 놀러 갈 적에 가지고 가면 당장 급한 불은 끌 수 있을 것이다. 금체질에는 매실이 좋고, 토체질에는 산초나 맥아(엿기름)가 좋으며, 목체질에는 나복자(무씨)나 산사가, 그리고 수체질에는 매실이나 산사가 좋다.

소화와 관련해서 확실한 건 모든 체질이 다 소화 장애의 문제를 안고 산다는 것이다. 물론 평소에 체질에 맞는 음식보단 해로운 음식을 상대적으로 많이 섭취했을 때 그럴 확률이 높다. 거듭 말하지만 자기 체질에 해로운 음식을 먹는다고 당장에 부작용을 일으키는 것은 아니다. 어떤 사람은 부작용을 일으키고 어떤 사람은 일으키지 않는다. 하지만 해로운 음식을 자제하지 않고 계속 먹는다면 결국 그 독이 체내에 차곡차

곡 누적되어 소화 장애나 그 밖의 다양한 종류의 중한 내과적 또는 외과적 질환을 일으킬 수 있다. 심장병이나 뇌졸중, 그리고 암과 같은 질환은 다 그런 연유로 발생하는 것이다. 그러니 체질식을 지키지 않을 수 있겠는가!

체질과 파티 Party가 만나면?

지난 2010년 여름휴가 때 한탄강 오토캠핑장에서 캠핑을 했었다. 그냥 텐트를 칠까 하다가 호기심도 있고 해서 난생 처음으로 카라반을 예약했다. 나와 아내, 딸, 이렇게 우리 세 식구는 잔뜩 기대를 안고 캠핑장에 도착했다. 관리본부에서 키를 받아 드디어 배정받은 카라반에 이르렀다. 하지만 기대가 크면 실망도 크다 했던가? 시설이 벌써 낙후한데다 관리도 제대로 되지 않아, 출입구 방충망은 뜯겨져 있었고, 이불은 눅눅했으며, 시트는 지저분했다. 샤워기의 물은 힘이 하나도 없어 포물선을 그리지 못하고 낙숫물처럼 쫄쫄거리는데, 거기다 수시로 차가웠다, 뜨거웠다를 널뛰기하여 샤워를 할 때마다 공포분위기까지 조성했다. 내부도 좁아터져 운신하기도 쉽지 않았지만, 하여튼 전체적으로 너무 지저분했다. 갑자기 하늘이 잔뜩 찌푸렸고, 금방이라도 큰비가 쏟아질 것 같았다.

당시 4살이던 내 딸은 그러나, 천방지축으로 신나했다. 결벽증처럼 깨끗한 시설을 좋아하는 아내는 그곳이 맘에 안 들어 있는 동안 내내 입이 백조처럼 쭉 나왔다. 속 모르는 딸은 뻗쳐오르는 기를 주체하지 못해 카라반 안에서 100m 달리기를 하고, 텀블링을 하고, 발레를 하면서 물 만난 고기처럼 광분한다. 나는 아내를 힐끗 쳐다보며 말했다. "우리 딸이 오토캠핑을 정말 좋아하네~!" 그러나 아내의 반응은 냉담했다. 나는 다음부턴 차라리 텐트를 쳐야겠다고, 속으로 다짐했다.

저녁이 되어, 가져온 돼지 목살을 구워 먹으려고 바깥에 나가니 옆에 온 일행도 고기를 굽고 있었다. 필요한 물품 사러 매점에 가는 길에 보니 그 옆 팀도 고기를 굽고 있었고, 그리고 그, 그 옆 팀도, 그리고 다시 그, 그, 그 옆 팀도 고기를 굽고 있었다. 말하자면 캠핑 온 거의 모든 팀이 죄다 석쇠에 고기 올려놓고 숯불구이를 하고 있거나, 아니면 당장 그럴 태세였다. 고기 안 구워먹는 팀이 하나도 없다고 할 정도로 모두가 숯불구이에 고스란히 탐닉해 있었다. 캠핑장 전체가 하나의 거대한 숯불 석쇠라고나 할까?

메뉴? 대부분 우리처럼 목살 아니면 삼겹살, 또는 소고기 등심 같은 것이었다. 물론 고기 옆에는 낯익은 모습들도 보였다. 수북이 놓인 푸른 잎의 상추, 누런 양념된장, 상위에 까놓은 마늘, 굴러다니는 풋고추 등등. 일사불란(一絲不亂)! 한 오라기의 실도 흐트러짐이 없다는 말인데, 획일화된 우리 캠핑문화의 단면을 적나라하게 보여주는 전형적인 풍속도였다.

체질마다 이로운 음식과 해로운 음식이 있다는 것은 상식이다. 따라서 체질에 따라 파티를 장식하는 음식 또한 달라져야 한다. 그런데도 천편일률처럼 그렇게 고기만 상위에 등장하는 것은 과연 무엇을 말하는가? 고기가 맞는 체질만 캠핑 다닌단 말인가? 설마!

지금 우리나라 도처에서 펼쳐지는 파티 콘텐츠는 체질의학적으로 말하면 목체질과 토체질만을 위한 것이다. 나머지 금체질과 수체질들은 목체질과 토체질에 바치는 희생의 제물이다. 순국선열에 묵념이라도 해야 할 것 같다. "이 한 몸 바쳐 목체질과 토체질이 행복할 수만 있다면 내 기꺼이 산화하리다!" 파티가 무슨 독립운동이라도 되는가?

"회식만 있으면 정말 죽겠어요! 맨날 삼겹살집에서만 하거든요. 먹자니 탈이 나고, 그렇다고 그냥 멍때리고 있자니 정말 미칠 지경이에요!"

이런 사람들의 고충을 동료들은 알까? 그 직장 상사는 짐작이나 할까? 완전 공감하지는 못할지라도 분명 모르는 것은 아닐 것이다. 그럼에도 그런 고통 받는 소수자들을 위한 배려가 우리 사회엔 별로 없다. 오히려 핀잔이나 주거나 아니면 가차 없이 왕따시킨다.

"쟤는 왜 저래? 차라리 나오지나 말지. 쟤 때문에 완전 분위기만 조지네!"

아이러니는 이런 말을 하는 사람 중에도 삼겹살이 맞지 않는 체질이 있다는 것이다. 물론 단지 모르고 있을 뿐이다. 나중에 혹시라도 알게 된다면 어떤 기분일까? 두 가지 반응이 예상된다. 하나는, 갑자기 표변하는 것이다. 즉 그날부터 고기는 입도 안 댄다.

"지금이 어느 시댄데 원시인들처럼 고기를 먹어? 채식이 최고야! 할리우드 스타들 봐! 고기 안 먹잖아! 걔네들 풀밖에 안 먹어. 왜들 그러겠어? 고기가 몸에 그렇게 나쁘다는 거 아냐!"

다른 하나는, 그 사실을 극구 부정하는 것이다.

"내가 삼겹살이 안 맞는 체질이라구? 무슨 소리야! 이렇게 입에 착 달라붙는데. 아무리 먹어도 아무 탈 없다구! 이건 내가 좋아하는 게 아냐! 내 몸이 스스로 찾는 거지. 무의식적인 거라구. 거, 이런 말 있잖아! 내

몸이 원하는 것이 내 체질에 맞는 거라구."

다른 한 켠에는 이와는 완전히 다른, 또 하나의 파티문화 때문에 고통받는 사람들이 있다. 앞의 사람들과는 전혀 다른 고민이 그들을 짓누른다.

"정말 죽겠습니다, 원장님. 이것들이 고기 먹자고 하면 완전 똥씹은 표정들이에요. 자기들을 완전 무시했다는 거죠. 내 참 더러워서!"

건설업을 하는 중소기업 사장님의 하소연이다. 영업상 접대는 해야겠는데, 접대 받는 업체 사장이나 실무자들이 고기는 거들떠도 안 본다는 것이다.

"일류 일식집에서 사시미 대(大)짜로 안 쳐 먹으면 대접 받았다고 생각들을 안 해요, 이 XX들이! 어제는 어쩐 줄 아세요? 일식 코스 시켰는데 제가 먹을 건 하나도 없더라고요. 찌께다시로 나오는 무우만 계속 씹었어요. 진짜 죽을 맛이죠. 그러고 있으니까 업체 사장놈이 저한테 뭐라는 줄 아세요? '어이, 방 사장, 거 왜 그래? 같이 못 놀겠네~!'"

사장은 목양체질이다. 고기가 맞는 체질이다. 그런데 요즘 접대의 주된 메뉴는 고기가 아니라 회다. 고깃집에서 접대한다는 것은 거래 안 하겠다는 말과 같다고 한다. 사업 완전 망해먹겠다는 것이다. 결론은 그러니까, 고기는 회식용이고, 회는 접대용이다.

"전 생선회 먹으면 다음날 바로 표가 나요. 몸이 되게 피곤하고, 속이 불편하고, 소변이 계속 마렵고, 그리고 발바닥이 심하게 저려요. 장사 하자니 안 먹을 수도 없고, 먹자니 몸만 망가지고. 진짜 뭐 하자는 건지!"

방 사장은 당뇨가 있다. 그래서 몸 관리를 잘 해야 한다. 그렇지 않으면 큰 문제가 생길 수 있다. 그에겐 친한 사촌형이 있었는데, 그 형도 당뇨가 심했다. 인슐린을 맞아야 할 정도로 말기였다. 사람들과 어울리는 것을 좋아한 형은 혈당관리에 소홀히 하는 바람에 당뇨병성 족부궤양('당뇨발'이라고 함)이 발생했다. 발에 난 상처가 아물지 않고 계속 악화되어 조직이 파괴되는 병이다. 발이 자꾸 썩어 들어가자 결국 사촌형은 다리를 절단해야 했다. 그리고 그나마도 얼마 안 있어 유명을 달리하고 말았다. 그 모든 과정을 방 사장은 옆에서 두 눈으로 똑똑히 지켜봤다. 그러니 두렵지 않겠는가! 몸을 사리지 않을 수 없다.

일반적으로 당뇨에는 고기 같은 기름진 것을 먹지 말고 현미나 녹황색채소, 그리고 생선 같은 것들을 먹으라고 권한다. 그런데 목양체질은 현미나 잎채소, 생선 등을 많이 먹으면 오히려 당뇨가 심해진다. 일반적 권고가 전혀 맞지 않는 것이다. 목양체질은 당뇨가 있어도 항상 고기를 적절히 먹어야 한다. 그래도 당치수가 잎채소나 생선 먹을 때보다 더 올라가지 않는다. 아니, 적절한 운동을 병행하면 오히려 내려간다. 체질이란 게 치료나 건강관리에 이렇게 중요하다. 그러니 마땅히 캠핑 파티의 음식도 체질에 맞춰야 하지 않겠는가! 각 체질 별로 캠핑에 적절한 음식 파티 요령에 대해 알아보자.

금양·금음체질(태양인)

금체질(금양, 금음)은 일반적으로 육식이나 분식, 유제품 등이 맞지 않은 체질이다. 주로 생선이나 해물, 잎채소 등이 좋다. 따라서 캠핑을 간다면 산이나 내륙보다는 바다가 좋다. 낚시를 가도 민물낚시보다는 바다낚시가 낫다. 아이들이 있다면 서해바다 해변 모래사장에 텐트를 치고 갯벌체험을 하며 노는 것도 좋은 아이디어다.

금체질의 음식 메뉴는 당연히 바다에서 나는 것으로 하면 좋다. 뷔페에 가면 항상 일식이 최고 인기를 구가하는 것을 보는데, 특히 생선회 코너는 사람들이 항상 장사진을 치고 서 있어 몇 점 얻어먹으려면 꽤 많은 시간을 기다리는 수고를 치르지 않으면 안 된다. 그런데 가끔 이런 생각이 든다. 거기 횟감으로 올라온 생선들이 과연 좋은 품질이랄 수 있을까? 몇 만 원 내고 무한정 먹을 수 있다는 회라는 게 진실로 좋은 품질이기는 어려울 것 같다. 나는 일식집이나 횟집 앞을 지날 때마다 우중충한 수족관 속을 유령처럼 부유하는 퀭한 눈의 생선들을 보며 씁쓸한 느낌을 받을 때가 많다. 공공연한 비밀이지만 아마 감염을 방지하기 위해 살포한 항생제로 찌든 어항 속에서 간신히 생명만을 부지하며 사형수처럼 사시미 칼날에 버히기만을 기다리고 있을 게다. 뷔페의 일식코너를 장식하는 회가 이보다 낫다고 할 수 있을까?

하지만 바닷가에 직접 간다면 이완 사뭇 다른 얘기가 가능하다. 갓 잡아 올린 생선회를 잘만 하면 저렴하고 푸짐하게 즐길 수 있다. 도시의 횟집에서는 보기 어려운 신선하고 쫄깃하고 고소한 육질을 고스란히 맛볼 수 있다. 게다가 자기 손으로 직접 낚아 올린 것이라면 또 어떨까? 고급 일식집에서 비싼 돈 주고 몇 점 먹어보는 활어 맛이 이보다 더할까? 몇 년 전 여름휴가로 통영에 갔을 때 근처 어촌에서 잡은 생선들로 뜬 회를 먹었는데, 생전 그렇게 맛있는 회는 먹어본 적은 없었던 것 같다. 광어나 돔 같은 고급어종도 아닌, 그냥 근해에서 잡은 '잡어'였을 뿐인데도 쫄깃하고 고소한 맛이 그야말로 최상품이었다. 이런 걸 보면 요리의 생명은 '즉석'에 있는 것 같다. 얼마나 신선한 재료를 썼느냐, 이것이 요리의 질을 결정한다는 말이다.

그래서 즉석 조개구이도 바닷가에서 빼놓을 수 없는 별미다. 근처 수산물시장에서 대합이나 키조개, 모시조개, 피조개 등 굵직한 조개를 듬뿍 사서 석쇠에 얹어 놓고 손수 구워보자. 시간이 좀 지나면 조개들이 입을 삐죽하고 벌리는데(안 벌리는 놈들은 이미 죽었거나 진흙만 머금고 있는 빈 것들이다), 향긋하고 쫄깃한, 싱싱한 맛을 맘껏 향유할 수 있다. 갯벌에서 손수 잡은 조개들이라면 오래도록 잊을 수 없는 추억이 될 것이다. 단, 구이를 할 때는 너무 오래 굽지 말고, 스테이크 고기 구울 때의 미디엄(medium)처럼 굽는 것이 좋다. 그래야 쫄아들지 않은, 향긋한 즙이 풍성한 조개구이를 맛있게 즐길 수 있다(하지만 그렇다고 설익으면 안 된다).

굴이나 홍합도 빼놓을 수 없는 것들인데, 바닷가에 가면 갯바위에 엄청나게 다닥다닥 붙어 있는 것을 볼 수 있다. 간단한 갈고리 같은 도구를 이용하면 일반인도 조금만 숙달해서 쉽게 채취할 수 있다(껍데기가 날카로우니 손이나 발이 베지 않도록 주의). 굴은 잘 씻어 회로 먹거나 껍질째 석쇠에 올려 구워 먹고, 홍합은 시원한 국물이 압권인 탕으로 즐기자. 이런 갯벌의 패류는 바닷물에 의해 적절히 간이 되어 있으므로 별도의 양념도 필요치 않는 경우도 많아 조리가 간편한 장점이 있다.

그런데 육식을 유독 좋아하는 금체질은 어떻게 해야 할까? 바다가 아닌 육지로 캠핑을 갔다면? 또는 분위기가 육식을 하지 않으면 안 되는 상황이라면? 그럴 땐 어쩔 수 없이 고육지책을 써야 한다.

금체질이 육식이 좋지 않은 것은 고기의 단백질도 그렇지만, 특히 포화지방 때문이다. 따라서 고기는 지방이 가장 적은 살코기 부위를 쓰도록 하자. 지방이 적은 부위는 닭고기의 경우 가슴살 부위이고, 소고기는 앞다리나 사태(다리오금 부위), 우둔(엉덩이), 설도(뒷다리 사태와 우둔 사이), 양지(목 밑에서 가슴에 이르는 부위), 안심 부위이며, 돼지고기는 앞다리, 뒷다리, 그리고 안심 부위이다(우리 국민이 가장 좋아하는 삼겹살이나 목살, 항정살, 갈비 등은 지방이 많아 좋지 않다).

이렇게 지방이 적은 부위는 구이보다는 수육이나 조림이 더 적합한 요리법이다. 하지만 캠핑을 갔을 때는 이런 조리법보다는 간편한 구이가 대세다. 꼭 구이를 해야 한다면 앞에 열거한 부위 중 닭고기는 가슴살이 좋고, 쇠고기는 안심이 좋으며, 돼지고기라면 다리부위나 안심이 좋다(붙어 있는 지방은 떼어 내라).

먹을 때는 금체질에 맞는 풍성한 녹황색 야채(배추, 양배추 등)와 과일(특히 육류소화에 좋은 키위나 파인애플, 체리 등)을 꼭 곁들이도록 하자. 이렇게 하면 고기의 독이 약간 상쇄되는 효과를 기할 수 있다. 요즘 고깃집에 가면 버섯도 곧잘 불판에 얹어 주는데 이는 금체질에는 맞지 않다(목체질이나 수체질에 좋다). 고기 먹을 때 향신료로서 잘 먹는 마늘이나 고추도 금체질에는 좋지 않다. 금체질의 향신료로는 양파가 차라리 적당하다. 하지만 이런 식으로 고기를 먹는 것은 잠깐만 허용되는 편법이다. 금체질은 기본적으로 육식이 매우 좋지 않다는 것을 항상 명심해야 한다.

토양·토음체질(소양인)

토체질(토양, 토음)의 경우는 캠핑에서의 식생활이 상당히 편한 축에 속한다. 육식의 양대 산맥인 돼지고기나 소고기도 맞고, 바다에서 나는 생선이나 해물도 대부분 다 맞기 때문이다. 선택의 폭이 넓은 체질이라

할 수 있다(단, 소고기는 토음체질에 별로 맞지 않다).

　돼지고기는 특히 토체질에 좋은 음식이다. 가끔 삼겹살과 같이 기름기 많은 부위를 구워먹고 설사하는 토양체질이 있는데, 아마도 굽는 과정에서 돼지의 지방 성분에 화학변화가 일어나 소화 장애를 일으키는 것으로 생각된다(아니면 축산업에 많이 쓰는 항생제 때문인가?). 원래 토체질은 열을 많이 가하는 요리가 좋지 않은데, 이와 연관이 있을지도 모르겠다. 따라서 고기 요리에 있어서는 금체질처럼 구이보다는 수육이 더 낫다. 평소 돼지고기 구이에 설사를 잘 하는 사람은 특히 그렇다. 그렇지 않은 토체질이라면 물론 구이로 먹어도 괜찮을 것이다.

　소고기는 토양체질에는 괜찮지만 토음체질에는 그다지 좋지 않다. 따라서 토음체질은 육식을 원한다면 돼지고기를 고수하는 편이 낫다. 싱싱하다면 토양체질에게는 소고기 육회도 좋다. 물론 스테이크로 먹는 것이 더 일반적일 테지만 말이다. 수육도 역시 좋다.

　체질을 막론하고 고기 먹을 때는 채소를 같이 곁들이는 것이 바람직한데, 토체질의 경우는 잎채소가 좋다. 단, 사람들이 고기 먹을 때 가장 즐기는 채소의 하나인 상추는 불행히도 토체질에 해롭다. 따라서 상추를 제외한 잎채소, 즉 배추, 양배추, 깻잎 등을 이용하는 것이 좋다. 향신료로 사랑받는 고추 역시 토체질에는 좋지 않다. 마늘이나 양파는 괜찮으므로 이들로 대신하면 된다(단, 토음체질은 마늘이 좋지 않다).

　생선이나 해산물은 토체질에 대부분 좋다. 따라서 꼭 고기만을 고집할 것이 아니라, 생선이나 해물도 자주 메인식단에 넣는 것이 보다 다채롭고 개성 있고 맛있는 캠핑을 즐기는 데 도움이 될 것이다. 준비하는 요령은 앞의 금체질을 참조할 것.

목양·목음체질(태음인)

　목체질(목양, 목음)은 육식이 가장 잘 맞는 체질이다. 특히 돼지고기와 소고기가 좋다. 수육처럼 삶은 고기도 좋지만, 숯불구이처럼 불에 구워 먹는 것은 더욱 좋다. 따라서 캠핑의 대세인 고기 파티에서 가장 빛나는 체질이라 할 수 있다.

　석쇠에 올려놓고 숯불구이를 한다면 돼지고기는 목살이 좋다. 우리나라 사람들이 가장 좋아하는 고기로 알려진 삼겹살은 기름이 많아 숯불구이에는 적당하지 않다. 기름이 자칫 숯에 떨어져 그을음을 동반한 커다란 불꽃을 일으킬 수 있기 때문이다. 고기에 그을음이 생겨 씁쓸한 탄 맛이 배면 고기 맛을 완전히 베린다(그래서 삼겹살은 불판이 더 낫다). 목살도 기름이 많은 부분은 그런 일을 야기할 수 있으므로 동일한 주의를 요한다.

　만약 고기 기름이 떨어져 숯불에서 불이 나면 불꽃이 고기에 도달하기 전에 신속하게 석쇠를 들어 올려라! 그리고 불이 난 부분에 지체 없이 물을 뿌려라! 이 때문에 숯불구이를 할 때는 옆에 항상 물을 비치해 두는 센스가 필요하다. 화재가 나면 곧바로 진화에 나서야 하기 때문이다. 이런 순발력은 돼지고기가 잘 맞는 앞의 토체질에서도 필히 요구된다(물은 너무 많이 뿌리지 말 것. 숯이 너무 젖어 아예 불이 꺼져버리는 엉뚱한 사태가 발생할 수 있다). 금체질이나 수체질은 돼지고기가 맞지 않으므로 사실 해당사항이 없지만, 피치 못하게 돼지고기를 구워먹게 되는 경우가 있으므로 이런 주의는 숙지하고 있는 것이 좋다.

　소고기는 안심, 등심, 갈비 등 구이에 적합한 부분이면 다 좋다. 단, 차돌백이처럼 기름기가 많은 부위는 앞의 경우에서처럼 석쇠보다는 불판에 굽는 것이 더 적합하다.

고기 먹을 때 곁들이는 야채는 목체질의 경우 뿌리채소가 좋다. 무, 당근, 도라지, 더덕, 우엉 등을 준비할 것. 상추는 목체질에 그다지 좋지 않다. 꼭 상추를 먹어야 한다면 푸른 상추보다는 적상추 같은 것을 소량 먹기 바란다. 고깃집에 가면 흔히 버섯을 같이 내주는데, 이 버섯은 목체질에 아주 좋은 식품이다(수체질에도 좋다). 양송이나 새송이, 표고, 싸리, 느타리, 팽이 등 다양한 버섯을 준비해 가 기름진 고기와 함께 먹으면 담백한 맛과 향을 동시에 즐길 수 있다. 향신료는 마늘과 고추가 다 좋다.

목체질에 생선이나 해산물은 대부분 좋지 않다. 특히 사람들이 좋아하는 생선회는 더욱 좋지 않다. 싱싱하지 않은 회의 경우 자칫 식중독을 일으킬 수도 있으므로, 될 수 있는 대로 먹지 않는 것이 상책이다. 바닷가에 가 어쩔 수 없이 회를 먹을 수밖에 없다면 약간만 먹도록 하고, 고추나 마늘 같은 열성의 향신료를 같이 먹어 냉량한 회의 기운을 상쇄하도록 하라(마늘은 냄새가 강하므로 예절을 중시하는 사람이라면 구워서 먹는 것이 좋다. 말할 때마다 찐한 마늘 냄새가 물씬 풍기면 '가까이 하기엔 너무 먼 당신'이 될 것이다).

조개구이는 특히 목체질에 해롭다. 비브리오 패혈증 같은 식중독균에 목체질은 다른 체질보다 훨씬 더 쉽게 감염될 수 있기 때문이다(수체질도 그렇다). 자칫 간독성으로 횡사할 수도 있으므로 가능하면 먹지 말도록 하고, 상황이 여의치 않아 먹게 된다면 설익지 않게 아주 잘 구워서 먹도록 하라.

수양·수음체질(소음인)

수체질(수양, 수음)은 닭고기가 가장 좋다. 그냥 구이나 백숙이 좋지만 폼 나게 바비큐를 해보는 것도 좋은 아이디어다. 시중에 판매하는 바비큐소스는 대개 체질에 맞지 않은 재료들이 고루 섞여 있으므로 오일, 케첩, 설탕, 핫소스, 오렌지주스 등 수체질에 잘 맞는 재료로 레시피를 구성하여 손수 소스를 만들어 보라. 만든 소스를 솔로 고기 표면에 살살 바르면서 석쇠에서 닭고기를 구워내면, 옆에 온 다른 팀들이 그 냄새에 줄줄 흘러내리는 군침을 주체할 수 없어 정신을 차리지 못 할 것이다(이건 사실 고문이다!). 특히 닭고기는 어린이들이 가장 좋아하는 고기이므로, 어린이가 있는 가족은 필히 닭고기를 가져가는 것이 화목한 가정을 더욱 돈독케 할 수 있는 유쾌한 비결이다.

소고기는 수양체질에는 별로지만 수음체질에는 아주 좋다. 수음체질의 경우 안심이건 등심이건 원하는 부위를 가져다가 맛있게 구이를 해보자. 소고기도 앞의 바비큐소스를 적용해 구이를 할 수 있음은 물론이다.

돼지고기는 수체질에 매우 해롭다. 가져가지 않는 것이 상책이지만, 꼭 먹어야할 상황이라면 적게 먹을 것이며, 되도록 잘 익혀 바삭바삭하게 될 정도로 기름기를 쭉 빼 과자처럼 먹을 것이다.

야채는 상추가 가장 좋다. 하지만 상추를 제외한 다른 잎채소는 대부분 좋지 않다. 따라서 다른 채소를 가져가려면 무나 도라지, 더덕, 연근, 우엉 같은 뿌리채소를 준비하기 바란다. 미역은 수체질에 좋은 섬유소 원이다(목체질에도 좋다). 끓는 물에 살짝 데쳐 찬물에 헹궈 초고추장 소스에 찍어 먹으면 고기 먹으면서 부족해질 수 있는 섬유소의 섭취에 도움이 된다. 미역이 변비와 다이어트에 좋다는 것도 기억해두면 항상 불어나는 체중에 골몰하는 우리 다이어트족들에겐 금상첨화가 될 것이다. 미역과 사촌지간인 김, 다시마도 수체질에 역시 좋다(목체질에도 좋다).

향신료 중 고추는 수양체질과 수음체질의 반응이 좀 다르다. 수양체질은 매운 고추에 약한 편이어서 속이 쓰리거나 설사할 수 있지만, 수음체질은 매운 고추에 잘 적응한다. 마늘도 수양체질에는 해로우나 수음체질에는 아주 좋다. 두 체질에 다 좋은 향신료로는 생강을 들 수 있다. 초에 절인 생강을 가져가 얇게 저며서 고기 먹을 때 같이 먹으면 소화력을 증진시켜 주고, 기름진 고기의 느끼한 냄새를 가시게 해 일거양득의 효과를 볼 수 있다.

생선이나 해산물은 수체질에 거의 다 좋지 않다(그럼에도 이들 음식을 좋아하는 수체질은 꽤 많다. 도대체 왜 그럴까?). 특히 회와 같은 날것은 극히 해로우며, 조개는 더더욱 해롭다. 식중독 주의!

이상 각 체질별로 파티에 좋은 음식에 대해 알아봤다. 되도록 본인 체질에 맞는 음식을 가져가 맛도 좋고 건강에도 좋은 최상의 파티를 즐겨보자(자세한 내용은 뒤에 붙인 체질식 일람표 참조).

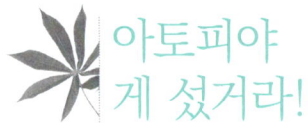
아토피야 게 섰거라!

"삼림욕이 피부병이나 알레르기에 좋다고 하던데 정말 그래요?"

가끔 이런 질문을 하는 사람이 있다. 요즘 건강을 중시하는 추세에 편승하여 자연휴양림이나 삼림욕장이 전국적으로 많이 생겼다. 곳곳에 경관을 아름답게 조성한 수목원도 눈에 띄게 늘었다. 암과 같은 중병의 치유를 위해, 또는 요즘 많은 사람들이 시달리는 이런 알레르기 질환의 치유를 위해 건강을 테마로 한 캐빈이나 캠핑장을 설치한 곳도 적지 않다. 건강과 레저가 결합된 신상품이다. 나도 작년 여름휴가 때 자연휴양림에서 가족과 함께 캠핑을 한 번 해볼까, 해서 알아봤는데, 예약이 죄다 끝났다는 메시지만 잔뜩 받아 계획이 좌절된 적이 있었다. 최근 상종가로 떠오른 삼림욕장의 인기를 실감했다.

현대인은 대부분 도시의 찌든 때 속에서 살다 보니 막연히 자연을 동경하는 경우가 많다. 그래서 산이나 나무, 이런 것들은 무조건 좋다는 검토되지 않은 낙관론이 팽배하다. 하지만 이것도 체질을 잘 고려해야 최선의 결과를 얻을 수 있다. 체질적으로 볼 때 삼림욕은 금체질(태양인)에게는 그다지 좋지 않다. 반면 목체질(태음인)에게는 아주 좋다(토체질

[소양인]이나 수체질[소음인]에게도 나쁘지 않다).

"맑고 깨끗한 숲속의 나무에서 나오는 산소와, 몸에 좋은 갖가지 항산화제, 생리활성물질 같은 것을 들이마시는 건데 왜 해롭다는 거죠?"

백남준의 비디오아트의 대표작으로 '다다익선(多多益善)'이란 작품이 있다. 많으면 많을수록 더욱 좋다! 이런 말인데, 진짜 그런가? 땅도 많을수록 좋고, 돈도 많을수록 좋고, 친구도 많을수록 좋고, 그리고 지식도 많을수록 좋다. 아, 정말 그렇군! 그런데… 반드시 그런 것 같지만은 않다. 도둑이 많으면 좋은가? 전쟁은? 질병은? 그리고 사기꾼은? 이런 것들은 물론 많을수록 좋지 않다.

건강에 있어서도 그렇다. 혈당이 너무 높아도 좋지 않고, 체중이 너무 많이 나가도 좋지 않고, 열이 너무 많아도 좋지 않고, 소변이 너무 잦아도 좋지 않다. 다다익선, 이 말은 건강에 있어서는 맞지 않는 경우가 더 많은 것이다. 요즘 같이 풍요에 겨워하는 세태라면 더욱 그렇다. 비만, 당뇨, 고혈압, 고지혈증… 이런 질병들이 다 뭣 때문에 생겼나? 식습관과 섭생이 죄다 다다(多多)해서 생긴 것 아닌가? 다다익선, 이 말은 현금 우리가 가장 경계해야 할 말의 하나다.

울창한 삼림에서는 광합성의 결과로 많은 산소가 기공을 통해 배출된다. 높은 농도의 산소는 폐를 강화시킨다. 이 말을 들으면 대부분의 사람들은 "역시 산소는 좋은 것이여!"라고 할 것이다. 이런 사고가 맹목적 낙관론의 전형인 것이다. 산소는 폐를 강화하므로, 체질적으로 볼 때 고농도의 산소는 폐를 약하게 타고나는 목체질에게 가장 유리하다. 하지만 폐를 강하게 타고나는 금체질에게는 오히려 불리한 경우가 많다. 삼림의 맑고 깨끗한 공기 중에 풍부한, 다량의 산소는 오히려 금체질에 독이 되는 것이다. 다다익선이 아니라 다다익악(多多益惡)이다. '산소 같은 여자?' 금체질이라면 이런 여자는 멀리해야 한다. 당신을 파멸시키는 팜므파탈일 수 있다.

현대병의 특징 중 하나는 과거에 비해 알레르기 질환이 엄청나게 많다는 것이다. 한의원에서 환자를 접하다 보면 알레르기에 시달리는 사람들이 정말 많다는 사실에 깜짝 놀란다.

"아하, 이제 바야흐로 알레르기의 시대로구나!"

알레르기와 체질은 뗄레야 뗄 수 없는 관계이다. 혹자는 알레르기를 체질이라는 말과 동의어로 생각할 정도다. 알레르기에 대해 알아보지 않을 수 없다.

주위에 보면 아토피(atopic dermatitis, 아토피성피부염)로 고생하는 아이들이 많다. 이 아토피도 음식이나 환경적 요인으로부터 오는 알레르기 질환의 하나이다(현대의학이 이를 자가면역질환이라고 보는 것은 그리 정확한 견해라고 보기 어렵다). 그 어린 것들이 온몸이 벌겋게 달아오르고, 짓무르고, 피부가 두터운 가죽처럼 각질화하고, 한시도 쉬지 않고 엄습하는 악귀 같은 가려움에 피가 철철 나도록 긁어 피부와 이불, 옷가지에 온통 핏자국이 낭자한 것을 보면 정말 가엽기 그지없다. 종종 TV에 사랑하는 아이가 그런 끔찍한 형벌을 받고 있는 모습에 눈물을 흘리며 방법을 호소하는 엄마들의 절박한 얼굴이 짠하게 나와 보는 이들마저 눈시울이 뜨겁게 한다.

"아이가 저렇게 고통 받고 있는데도 엄마로서 해줄 게 없으니 정말 살아도 사는 게 아니에요. 아이가 너무 불쌍해요." 부모와 아이 모두 사는 것이 정말 지옥 같을 것이다.

그래서 내 한의원에는 아토피를 치료하고자 상당히 먼 곳에서까지 내원하는 아이들이 종종 있다. 온 얼굴이 벌겋게 짓무르고 전신이 몹시 가렵고 피부 곳곳에 보기 흉한 각질이 덕지덕지 뒤덮였던 그 4살짜리 아이(토음체질)도 저 멀리 경기도 수원에서 불원천리 하고 잠실에 있는 내 한의원까지 와서 치료를 받은 아이였다(심지어는 제주도에서 비행기를 타고 오는 사람도 있다). 치료만 된다면야 이들에게 이 정도 고생은 고생도 아닌 것이다. 그 아이는 1년 가량 열심히 치료를 받아 이제는 완치가 됐다(아토피 치료는 정성과 끈기를 요한다). 그래서 요즘은 1년에 한 번이나 될 정도로 아주 가끔 보약이나 먹이려는 엄마와 들르는데, 얼굴과 피부가 말끔해진 지금, 알고 보니 녀석은 아주 잘 생긴 아이였다(온갖 어려움을 무릅쓰고 그 먼데까지 짧지 않은 시간을 왕래한 엄마의 지극정성을 녀석은 알까?).

그런데 요즘 보면 꼭 아이들만 아토피가 있는 것이 아니다. 이른바 성인아토피라는 것으로, 20대, 30대, 심지어는 40대 이상인 사람도 이 아토피로 괴로워하는 경우가 있다. 내게 치료받고 있는 다른 젊은이(금양체질)는 30대 초반인데, 내원 당시 온몸이 각질로 뒤덮이고 태선화(코끼리가죽처럼 피부조직이 변한 상태) 한 상태로 와서 정말 심각한 지경이었다. 다행히 수개월 동안 내게 체질침과 체질약 치료를 받고 지금은 꽤 좋아졌다(역시 끈기가 미덕이다). "각질도 정말 많이 줄고 가려움에 잠이 깨는 횟수도 많이 감소했어요"라고 한다.

이 아토피는 금양체질에 가장 많이 발생한다. 하지만 흔히 알고 있는 것처럼 아토피가 금양체질에만 있는 질환은 아니다. 금양 외의 다른 체질들—토양, 토음, 수양체질—에서도 가끔 나타난다(이것은 나의 근래 발견이다). 물론 금양체질에서 압도적으로 많이 발생하는 것은 사실이다(금양 다음으로 토양이 많고, 수양, 토음이 그 뒤를 따른다). 따라서 자신에게 아토피가 있다면 우선 금양체질이 아닌가, 의심할 수 있다(하지만 그 밖의 다른 특징들을 다 함께 고려해서 체질을 정확히 진단하는 것이 필요하다).

"산속 공기 좋은 곳에서 살면 좀 나을까요?"

아토피가 너무 심한 금양체질 아이를 가진 엄마가 이렇게 물었다. 온갖 오염물질과 유해한 화학물질이 난무하는 도시에서 벗어나면 혹시 아이 피부가 좋아지지 않을까, 생각해서다. 오죽했으면 그런 생각까지 할까!

일전에 TV에서 아토피를 다룬 또 다른 프로를 본적이 있었다. 새 아파트에 들어가자마자 전혀 없던 아토피가 발병한 아이가 주인공으로 나왔다. 이 아이가 자는 동안을 촬영한 영상이 화면에 나오는데, 녀석은 단 한 시도 쉬지 않고 자는 동안 내내 온몸을 긁어댔다. 피가 나도록 몸뚱아리 여기저기를 박박 긁는 모습은 너무 안쓰럽고 보기에도 정말 괴로웠다. 밖에서 제작진과 함께 모니터를 보는 아이 엄마의 눈가엔 어느덧 굵은 물방울이 맺혔다.

이런 병이 생기면 사람들은 제일 먼저 양방병원으로 달려간다. 아토피 전문 피부과 같은 곳으로. 이 가족도 그랬다. 거기서 주는 약을 먹고 외용약을 바르니 아토피가 귀신 같이 쑥 들어갔다. 스테로이드제! 정말 말 그대로 매직이었다. 그런데 그 약을 안 쓰고 좀 있으면 도로 피부가 막 일어났다. 아이쿠, 약을 덜 썼나? 다시 약 먹고 약 바른다. 금방 아토피가 다시 들어갔다. 다 나았으려니 하고 약을 끊으니 또 다시 아토피가 기어 나온다. 마치 약과 아토피가 서로 숨바꼭질을 하는 것 같다. 이런 실랑이를 1년여 하다 "아, 이건 아니구나!" 깨달았다.

그래서 방향을 틀었다. 이젠 한의원으로. 전국 방방곡곡의 용하다는 아토피 전문 한의원을 다 찾아다녔다. 한약도 먹고 한의원에서 자체 개발한 외용제도 써봤다. 그러나 역시 좀 나은 듯 하다가 다시 심해지거나, 아니면 아예 반응이 없는 경우도 있었다.

이 가족은 결국 마지막 코스, 즉 양방도 한방도 아닌, 무자격 의료인, 흔히 말하는 돌팔이에게 희망을 걸었다. 이런 무자격자들은 어디라도 매달리려는 환자들의 약점을 익히 간파하고 있기 때문에 되려 비용은 터무니없이 비싼 경우가 많다. 그렇게 비싼 돈 주고 자체 개발했다는 약도 먹여보고, 시술도 받게 했다. 그러나 결과는 매한가지. 도무지 나을 기미는 보이지 않고 아토피는 날로 심해졌다.

이 모든 시도가 실패로 돌아가자 부부는 마침내 "우리 힘으로 아이를 낫구자!"라고 결론을 내렸다. 그들은 아이 병의 원인에 대해 곰곰이 생각해봤다. 아토피는 분명 새집에 들어간 이후로 발생했다. 새집에 사용한 건축자재가 원인인 것은 확실하다. 그렇다면 정답은 이 해로운 자재들을 제거하는 것이다. 그런데 이미 건물 곳곳에 단단히 박혀 있는 이 자재를 어떻게 뜯어낸단 말인가! 건물을 해체하기 전에는 불가능한 일이다.

산 좋고 물 좋은 데로 이사 가볼까도 생각해봤다. 하지만 직장이나 아이 교육문제를 고려해보니 그것도 전혀 해답이 아니었다. 고심 고심하다 아이 아버지는 불현 듯 아이디어를 하나 냈다. 깨끗한 환경에 갈 수 없다면, 깨끗한 환경을 집에 구현하자!

여기 저기 알아보니 아토피에 우리 토종 소나무가 좋다는 말을 들었다. 그래? 좋다! 아이 방을 소나무로 바꾸자! 유해 자재를 토종 소나무로 덮어버리기로 했다. 온갖 루트를 통해 품질이 좋다고 소문난 진품 조선 송판을 구했다. 그리고 아이 방 동서남북상하 육합(六合)을 모조리 두터운 소나무판으로 덧대었다. 말 그대로 송판으로 도배를 해버린 것이다. 그리고 아이를 그 안에서 생활하게 했다. 아이는 그 소나무 상자 같은 방안에서 공부하고 놀고 잠자기 시작했다.

처음 며칠은 아무 변화가 없었다. 아이는 전과 똑같이 잠을 설치며 긁고 괴로워했다. 2주가 다 되도록 별 차도가 보이지 않았다. 부모는 실망의 빛이 역력했다. 아니, 절망에 빠질 지경이었다. 이렇게까지 해도 안 된다면 어떡해야 한단 말인가.

그런데, 한 2~3주 정도 지나자 조금씩 변화가 나타났다. 아이가 긁는 시간이 약간 줄어들고, 잠도 전보다는 좀 잘 자는 것이다. 서광이 비쳤다! 1달쯤 지나자 눈에 띄게 덜 긁는다. 그리고 벌겋던 피부색도 좀 밝아지고 피부표면도 한결 부드러워졌다. 두세 달이 더 지나니 이제는 상태가 일사천리로 나아진다. 6개월쯤 되자 아이를 그토록 괴롭히던 아토피는 거의 감쪽같이 사라지고 말았다! 오! 송목신(松木神)이시여 감사하나이다.

이런 사례를 본다면 수목원 같은 공해가 없는 깨끗한 환경은 아토피에 좋을 것 같다. 도시의 환경독소에 의한 아토피라면 상당히 좋은 치료효과를 볼 수 있을 것이다. 그런데 문제는 산소. 앞에서 말했던 것처럼 삼림에서 풍겨 나오는 고농도의 산소는 금양체질의 경우엔 오히려 불리할 수도 있다. 아토피가 더 심해질 수도 있는 것이다. 따라서 이 두 가지유·불리의 상황을 잘 저울질해 볼 필요가 있다. 그래서 환경독소 요인이 산소농도보다 더 중요한 인자라는 판단이 선다면 맑은 공기가 풍부한 삼림을 택할 수도 있다. 커다란 나무가 빽빽이 들어찬 광릉수목원이나, 숲이 울창한 두메산골 같은 곳만 아니라면(일반적인 농촌이나 전원주택 정도라면), 설사 금양체질이라고 해도 그다지 불이익은 없을 것이다.

물론 금체질이 아닌, 다른 체질의 아토피 환자는 이런 문제로 고민할 필요가 거의 없다. 오히려 산소가 풍부한 깨끗한 환경이 병의 치료에 더 도움이 될 것이다.

아토피 치료에서 중요한 건 사실 이런 환경적 요인보다는 음식 요인이다. 앞에서 소개한 명백한 새집증후군과 같은 경우가 아니라면 대부분의 아토피는 체질에 맞지 않는 음식의 섭취가 더 결정적인 요인일 때가 많다. 따라서 수목원을 찾기보단 체질식을 지키는 것이 보다 현명한 방법임을 기억할 필요가 있다. 그리고 상태가 심하여 음식만으로 잘 치료가 되지 않을 때는 가능한 한 빨리 체질에 따른 적절한 치료가 필요함도 기억하기 바란다.

동일한 건강법이라도 체질에 따라 효능이 제각기 차이가 있다. 자신의 체질을 정확히 아는 것이 무엇보다 중요한 이유이다. 우리 모두 체질을 알아, 그에 맞는 적절한 건강법을 찾아보자. 체질을 아는 것은 금쪽같은 시간을 아끼고 고귀한 금전을 보존하는 가장 좋은 방법이다. 소크라테스는 말했다. "너 자신을 알라!" 나는 이렇게 말하고 싶다. "너 체질을 알라!"

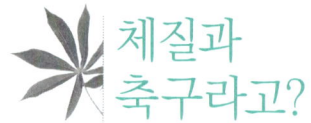

체질과 축구라고?

축구팬이라면 유럽 클럽축구 대항전인 챔피언스리그에 열광할 것이다. 몇 년 전까지만 해도 그와 관련하여 한국축구의 간판스타였던 맨체스터 유나이티드의 박지성 선수(2014. 5. 14. 현역 은퇴)의 활약상도 자주 보도됐었다. 2011년 4월 13일 그가 챔피언스 리그 8강 2차전 첼시와의 경기에서 결승골을 터트려 관중을 열광의 도가니로 빠뜨린 통쾌한 장면은 아무리 보고 또 봐도 결코 질리지 않는 명장면이었다. 첼시와의 경기 후 팀 동료인 리오 퍼디낸드(Rio Ferdinand)는 맨체스터 이브닝뉴스와의 인터뷰에서 박지성에 대해 다음과 같이 해학적으로 말했다.

"우린 그가 경기 전이나 집에서 뭘 먹는지 정말 궁금해요. 그가 달릴 때 보여주는 경이적인 지구력이나 그가 지닌 놀라운 에너지를 보건대 분명 우리와는 다른 뭔가를 꼬불쳐 놓고 먹고 있는 것이 분명해요!"

(We just want to know what he eats pre-match and at home. He must have a different diet to all of us because the way he runs and the energy he has got is phenomenal.)

박지성을 보면 항상 이런 생각이 든다. 박지성은 무슨 체질일까? 우리

들 중에도 체질에 관심 많은 축구팬이라면 역시 궁금하게 생각하리라.

박지성, 하면 맨 먼저 떠오르는 말이 있다. '산소탱크.' 전후반 90분을 지칠 줄 모르고 피아의 진영을 휘젓고 다니는 이 사내를 일컫는 대표적인 말이다. 오죽이나 잘 뛰었으면 '두 개의 심장'을 가진 사나이라고 했을까? 심장 두 개를 가진 괴물이 아니라면 도저히 그렇게 줄기차게 뛸 수 없다는 말이다. 혹은 '맨유의 엔진'이라고도 했다. 맨체스터 유나이티드라는 자동차가 박지성이라는 특급 엔진에 힘입어 힘차게 굴러간다는 말이다. 이 모든 표현은 박지성이 상상을 초월하게 쉼 없이, 줄기차게 잘 뛰는 선수라는 것을 의미한다.

히딩크 감독과 함께 월드컵 4강신화를 이룩한 박항서 전 전남드래곤즈 감독이 공개한 2002년 한일월드컵 멤버들의 30m, 50m, 100m, 120m 달리기 기록을 보면 재밌는 사실을 발견할 수 있다. 1위부터 5위까지를 각각 살펴보면 30m는 차두리, 정조국, 최성국, 이천수, 최태욱, 50m는 차두리, 이천수, 정조국, 최성국, 최태욱, 100m는 차두리, 이천수, 박지성, 최태욱, 최성국, 120m는 차두리, 박지성, 이천수, 최태욱, 최성국 순이다.

여기 종목들은 모두 육상에서는 단거리에 속하지만(400m 이하는 단거리 종목에 속함), 축구장의 최대 길이인 양쪽 엔드라인 사이 거리 120m를 기준으로 할 때 100m, 120m는 상대적으로 긴 거리에 속한다는 점을 유념하고 분석해보자.

우선, 차두리(2015. 3. 31. 뉴질랜드와 A매치 후 마침내 선수생활을 접고 은퇴)는 이 4가지 종목 모두에서 타의 추종을 불허하는 부동의 1위를 차지하고 있다. 이는 차두리의 주행 파워가 최소한 120m까지는 전혀 떨어지지 않고 일관되게 유지된다는 것을 의미한다. 그의 100m 기록이 11.2초라고 하니 전성기 때 11.4초를 기록했던 아버지 차범근도 능가하는 가히 폭발적인 스피드를 자랑한다. 차두리는 축구 선수가 아닌, 육상 단거리 선수를 했어도 상당히 두각을 나타냈을 것이다.

그가 그라운드를 질풍같이 내달리는 모습은 80년대 갈색폭격기로 분데스리가를 휘졌던 차범근을 그대로 빼닮아 있다. 개인기나 골 결정력이 아버지에 비해 좀 떨어지는 게 아쉽지만 말이다. 박지성 선수가 우리나라 선수로는 유럽의 빅 리그에서 최고의 주가를 구가했지만, 사실 분데스리가 때 차범근의 활약과 비교한다면 좀 떨어진다고 할 수도 있다. 차범근은 (데뷔 첫해 1경기밖에 뛰지 않은 78년을 제외한) 79~80년 시즌부터 88~89년 시즌까지 10년 동안에 유럽 리그에서 거칠기로 소문난 당시 최고의 빅리그였던 독일 분데스리가에서 무려 98골을 기록했던 것이다.

반면, 박지성은 프로선수로서 첫발을 내디딘 2000년 일본 J리그의 교토상가 시절(3시즌 활약, 12골 기록)부터 시작하여, 꿈에 그리던 유럽리그에 입성한 네덜란드의 PSV 에인트 호번(3시즌 17골) 시절과, 명실상부 그의 최 전성기였던 잉글랜드의 빅리그 맨체스터 유나이티드(7시즌 27골) 시절, 그리고 선수로서 내리막길로 접어든 후 심기일전하여 이적한 퀸즈 파크 레인저스(1시즌 0골) 시절, 그리고 다시 임대선수로 복귀한 친정팀 PSV 에인트 호번(1시즌 2골) 시절까지, 현역으로 활약한 총 14년간에 기록한 골의 총수가 단지 58골에 불과하다는 사실을 직시하라(여기서 차범근과 같은 기준에서 공정히 견줄려면 사실 빅리그에 속하는 맨체스터 유나이티드 때의 기록[27골]으로만 비교해야 할 것이다).

팀플레이를 위주로 하는 박지성의 축구스타일을 감안한다 할지라도, 당시 차범근이 축구의 본고장에서 얼마나 많은 골을 넣으며 대활약을 펼쳤는지는 충분히 짐작이 가고도 남음이 있는 것이다.

최성국, 최태욱, 이천수는 순위는 조금씩 바뀌지만 위 네 종목에서 모두 탑5에 랭크되어 대체로 단거리에 있어서는 발군임을 보여준다. 위 기록에 의하면 당시 대표팀의 부동의 준족 4인방은 차두리, 최성국, 최태욱, 이천수였던 것이다. 그런데 기록을 좀 더 자세히 보면 이들의 달리기 특성이 약간씩 달라 흥미를 자아낸다. 최성국은 30m 달리기에서 3위를 차지하다가 조금씩 순위가 떨어져, 거리가 증가함에 따라 4위(50m), 5위(100m), 5위(120m)를 기록하여 파워가 계속해서 저하함을 보여주고, 최태욱은 5위에서 시작해 5위, 4위, 4위를 보여줌으로써 스피드가 약간 상승하며, 거친 경기 매너로 불명예스럽게 K리그에서 방출됐다가 최근에야 방면되어 현재 K리그 인천에서 뛰고 있는 이천수는 4위, 2위, 2위, 3위를 보여 대체로 고른 스피드를 보여준다.

이에 반해 정조국은 처음 30m와 50m까지는 2위, 3위를 하며 최고 수준의 스피드를 보여주다가, 100m와 120m에서는 갑자기 랭킹에서 흔적도 없이 사라져버린다. 이는 50m 이하의 초단거리에서는 아주 잘 달리지만 그 이상의 거리에서는 주행 파워가 가파르게 떨어진다는 것을 보여준다. 하지만 축구에서는 100m 이상을 한 번에 질주하는 경우보다는 50m 이하의 아주 짧은 거리에서 볼을 다투는 경우가 훨씬 더 많으므로 100m보다 이런 초단거리 스피드가 더 중요할 때가 많다.

위 기록에서 가장 재밌는 것은 '캡틴' 박지성이다. 박지성은 정조국과 정반대로, 30m, 50m에서는 코빼기도 보이지 않다가 100m에서부터 불현 듯 나타나서 100m에서는 3위, 120m에서는 2위로 대미를 장식한다. 그러니까 50m 이하의 초단거리에서는 두각을 나타내지 못하다가 50m 이후부터 강력한 뒷심을 발휘해 120m에 이르면 2인자의 자리에까지 우뚝 서는 기염을 토하는 것이다. 이 말은 박지성의 주행 파워가 시간이 갈수록 점점 더 증가한다는 말이다.

물론 이런 단편적인 기록만으로 박지성의 트레이드마크인 지구력에 관한 모든 것을 판단할 수는 없다. 여기 자료에서 가장 긴 측정거리인 120m라고 해봐야 여전히 단거리일 뿐이기 때문이다. 하지만 그의 경기 스타일, 즉 시종일관 지칠 줄 모르고 좌충우돌하며 뛰어다니는 그를 상기한다면 이는 그의 지구력을 뒷받침해주는 매우 중요한 참고자료일 수 있다.

그에 반해 차두리가 잘 뛰는 것은 박지성이 잘 뛰는 것과는 질적으로 다르다. 차두리는 타고난 좋은 근육을 바탕으로 폭발적 힘을 이용하여 역동적으로 뛰는 선수인 반면, 박지성은 뛰어난 폐활량을 바탕으로 근력의 부족을 메꿔 가며 지속적으로 가속페달을 밟아가는 선수인 것이다. 강한 근력을 토대로 하는 차두리형(型)의 선수는 짧은 시간 동안은 뛰어난 스피드를 발휘할 수 있지만, 쉽게 피로해지는 골격근(뼈에 부착되어 운동을 일으키는 근육)의 특성상 90분 내내 그렇게 빠른 스피드를 계속 유지할 수는 없다. 그래서 공을 잡지 않고 있을 때의 차두리는 어슬렁어슬렁 걸어 다니며 먼발치에서 산책하는 듯한 모습을 보여주기도 한다. 이에 반해 풍부한 폐활량을 근간으로 하는 박지성 형의 선수는 순간적 파워는 좀 떨어지지만 웬만해선 쉽게 지치는 모습을 결코 보이지 않는다. 공을 소유하고 있지 않은 상태라 하더라도 박지성은 한시도 쉬지 않고 공격과 수비를 넘나들면서 상대를 끈덕지게 물고 늘어지는 것이다. 한마디로 차두리가 근육으로 뛰는 선수라면 박지성은 폐로 뛰는 선수인 것이다. 차두리는 스프린터(sprinter)요, 박지성은 마라토너(marathoner)이다.

처음 질문으로 돌아 가보자. 박지성은 무슨 체질일까? 결론을 얘기하면 박지성은 금체질일 것이다. 그중에서도 아마 금음체질일 것이다. 금음체질의 장부구조는 다음과 같다.

금음체질: <u>폐</u> 〉 신 〉 비 〉 <u>심</u> 〉 간

위에 보듯이 금음체질은 폐가 가장 강하고 간이 가장 약한 구조를 지닌다. 한의학에서 말하는 폐(肺)라는 장(臟)은 폐(lung)라는 실체적 장기(organ)뿐만 아니라 그에 속하는 피부 등도 더불어 상징하며, 간(肝)이라는 장은 간(liver)이라는 실체적 장기뿐만 아니라 그에 속하는 근육 등도 더불어 상징한다.

"그런데 간이 근육과 무슨 관련이 있어요? 간은 영양소를 합성하고 유독한 물질을 해독하는 그런 기능을 하는 기관이 아닌가요?"

한의학의 최고 고전인 『황제내경(黃帝內經)』에 간을 기술하는 술어로 '간장혈(肝藏血)', '간주목(肝主目)', '기화재조(其華在爪)', '간주근(肝主筋)'과 같은 말들이 자주 나온다. 간장혈이란 간이 피를 저장한다는 말이고, 간주목이란 간이 눈의 주인이라는 말이고, 기화재조란 간의 상태가 손톱에 반영된다는 말이다. 예를 들어 간이 혈액응고인자나 영양소를 합성하여 혈액으로 내보내는 작용은 간장혈의 측면을 반영하며, 간

에 황달 같은 병이 발생하여 눈이 노래지고 피곤하게 되는 것은 간주목의 증상을 보여주고, 간이 잘 기능하지 못해 영양상 불균형으로 손톱이 굽거나 윤택함이 사라지는 것은 기화재조의 일면을 드러낸다. 이러한 이론들은 간이라는 실재 장기에 대한 실체적 분석이라기보다는, 고대인들이 간에 대해 통찰해온 기능적 측면을 말한다고 할 수 있다. 현대의학에서 밝힌 간의 일반 기능과 크게 배치되지 않는, 고대인의 놀라운 지혜라 할 수 있다.

"왜 간주근에 대해서는 쏙 빼놓고 말을 안 하세요?"

간주근은 체질적 측면에서 좀 더 면밀히 분석해 봐야 그 진면목을 파악할 수 있기 때문에 뒤로 미룬 것이다. 간주근(肝主筋)이란 간이 근육의 주인이 된다는 뜻이다. 평소 환자 중에 이런 말을 하는 사람들이 종종 있다.

"저는 아무리 근력운동을 해도 이상하게 근육이 잘 안 생겨요! 근육은 안 생기고 살만 자꾸 빠지니 체형이 오히려 보기 싫어져요."

이런 사람들은 대개 금체질인 경우가 많다. 금체질은 알다시피 폐대간소, 다시 말해 폐가 세고 간이 약한 체질이다. 간이 약한 체질이라… 뭔가 떠오르지 않는가? 간주근! 그렇다! 간이 근육의 주인이라는 말과 연관이 있다. 이 말은 간이 근육의 상태를 지배한다는 뜻이므로, 간이 약한 금체질에게 근육이 잘 생기지 않는 것은 어쩌면 당연한 현상이라 할 수가 있다. 마치 수학공식처럼 딱 맞아 떨어지는 설명이라 감탄을 절로 자아내게 한다. 이럴 수가! 고대인들의 통찰이 가끔 소름 끼칠 정도로 놀라울 때가 있다.

이와 같다면 금체질은 보디빌딩 같은 운동을 전문으로 하거나 몸짱이 되기 위해 근력운동에 주력하는 것은 그다지 좋은 생각이라고 하기 어렵다. 근래에는 칼로리가 높고 기름진 음식을 자주 먹고 살이 많이 찐 금체질이 종종 보이지만, 조금만 눈여겨보면 그게 다 근육이 아니라 두터운 피하지방에 감싸인 '배둘레햄' 같은 비곗살일 뿐이라는 사실을 쉽게 간파할 수 있다.

이런 분석을 통해 보면, 금체질은 폐활량이 풍부하여 긴 거리를 꾸준히 뛸 수는 있지만, 반면 빠른 가속을 가능케 하는 폭발적인 근력은 기대하기 어려울 것이라는 예측이 가능하다. 이런 특징은 전형적으로 장거리에 적합한 소질인 것이다.

그런데 박지성이 같은 금체질 중에서도 금양체질이 아닌, 유독 이 금음체질일 거란 예측은 무엇을 근거로 한 것인가? 그것을 알아보기 위해선 폐와 간 이외의 다른 장기들을 추가로 검토해봐야 한다. 금양체질의 장부구조를 보자.

금양체질: 폐 〉 비 〉 심 〉 신 〉 간

장부구조로 보듯 여기 금양체질과 금음체질의 차이는 2번째, 3번째, 4번째 장기들의 배열이 달라서 일어난다. 두 체질에 동일한 위치를 점유하는 최강장기(폐)와 최약장기(간)를 제외하면, 장거리 달리기에 있어선 그 다음으로 심(심장)의 위치가 매우 중요하다. 호흡과 에너지의 원활한 공급을 가능케 하기 위해선 다른 어떤 장기보다 심장의 역할이 필수적이기 때문이다. 금음체질은 이 심장의 위치가 4번째인데, 금양체질은 3번째이다.

8체질의학의 창시자 권도원 선생에 따르면 금음체질이 마라톤에 강점을 가지는 이유는 심장을 작게 타고났기 때문이라고 한다. 심장이 작아서 잘 흥분하지 않기 때문에, 시종일관 일정한 페이스로 머나먼 거리를 냉정하게 뛰어야 하는 장거리 주자에게 이런 특성이 상대적으로 매우 유리하다는 것이다. 미세한 차이지만 금음체질의 심장이 이렇게 금양체질보다 더 작은 쪽에 위치한다는 사실이 금음체질이 금양체질보다 장거리 달리기에 더 적합하도록 하는 이유라는 것이다.

차두리는 그럼 무슨 체질일까? 당연히 박지성과는 반대로 목체질일 것이란 예측이 가능하다(아버지 차범근도 목체질일 것이다). 누차 말했듯이 지구력보다는 스프린터처럼 파워풀한 대쉬가 그의 달리기 스타일이기 때문이다.

목체질은 간이 강하고 폐가 약한 체질이다. 발달된 근육으로 짧은 시간 동안에 최대한 밀어붙이는 단거리에 적절한 체질인 것이다. 한의원에 오는 환자들의 통계로 봐도 목체질은 근육질인 사람들이 상대적으로 많다. 토체질에도 근육질인 사람이 종종 있지만, 전체적인 몸의 균형의 관점에서 보면 목체질이 더 탄탄하고 안정적인 체형을 보이는 것이다.

그렇다면 차두리는 목양일까? 목음일까? 확실히 단언할 수는 없지만 체질 인구분포로 볼 때 목양체질일 가능성이 더 높다(목양체질은 목음체질보다 그 수가 월등히 많다).

목양체질: 간 〉 신 〉 심 〉 비 〉 폐

목양체질은 보듯이 폐가 가장 약한 체질이다. 그런데 단거리에서는 폐활량이 그다지 중요하지 않다. 축구라는 게 대개 한 번 뛸 때 (고작해야 11~12초대에 이뤄지는) 100m달리기보다 더 짧은 거리를 뛰는 게임일 뿐이다. 수 초간 빨리 뛰기로만 한정한다면 폐활량이 뭐 그리 중요하겠는가? 숨 한 번 꾹 참고 눈 딱 감고 강력한 근육의 수축력으로 지축을 우직끈 박차고 나가 볼을 향해 내달리기만 하면 되는 것이다. 그래서 상대 골문 안에 볼을 넣기만 하면 된다. 골을 못 넣으면? 괜찮다. 좀 쉬면서 다음 기회를 노려라(차두리가 볼을 툭툭 차면서 적토마처럼 맹렬히 뛰다가 상대에게 가로채기 당하거나 놓치면 잠시 어슬렁거리며 걸어 다니는데 이때가 바로 그런 때이다). 근육 피로가 좀 가시면 다시 또 그렇게 죽어라 뛰면 되는 것이다.

"그런데 축구 선수들이 금체질과 목체질밖에 없나요? 다른 체질을 가진 축구선수들의 예를 듣고 싶어요."

토체질의 예를 들라면 현재 박지성의 팀 동료인 맨유의 스트라이커 웨인 루니를 들 수 있겠다. 통통한 체구, 항상 붉은 기가 도는 상기된 얼굴, 그러면서도 기본적으로 하얀색을 띤 피부색, 운동량이 많은 격렬한 스포츠인 축구를 하는데도 실하기보단 다소 물렁해 보이는 근육, 쉽게 흥분하는 성급한 기질 등 이 모든 것을 종합해 보건대 토양체질이 아닐까 예측해본다. 이 토양체질도 단거리에서는 스피드가 좋은 사람이 종종 있다.

수체질의 예를 찾기는 가장 어렵다. 내 추측으로는 현재 영국 프리미어리그에 진출해 활약하고 있는 이청용(최근 크리스탈 펠리스 F.C.로 이적)이 아닐까 싶다. 전체적으로 날씬하고 가는 팔다리, 차분하면서도 민첩하고 재간 있는 플레이 등을 보건대 수체질 중에서도 수양체질로 예상된다. 특히 축구 국가대표 중 수트(suit, 정장)가 가장 잘 어울린다는 평판은, 패션모델에서 뛰어난 활약을 펼치는 수양체질의 일반적인 특성을 잘 반영한 측면이라고 하겠다.

  축구라는 한 종목 안에서도 이렇듯 체질에 따라 그 사람의 소질과 경기 스타일이 크게 달라질 수 있다. 당연히 그 사람이 활약하는 주요 포지션도 달라질 수 있다. 체질이란 이렇게 모든 영역에서 중대한 변화와 다양성을 일으키는 키 플레이어인 것이다. 체질을 아는 것은 남들보다 훨씬 유리한 고지에서 성공적인 삶을 시작할 수 있는 든든한 담보이다. 최고를 목표로 하면서 체질을 모른대서야 말이 되는가?

나의 수호천사 체질약

"남편이 병원에 검사를 했는데 지방간이 없어졌다고 좋아해요. 원장님 약 먹고 간이 더 좋아졌다고 하면서요."

"그것 참 잘 됐네요!"

"문제는 그런 다음부터 술을 더 먹는다는 거예요, 자기 간은 아무 문제없다면서. 원장님 약 믿고 이젠 완전 살판났어요!"

내 한의원의 단골인 한 부인이 남편에 대해 푸념하는 말이다. 남편은 옆에서 그저 웃고 있을 뿐이다. 어린애같이 천진무구한 표정. 이 부부는 내 한의원에서 자주 한약을 지어먹는다. 남편은 금양체질이다(부인도 금양체질). 금양체질이라면 간이 가장 약한 체질! "오 맙소사! 간이 가장 약한 체질이 한약을 그리 먹어도 되남?" 하고 의아심을 가질 사람이 많을 것 같다. 그런데 이 사람은 오히려 한술 더 떠 술 마시기 전후해서 한약을 먹는 것이다. "도대체 어케 된 거야?"

내가 이 분에게 지어드린 약은 금양체질에 대해 내가 스스로 개발한 처방이다(처음에는 이제마의 사상방을 응용했는데 10년이 넘게 임상을 하면서 여러 번의 변용을 거쳐 드디어 이 처방에 이르렀다). 금양은 간이 가장 약한 체질이므로 이 방에는 간을 강화하는 약재들이 많이 포진돼 있다. 그래서 이 약을 먹으면 간이 많이 좋아진다. 물론 다른 체질이 아닌 금양체질의 간이 좋아진다! (금음체질에 쓰려면 여기서 약간 더 변화를 주는 게 필요하다. 장기배열이 서로 다르므로.)

간병에 대한 체질의학적 치료는 다른 어떤 치료보다 더 탁월한 강점이 있다. 지금 말기 간경화 환자를 6년가량 치료하고 있는데 이 사람은 내게서 6년 동안 한약을 계속 처방받아 복용하고 있다. 무려 6년 동안을! 체질약은 이렇게 제대로만 처방되면 아무리 오래 먹어도 문제가 없다. 그는 내 한의원에 오기 전에는 고대병원에 다녔는데 간경화의 전형적 말기 증상인 식도정맥류 파열로 수차례 피까지 토하는 등의 매우 위중한 상태에 있어서 몇 개월 살지 못할 거라는 이른바 '사형선고'를 받은 사람이었다. 그래서 마지막 실오라기 같은 희망을 걸고 내 한의원에 어렵게 내원했던 것이었다. 그러던 그가 이제는 내게 6년가량을 치료받고 지금은 보통 사람처럼 큰 문제없이 건강하게 잘 살고 있다! 그를 치료했던 의사들이 그를 보면 뭐라고 말할까? "말기 간경화로 피를 몇 사발씩 토하던 자가 한약을 무려 6년이나 먹고도 죽지 않고 멀쩡히 살아서 걸어댕기고 있어? 그 자가 우리 병원에 오면 뭐라고 둘러대지? 왜 바보같이 한약 먹고 살아났냐고 호통칠 수도 없고." 그들 안목대로라면 그는 이미 저 세상에서 구천을 떠돌고 있어야 하지 않는가.

"요즘엔 정말 가관이에요. 술 먹으러 갈 때면 미리 한약을 한 팩 마시고 가요, 간을 보호하겠다고. 한약 먹고 가면 술이 덜 취한다나? 그리고 술 먹고 오면 또 한약 한 팩을 마시고 자요, 술이 잘 깬다면서. 자기 몸 하나는 끔찍이도 챙겨요. 이거 참, 약을 지어줘야 할지 말아야 할지 잘 모르겠어요!"

 부인의 계속 되는 하소연 아닌 하소연. 내게 한약을 지은 환자들 중에 술 마실 때 한약 먹어야 할지 말아야 할지 묻는 분들이 종종 있는데, 이 분 얘기 들으면 그런 질문은 아예 성립 가능하지도 않다는 사실을 깨달을 것이다. 혹 자신의 무지에 얼굴이 홍당무처럼 붉어질지도 모르겠다.

 하여튼 이런 말을 들으면 양의사님들은 꽤나 난처해할 것 같다. 혹은 자신들의 한약에 대한 네가티브 프로퍼갠더가 들통날까 봐 전전긍긍할런지도 모르겠다. "제기랄, 이 사람들 말대로라면 이거, 한약이 간에 좋다는 말이 되잖어~! 사람들이 이거 알면 안 되는데~." 한약 먹으면 간 나빠진다고 오는 환자들마다 꼭꼭 붙잡고 거품 물고 공포주입에 혈안이신데 말이다(그러면서 본인들은 서랍에서 혹시 홍삼엑기스 꺼내 매일매일, 꼬박꼬박 드시고 있는지도 모르겠다. 홍삼도 한약인데).

 한약은 양약과는 다르다. 한약에도 물론 초오나 파두 같이 독성이 강한 약들이 있다. 그런데 이런 약들은 사실 임상에서는 쓸 일이 거의 없다. 내 임상을 통틀어 단 한 번도 이런 약재들을 써본 적이 없다. 이런 과한 약들을 쓰지 않아도 얼마든지 체질처방으로 잘 듣는데 굳이 쓸 일이 없는 것이다. 호미로 막을 수 있는데 왜 가래를 쓸 것인가?

 많은 환자들이 양의사들이 한약 먹으면 간이 나빠진다고 해서 한약 먹기가 꺼려진다고 한다. 모든 양의사들이 그런 것은 아니겠지만 다수의 양의사들이 단편적인 사례 몇 가지를 가지고서 순진한 환자들에게 우리 전통의학에 대해 그릇된 정보를 마구 뿌려대고 있는 것은 아닌가 의구심이 든다.

 다른 사람도 아니도 양의사들이 과연 그런 말을 할 자격이나 있나 하는 생각도 든다. 사실 약이 간에 해롭다는 말은 거의 대부분 양약에 해당되는 게 아닌가? 양약 살 때 그 안에 든 설명서를 읽어본 적이 있는가? 세상 그 어느 약이 부작용이 없는 약이 어디 있는가? 그중에도 가장 다수를 차지하는 부작용의 하나가 바로 간에 대한 부작용이 아니던가! 자신들이 쓰는 양약이야말로 간에 가장 해로운 것들이라 할 수 있는데, 적반하장도 이런 적반하장이 또 어디 있을 수 있을까? 수천 년 동안 조상과 우리 후손들이 삶속에서 애용해온, 부단히 검증된 자신들의 뿌리인 전통의학에 대해 그런 망언을 일삼다니. 하루에도 수없이 터지는 그 수많은 양약의 약화사고로 고통 받는 환자들 구제할 생각이나 할 것이지! 제 앞가림이나 제대로 해야 되는 것 아닌가?

"의사들 중에 약에 대해서 제대로 잘 알지도 못하고 쓰는 사람들 많아요! 저번에도 양약 먹고 자꾸 몸이 불편해서 의사에게 증상을 말하니까 자기가 처방한 약하고는 관계없다고 하는 거예요. 그 약에 대한 설명서를 구해서 읽어보니까 내 증상이 부작용에 그대로 똑같이 적혀 있는 거예요. 기가 막혀서! 병원에 가서 그 의사한테 설명서 보여주면서 말하니까 아무 말도 못하더라구요. 그러니 도대체 누구를 믿겠어요? 환자들이 똑똑해져야지 안 그러면 큰일 나요!"

이 말은 내 한의원의 오랜 환자가 종종 하는 말이다. 그녀는 젊었을 적에 단순한 피부트러블이 있었는데 의사가 준 독한 항암제와 독극물의 일종인 비소가 든 양약을 복용하고 온몸에 허물이 벗겨지는 극악한 부작용을 겪었다고 한다. 그 후 박탈성피부병이라는 난치의 지병을 얻어 수십 년이 된 지금도 끊임없이 고통 속에 살고 있다. (피부병에 항암제를 쓰다니 그 사람 제 정신일까? 비소 든 약은 또 뭔가? 비소란 사약 내릴 때 쓰는 비상의 한 성분이 아니던가?)

 왜 타 분야에 대해 잘 알지도 못하는 사람들이 조상들의 힘든 노고의 결정체를 그리 무도하게 깔아뭉개려고 드는 걸까? 내가 임상에서 매일 환자들에게 듣는 말 중에 귀에 못이 박히게 듣는 말 중에 가장 흔한 말이 무슨 말인줄 아는가? 양방 병의원에서 준 양약 먹고 발생한 부작용 때문에 겪은 처절한 고행담들이다! 제발 그대들 양약이나 좀 제대로 써주오, 제발~!

 물론 한약도 부작용이 날 수 있다. 체질에 맞지 않는 약에 부작용을 나타내거나 혹은 알레르기가 심해서 웬만한 약재에는 죄다 좋지 않은 반응을 나타내는 사람도 있다. 그것은 당연히 처방을 잘못 썼거나 대부분의 약재에 매우 과민한 사람의 경우에나 해당되는 얘기다. 한약이 간에 좋지 않기 때문은 아니지 않는가! 그대들은 도대체 이런 정도의 초보 논리학도 모르는가? 초등학생, 아니 유치원생들도 그 정도는 알겠다.

 게다가 이런 부작용도 양약에 비한다면 양반이라 할 수 있다. 양약처럼 갑자기 심장이 멎거나 간에 치명상을 맞거나 신장이 순식간에 파괴되는 그런 일은 거의 없는 것이다. 그리고 그 빈도도 훨씬 덜하고, 강도도 상대적으로 훨씬 약한 편이다. 속이 좋지 않거나 두드러기가 나거나 머리가 좀 아프거나 하는 류의 증상들이 한약의 부작용의 대부분을 차지하는 것이다. 그런 경우는 그 한약을 중단하고 다른 처방을 복용하거나 아예 약을 쓰지 않고 다른 치료, 예컨대 침이나 뜸치료 같은 것을 받으면 된다. 이 모든 게 결국 그 한의사의 역량의 문제지 결코 한약 자체의 문제는 아닌 것이다.

 현명한 독자들은 내가 지금 무슨 말을 하고 있는지 분명히 알 것이다.

하여튼 한약 먹을 때 간에 대한 걱정은 붙들어매도 좋다. 내 한의원의 약, 나도 언제든 먹고 있고, 내 가족, 내 부모님, 내 친척들 등 모두들 필요하면 하시라도 나의 처방으로 꾸준히, 아무 문제없이, 잘 복용하고 있다. 대체 다른 무슨 말이 필요한가?

심장병에 걸린 목음체질 투병기

70세 된 남자 노인이 5월 초순경에 아들과 함께 한의원에 들렀다.

"두 달 전 쯤에 'ㄱ'병원에서 심근경색 수술을 받았어요. 근데 가슴 통증이 다시 와서 병원에 갔더니 또 수술하자고 하는 거예요. 그동안 약도 단 한 번도 안 거르고 꼬박꼬박 먹었고요. 제가 한 번 지킨다면 철저하거든요. 식후 30분이라고 해서 약하고 물 준비하고 시계 보고 있다가 정확하게 30분 되면 먹고, 그렇게까지 정확하게 했어요. 근데 다시 수술하자고 그러니 화가 안 나겠어요? 그래, 그만 두고 아들이 여기 잘 보신다고 해서 멀리서 찾아왔어요."

수술 받은 지 2달 정도밖에 안 됐는데 다시 수술을 해야 한다면 누구라도 기가차고 화가 날 것이다. 그리고 너무 뻔뻔하다는 생각도 든다. 세상에 이런 불평등한 거래가 또 어디 있을까? 적은 돈도 아니고 몇 백, 몇 천이라는 거금 들여 받은 서비스가 아무런 효과도 없었는데 또 다시 같은 제안을 받아들이라고 하다니!

원래 이 분은 7년 전쯤 동네병원에서 협심증 진단을 받고 전부터 협심증약을 복용해오고 있었다. 그러던 것이 최근 통증이 심해서 병원에 갔더니 경색이라면서 수술을 권유해서 수술을 받았던 것이다.

체질진단 결과 목음이었다. 특기할 만한 것은 목음체질인데도 상당히 마른 편이라는 것. 대개 목음체질은 목양체질처럼 근육질이거나 살이 찐 경우가 많은데 그는 그렇지 않는 것이다. 일반적 체형의 기준으로 보자면 그는 금체질 아니면 수체질에 가까웠다. 이것만 봐도 사상의학에서 신체치수를 재서 체질을 진단한다는 것이 얼마나 위험한 발상일 수 있나 하는 것을 어렵지 않게 알 수 있다.

"나는 한 번 욱하면 자제를 못하고 화를 잘 내요. 아무리 참으려 해도 나도 모르게 화가 치밀어오르고 그걸 분출해야 하거든요. 이 지랄 같은 성질 때문에 인간관계에서 피 좀 봤죠. 친구들하고도 많이 틀어지고 금전적 손해도 많이 봤어요. 그래도 난 뒤끝은 없어요. 조금 시간이 지나면 금방 풀어지죠. 그 순간만 참으면 되는데 그게 잘 안 돼요."

그는 약간 허스키하면서 빠르고 매우 높은 톤으로 말을 하여 그 목소리를 듣기만 해도 성격 급한 다혈질 성향의 사람이라는 것을 금방 알 수 있었다. 그래서 성격만 떼 놓고 보면 또, 흔히들 말하는 토양체질의 급한 성격을 언뜻 떠올릴 수 있다. 하지만 이것 역시 그렇지 않다. 따라서 성격을 가지고 체질을 논한다는 것 또한 지극히 많은 오류를 불러일으킬 수 있다는 사실을 꼭 상기해야 한다. 아마도 사람들이 체질을 판단할 때 음식을 제하고 가장 많이 떠올리는 것이 바로 이 성격이라는 것인데, 절대 성격을 가지고 체질을 판단하려고 하지 않았으면 하는 것이 나의 바람이다. 성격은 말하자면 '지멋대로인' 것이다. 체질과 거의 상관없다. 있다해도 일부만 그런 것이니까 절대 특정 체질을 대표할 수 없다.

그에게서 들은 것 중에 목음체질로서 또 하나 특기할 만한 것은 비타민A에 관한 것이었다.

"눈이 침침하고 피곤할 때 비타민A를 복용하면 금방 눈이 밝아져요."

비타민A가 목음체질에 좋다고는 하지만 구체적으로 어떤 작용이 있는지는 명확하게 눈에 잡히지 않았다. 그런데 그가 (일부지만) 구체적으로 그 효능을 말해준 것이다. 비타민A와 눈과의 관계를 리얼하게 들을 수 있는 기회였다. 이를 통해 우리는 비타민A가 간을 억제한다는 것을 추론할 수 있다. 이렇다면 자연스럽게 반대 체질인 금음체질, 그리고 또 다른 간이 가장 약한 체질인 금양체질에는 비타민A가 좋지 않다는 추론이 가능하다. 그런데 그가 다음 날 보여준 비타민A 약병의 성분을 읽어보니 뜻밖에도 대구의 간에 있는 오일, 즉 간유를 주성분으로 한 것이었다. 대구의 간유가 목음체질에 좋다라면, 이것은 대구라는 생선 그 자체도 목음체질에 좋지 않을까 하는 유추를 가능케 한다. 이것은 체질식의 분류에 수정이 필요할 수도 있다는 것을 시사한다(나는 대구의 목음체질에 대한 체질적합성이 명확하지 않아 나의 체질분류에서는 이로운 쪽에도 해로운 쪽에도 넣지 않았었다).

발한에 관해서도 그는 구체적인 증험을 말했다.

"찜질방 갔다가 땀 빼고 나면 몸이 참 좋아져요. 아주 가뿐하고 기분이 상쾌해져요!"

목체질에는 발한이 일반적으로 좋다고 알려져 있지만 생각보다 땀을 많이 흘리는 목체질은 별로 없다. 특히 목음체질은 더 그렇다. 땀을 별로 흘리지 않지만 크게 건강상의 문제를 느끼지도 않는다고 말하는 경우가 많은 것이다.

나는 목음체질에 대한 일반적인 설명과 주의사항을 얘기해주고 침 치료를 하고 심장을 안정시키는 체질약을 처방했다. 그리고 당분간 매일 나와서 침치료를 받으라고 했다.

그는 열심히 침치료를 받으러 내 한의원을 왔다. 그가 말한대로 그는 한 번 한다면 한결같이 하는 그런 사람이었다. 가깝지 않은 곳인 경기도에서 하루도 빠짐 없이 내 한의원을 들렀다. 그는 내게 치료를 받고 난 뒤 가슴 통증은 없어졌다고 했다. 그리고 마음도 한결 편하다고 했다. 그런데 그가 말한 또 다른 구체적인 호전의 징후는 배변이었다.

"대변이 아주 좋아졌어요! 그전에는 변 보는 게 보통 힘 드는 게 아니었어요. 아주 딱딱한 변이 항문을 꽉 막고 있어 힘을 많이 써야 겨우 나오고 그러다가 끝부분에 무른 변이 나왔는데 이제는 처음부터 끝까지 부드럽게 잘 나와요."

선경후당(先硬後溏)! 한의서의 고전이라 할 상한론에 보면 나오는 이 친숙한 용어, 하지만 실제로 어떻게 나오며, 어떤 체질과 연관이 있을까 하는 것은 아직 구체적인 사례를 많이 접하지 못했었다. 처음에는 딱딱한 변이 나오다가 뒤에 무른 변이 나온다는 이 말이 바로 이 사람의 경우를 일러 한 말이었던 것이다.

목음체질은 대장이 가장 짧은 체질이다. 그런 체질이 변이 잘 안 나온다는 것은 매우 중한 문제를 야기할 수 있다. 짧은 대장에 순식간에 변이 가득차서 그 독이 온몸에 미칠 수 있기 때문이다. 흔히들 목음체질을 말할 때 하루에 여러 번, 심지어 대여섯 번도 넘게 화장실을 간다고 알려져 있는데 이 사람의 경우를 보면 그런 경우가 모두에게 발생하는 것은 아니라는 것을 알 수 있다. 항상 경우에 따라 완전히 상반되는 경우도 나올 수 있다는 넓은 안목이 필요하다.

이 분은 내게 침치료와 한약 치료를 받고 많이 호전되었다. 이제 아침마다 찾아오던 흉통은 없어졌다. 그리고 항상 불안하던 마음도 한결 편안해졌다. 그러던 그가 하루는 어두운 얼굴을 하고 왔다.

"아, 어디가 좀 안 좋으세요?" 내가 물었다.

"엊저녁에 콜롬비아와 유소년 축구 승부차기를 보고 너무 긴장했는데 그 때문인지 그동안 안 아프던 가슴이 아파왔어요. 승부차기는 안 보려고 했는데 한 번 보니까 궁금해서 안 볼 수가 있어야죠."

심각한 상황임에도 웃음이 나오는 것은 어쩔 수 없었다. 협심증은 갑자기 운동을 하거나 긴장하거나 스트레스를 받았을 때 오는 경우가 많다. 하여튼 어떤 경우건 심장에 산소공급을 많이 요구하는 상황이 오면 발생할 수 있는 것이다.

나는 그에게 심장을 안정시키는 침을 놔주고 말했다. "앞으로는 당분간 축구 같은 것은 보지 마세요. 아직 심장에 혈류공급이 완전한 것은 아니니까요." 가끔 스포츠경기를 보다가 심장마비로 사망했다는 뉴스를 접할 때 정말 그럴까, 긴가민가 했는데 바로 이 사람이 그런 사람들 중의 한 사람이었던 것이다.

그는 요즘엔 심장이 많이 안정돼서 매일 오지 않고 3일에 한 번 정도 내원하고 있다. 얼굴도 많이 평화를 찾은 얼굴이다. 수술 안 하고 생활할 수 있다는 게 얼마나 좋은 일인가? 체질치료야 말로 이런 중 질환에 오히려 가장 파워풀한 효과를 낼 수 있는 방법이 아닐까 생각한다.

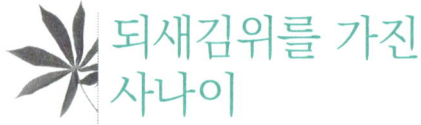
되새김위를 가진 사나이

"식사 후에 항상 되새김을 해요."

6월 초순경에 내원한 40 중반의 마른 체형을 가진 남자가 말했다. 소가 되새김을 한다는 말을 들어봤지만 사람이 그런다는 경우는 처음 들어봤다. 되새김이란 소가 한 번 씹어 위로 넘긴 풀을 다시 게워서 재차 씹어 삼키는 작용을 말한다.

"되새김이라뇨?" 내가 물었다.

"밥을 먹고 시간이 지나면 밥이 넘어와서 다시 씹어 넘겨요."

욱, 이럴 수가! 이런 말을 들으면 비위 약한 사람은 속이 좀 메스꺼울 수도 있겠다. 이 사람 말을 들으니 전에 치료한 수음체질 여성 환자가 생각났다(수음체질도 역시 비위가 가장 약한 체질이다). 그 환자는 저녁에 먹고 자면 다음 날 아침에 속이 메스껍고 구역질이 나서 계속 토한다고 했다. 이것은 수음체질에 종종 나타나는 위하수증으로 인해 파생되는 증상이라 할 수 있다. (위하수란 말 그대로 위가 무력해져서 아래로 축 쳐지는 증상을 말한다. 이 증상은 수양체질에도 있다. 그리고 금양이나 금음체질에도 종종 있는 편이며 그밖의 체질도 그 빈도는 떨어지만 역시 있을 수 있다.) 어쨌든 먹은 음식을 위로 올리는 습성은 소화기능이 약한 수체질의 한 특징인 것 같다(물론 위가 정상적인 기능을 하는 수체질은 이런 증상을 보이지 않는다).

되새김을 한다는 이 환자는 그 외에 여러 증상이 있었다. 양무릎관절이 아프고 손이 저린 증상, 목과 어깨가 항상 뻐근하고 아픈 증상, 소변이 시원치 않고 뒤에 찔끔찔끔 나오는 증상, 대변 본후 잔변감 등. 대개 기가 허해서 오는 증상과 그로 인한 혈행장해의 증상이 주된 것이었다.

나는 수양체질의 장부구조를 보여주면서 체질에 대한 설명을 해주었다. 그리고 비위의 소화기능을 강화하는 약을 지어주고 거기에 침치료를 더했다.

소화기능의 장애는 사실 수체질에 많기는 하지만 다른 체질들에도 자주 발생하는 가장 보편적인 질환 중의 하나이다. 수체질 다음으로 소화장애에 시달리는 체질이라면 금양, 금음체질, 그 다음으로 토음체질 등을 들 수 있다. 이 사람의 경우는 금양이나 금음체질과의 감별진단이 필수적이다. 외양이 금체질과 매우 닮았기 때문이다.

한 달이 약간 지난 어느 날 그가 다시 병원에 왔다. "되새김하는 것은 지어주신 체질약 먹고 많이 없어졌어요!"

생각보단 좀 싱겁게 치료가 된 느낌이 들었다. 상당히 어렵지 않을까 하는 예상도 했는데 말이다. 이렇듯 체질치료는 매우 난해한 질병도 식은 죽 먹기처럼 쉽게 치유하는 능력을 심심치 않게 발휘하기도 한다. 종교계에서 흔히 말하는 '이적'이라 할 만한 희귀한 일을 아무렇지도 않은 듯이 행하는 것이다. 아무튼 인간 되새김의 희례를 보여준 그는 내게 또 하나의 귀중한 8체질 임상경험을 안겨주었다.

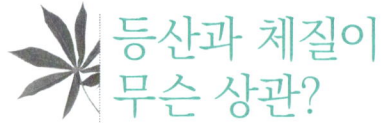
등산과 체질이 무슨 상관?

집 떠나면 개고생이란 말이 있다. 맞는 말이다. 요즘 들어 각광받고 있는 캠핑이란 것도 사실 사서 개고생하는 것이다. 안락한 침대 두고 옴짝달싹 못하는 텐트 속 침낭에서 새우잠을 자야 하고, 스위치만 돌리면 빵빵하게 나오는 가스레인지와 다양한 용도로 편리하게 제작된 주방도구 집어던지고 조그맣고 불편한 버너, 코펠에 각박하게 밥해 먹어야 하며, 뜨끈뜨끈한 물이 폭포처럼 콸콸 쏟아지는 널직한 욕실 팽개치고 고양이 세수하며 원주민처럼 얼굴에 땟국물이 찌든 꽤제제한 삶을 감수해야 한다.

그럼에도 불구하고 수수께끼처럼 사람들은 이런 노숙자의 삶 같은 캠핑에 대해 막연한 환상과 선망을 갖고 있다. 왤까? 캠핑에는 그런 편리함을 멀리하는 대신, 환각처럼 엔돌핀을 돌게 하고, 오금이 저리도록 짜릿하게 아드레날린이 솟구치게 하는 그 뭔가가 있기 때문이다. 살아 있음을 느끼게 하는 활기와 가슴 저미게 하는 스릴이 가득한 스포츠와 레저가 푸른 하늘 아래 맘껏 펼쳐지기 때문이다.

우리 국민이 가장 즐기고 사랑하는 스포츠·레저는 무엇일까? 나는 한의원에 오는 환자들에게 흔히 하는 운동이 무엇인지 물어본다.

"걷기요. 양재천 갓길을 매일 걸어요."

인간의 가장 기본적인 운동, 걷기. 다른 모든 운동을 제치고 단연코 1위를 차지한다.

"새벽에 집 뒤에 있는 우면산에 자주 올라요."

맑은 공기 마시며 영차, 영차 오르는 산행. 역시 걷기 운동의 일종이다. 그냥 걷기보단 아름다운 자연과 함께 하는 이 등산이 캠핑과 더 잘 어울리는 것은 당연하다.

나도 등산을 참 좋아한다. 한 때 백수처럼 지낼 때는 매일같이 산에 오른 적도 있었다. 빛고을 광주를 따스하게 감싸는 무등산 서석대, 입석대를 하루도 빠지지 않고 반년 가까이 오르기도 하고, 한양 땅 서울의 든든한 버팀목이 되어주는 삼각산(북한산의 옛이름)과 도봉산을 수개월 동안 하루같이 오르기도 했다.

"야! 무등산이 그렇게 좋은 줄은 몰랐어. 증심사 내려오는 길에 보리밥집에 들렀는데, 보리비빔밥, 그거 정말 죽여주더군! 무청에 싸먹는데 입에서 살살 녹는 맛이 정말 압권이더라구!"

김구라 뺨치는 현란한 구라를 자랑하는 지인이 광주에 갔다 와서 하는 말이다. 어느새 내 머릿속에도 예전에 즐겨 찾던 그 보리밥집이 스쳤다. 내 집처럼 드나들던 포근한 산자락이며 아기자기한 돌무더기길, 가슴을 후벼 파는 낭만의 백마능선 억새벌판이 꿈처럼 아스라이 펼쳐졌다. 언제 다시 그렇게 번쇄한 세사 다들 잊고 저 광활한 대자연과 마냥 벗하며 평화로이 살 수 있을까?

10센티미터가 훨씬 넘게 폭설이 내렸을 때의 북한산도 결코 잊을 수가 없다. 온산이 완벽하게 눈에 덮여 눈의 여왕이 사는 거대한 순백의 궁전에 나 홀로 초대받은 기분이었다. 나뭇가지, 가지마다 서커스의 곡예사처럼 아슬아슬 올라앉아 현란한 자태를 뽐내던 눈꽃들은 아! 환상, 정말 환상 그 자체였다.

이런 산들도 언제나 참 좋지만, 숨이 끊어지듯 극한 스포츠를 즐기는 우리 터프가이들에게는 좀 양이 차지 않은 바가 있을 것 같다. "그래도 기암절벽이 수려한 설악산 대청봉(1707.9m)이나, 어머니처럼 푸근하면서도 장엄한 지리산 천황봉(1915m) 정도는 돼야 몸이 좀 풀리지!" 최소한 이 정도의 고산준령이라야 스트레스와 과로에 시달린 뻑적지근한 근골격계를 뻑적지근하게 풀어줄 수 있지 않을까.

"등산을 참 좋아하는데 이상하게 하산할 때쯤이면 머리가 꼭 아파요! 왜 그러죠?"

내원한 한 환자가 내게 이렇게 말한다. 보통사람 같으면 이런 쌩뚱 맞은 질문에 다음과 같이 반응할 것이다.

"이게 무슨 소리야? 등산하면 머리가 아프다고? 그럴 리(理)가!"

당연히, 웬만하면 누구나, 그럴 리가 없다고 확신할 것이다. 그렇지 않은가!

"신선한 공기 마시면서 몸을 정화하고, 땀 쫙 흘려서 구석구석 쌓인 노폐물 배출했는데 머리가 아프다니! 몸이 깨끗하게 청소됐으니 오히려 아프던 머리가 나아져야 하는 것 아냐? 잘 생각해봐. 아마 등산 때문이 아닐 거야. 평소 편두통이나 만성 두통이 자주 있었던 거야. 기존에 있던 두통이 우연히 재발한 건데, 그게 하산한 시각과 겹친 거라구. 그 왜, 이런 말 있잖아, '오비이락'이라고, '까마귀 날자 배 떨어진다'는 말."

그러나 8체질의학을 전문으로 하는 나 같은 한의사는 이 사람의 두통이 까마귀-배와 같은 류의 문제는 아니라는 생각이 퍼뜩 든다. 하산 시 두통이라는 증상이 생길 수 있는 사람이 얼마든지 있다고 생각한다. 왜냐? 등산이 맞지 않는 체질이 있을 수 있으니까.

그 환자의 체질은 금양체질이었다. 금양체질(폐〉비〉심〉신〉간)은 폐가 가장 강하고 간이 가장 약한 체질이다. 이 체질과 등산 시 두통 사이에 과연 어떤 관계가 있는 걸까?

산에는 나무가 많다. 이 나뭇잎에 있는 엽록체는 빛에너지를 촉매로 광합성을 한다. 이른바 명반응이라는 이 과정에서 나무는 부산물로 산소를 내뿜는다. 그래서 산에는 산소가 많다. 이렇게 산소 농도가 높은데 사람이 가면, 그 산소가 체내에 다량 흡입되어 평소보다 더 많은 적혈구가 산소와 결합하게 된다. 그런데 체내의 혈관 속에 돌아다니는 적혈구의 수는 유한하다. 더 많은 수의 적혈구가 산소와 결합한다는 말은 체내 세포활동의 결과로 발생한 부산물인 이산화탄소가 결합해야 할 적혈구는 상대적으로 부족하게 됨을 의미한다. 결국 이산화탄소는 평소보다 더 많이 조직에 축적되는데 이를 배출시키는 작용을 해야 할 폐는 그렇게 하지 못하고 한동안 속수무책인 상태에 빠진다. 조직에서 적혈구와 결합된 이산화탄소만이 폐로 운반되어 폐에 의해 포착된 다음, 체외로 배출될 수 있기 때문이다. 따라서 울창한 산에서는 폐가 일을 못하고 빈둥빈둥 노는 형국이 되며, 결과적으로 폐가 너무 지나치게 강화되고, 그로 인해 태생적으로 폐를 가장 강하게 타고난 금양체질의 장기구조의 불균형이 더욱 심화된다.

한 때 산소방이라는 것이 유행했던 때가 있었다. 소정의 돈을 내고 산소방에 들어가 그곳에 뿜어져 나오는 산소를 재량껏 흡입하는 곳이다. 인체에 없어서는 안 될 호흡 물질인 산소를 공급받아 활력을 되찾고 건강을 더욱 높이자는 것이다. 산소를 흡입하고 나서 말 그대로 컨디션이 꽤 향상되는 사람도 있다. 그런데 어떤 사람은 반대로 산소를 흡입하면 오히려 메스껍거나 머리가 아파진다. 물론 이도저도 아닌, 좋은 걸 별로 못 느끼는 사람도 있다. 결과만 보면, 어쨌든 생각보다 효과를 보는 사람이 그다지 많지 않다고 할 수 있다. 결국 산소방은 얼마 못 가 사양길에 접어들었는지 요즘은 그 이름조차 들어보기 힘들어졌다. 이런 산소방에 들어갔을 때 컨디션이 나빠지고 불편한 사람은 아마도 등산 가면 알 수 없는 두통으로 시달리는 금체질일 것이다.

금양체질은 등산이 썩 좋지 않은 체질이다. 금음체질(폐〉신〉비〉심〉간) 역시 금양체질과 동일하게 폐가 가장 세고 간이 가장 약한 구조를 가져 등산이 그다지 좋지 않다. 따라서 금체질은 등산을 자주 가는 것이 바람직하지 않다.

그렇다면 등산 가면 몸이 날듯이 가볍고 기운이 솟는다는 사람은 무슨 체질일까? 먼저 목체질(목양·목음)을 들 수 있다. 이들은 금체질과 정확히 반대의 장기대소구조를 갖는다. 따라서 등산이 좋으리라는 것은 말할 필요도 없다. 목체질이 산에 올라 산소를 흠뻑 들이마시면 폐가 정화되어 약한 폐가 강화되고, 산에 오르는 동안 땀을 쫙 빼주면 신진대사가 활발해져 몸이 정말 좋아지는 걸 느낀다.

토양, 수음체질도 등산이 좋은 체질이다. 토양체질의 장기대소구조는 '비〉심〉간〉폐〉신'이고, 수음체질의 장기대소구조는 '신〉간〉심〉폐〉

비'이다. 구조적으로 폐가 가장 약한 장기는 아니지만, 두 번째로 약한 장기이기 때문에 역시 폐가 강화되는 등산에 상당한 도움을 받을 수 있다.

토음, 수양체질은 장기대소구조로 보면 폐가 두 번째로 강한 쪽에 포진되어 등산이 그다지 좋지 않을 것으로 예상된다. 하지만 임상에서 보면 등산이 이들 체질에 크게 해롭다는 케이스는 별로 발견되지 않는다(내가 아직 발견하지 못한 것일 수도 있다). 폐가 금체질처럼 가장 강한 장기가 아닌, 두 번째로 강한 장기라는 체질구조의 차이가 부작용이 크게 나타나지 않는 요인으로 작용한 듯하다. 체질에서 그 생리나 병리를 좌우하는 핵심 장기는 가장 센 강기나 가장 약한 장기이기 때문이다.

한편, 금체질인데도 이렇게 말하는 사람이 있다. "나는 등산 갔다 오면 기분도 상쾌하고 몸도 가뿐해져 참 좋던데."

체질의학을 공부하는 데 있어 꼭 이해해야 할 것이 이런 것이다. 체질이 같다 하더라도 반드시 같은 반응을 보이는 것은 아니라는 것이다. 여기 이 사람의 예는 신진대사를 촉진시키는 운동 효과가 높은 산소 농도로 인한 부작용을 능가하는 경우라고 봐야 할 것이다(사실 금체질의 많은 사람이 이런 반응을 보인다. 두통을 보이는 사람은 금체질 중 높은 산소농도에 대해 다른 사람들보다 매우 민감한 사람인 경우라 할 수 있다). 하지만 금체질이 이처럼 등산이 괜찮다고 느껴졌다 하더라도 너무 자주 등산을 다니는 것은 그리 바람직하지 않다. 내가 임상에서 겪은 다음 사례는 이와 관련해서 깊은 경각심을 준다.

2008년, 연일 폭염이 계속 되던 지긋지긋하던 여름이 막 끝나고 초가을에 들어선 9월의 어느 날이었다. 70대 후반의 노인이 부인과 함께 내 한의원을 찾았다. 진료실에 들어오면서 쩌렁쩌렁하게 말을 하시는데, 그렇게 큰 목소리를 내는 어른은 난생 처음인 것 같았다. 내원한 사유는 돌발성난청 때문. 아무런 이유 없이 갑자기 청력이 크게 저하하거나 상실되는 질병이다.

"날짜도 기억해요. 8월 첫째 날이었는데 남편은 그날도 북한산에 등산 갔다 오셨어요. 은퇴 후 친구들이랑 그렇게 산에 매일 가는 게 큰 낙이었거든요. 그런데 그날따라 무척 피곤해 하셨어요. 원래 체력이 워낙 좋으신 양반이어서 그렇게 피곤해하는 건 매우 드문 일이었지요. 세상에, 평생 안 자던 낮잠까지 주무시는 거예요. 결혼하고서 남편이 낮잠 자는 건 그날 처음 봤어요. 그런데, 그날 밤 새벽에 일어나시더니 어리벙벙한 표정으로 고개를 흔들면서 갑자기 소리가 안 들린다는 거예요!"

남편은 폭염 속에서 땀을 엄청 흘리면서 등산을 했다. 철두철미한 성품의 소유자로서, 건강관리 역시 치밀하게 해 와서 그 나이에도 젊은 사람 못지않은 강인한 체력을 과시하던 터였다. 그만큼 체력을 자신했으므로 폭염주의보가 연일 발령돼도 콧방귀도 뀌지 않았다.

그는 금양체질이었다. 금양체질은 등산도 좋지 않지만, 땀을 과다하게 흘리는 것도 좋지 않다. 특히 태양이 강렬하게 내리쬐는 상황에서는 더욱 그렇다. 태양이 그렇게 작열하였으니 광합성은 또 얼마나 활발하게 이뤄졌겠는가? 당연히 기공을 통해 방출되는 산소 농도도 최고조로 올랐을 것이다. 금양체질에 좋지 않은 제 조건들이 구슬 꿰듯 한꺼번에 두루 갖춰진 것이다.

노인은 탈진했다. 한의학에서 말하는 '음허증(陰虛證)'을 일으킨 것으로 보인다. 음허란 체내에 존재하는 진액이나 혈액의 부족 또는 고갈을 의미하는 병증(病證)이다. 이는 전통한의학의 장부(臟腑) 병리론에 따르면 통상 간과 신(신장)의 허증으로 설명되는데, 금양체질(폐〉비〉심〉신〉간)은 장기구조상 간이 가장 약하고 다음으로 신이 약한 구조를 갖고 있어 전통적인 견해와도 절묘하게 들어맞는다.

노인은 귀가 먹고 말았다. 내 한의원에 내원할 때는 청력검사상 청력이 거의 제로인 상태였다. 동반한 부인에 따르면, 아들이 양의사라서 대략 2달 정도 양방병원에서 치료를 받았다고 했다. 그런데 사실 치료라 해봐야 별 것이 없다. 혈액 순환제나 스테로이드제 같은 거로 땜질하는 치료밖에는 없는 것이다. 이것들은 말하자면 핵심은 다 비껴나간 치료약들이다. 원인을 밝혀 치료하는 것이 아닌, 그냥 요행을 바라고 한 번 써보는 것에 가깝기 때문이다. 특히 스테로이드제는 부작용이 매우 큰 약제라서 오래 써서는 결코 안 되는 약이다. 노인에게는 요행수가 맞지 않았다. 몇 주 써봤지만 효험이 전혀 없었던 것이다.

나는 노인의 체질을 면밀하게 진단했다. 금양체질이었다. 나는 금양체질에 대해 자세히 설명하고, 체질침을 시술하고, 청력회복에 도움을 주는 체질약을 투여했다. 그리고 음식주의를 아주 단단히 시켰다. "육식, 분식, 유제품, 매운 음식 등, 체질에 맞지 않는 음식은 일체 금하세요!" 물론 등산도 금하고 땀을 과하게 흘리는 운동 역시 제한했다. 평지를 걷는 운동을 대신 권했다.

큰소리치면서 치료를 시작했는데, 생각보다 차도가 별로 없었다. 노인은 여전히 말을 알아듣지 못했고, 부인은 내겐 차마 못하고 애꿎은 간호사에게만 자꾸 짜증을 냈다. 보호자는 환자를 잘 보좌하고 곧 나을 수 있다는 용기를 계속 북돋아줘야 하는데, 그녀는 자주 조바심을 내고 항상 찡그린 표정으로 진료실에 들어오니 치료하는 나도 스트레스를 많이 받았다.

3주쯤 되었을까? 점심식사를 마치고 대기실로 들어서는데 그 부부가 와 있었다. 그런데 웬일? 모처럼 부인이 싱글벙글 하는 게 아닌가!

"병원에서 청력검사를 했는데 청력이 많이 회복됐대요! 이 정도면 보청기해도 된대요."

전에는 소리에 아무 반응이 없어 보청기는 꿈도 못 꾸었는데 이제는 그렇게 할 수 있다는 것이다. 노부부에게 드디어 서광이 비치기 시작한 것이다. "이제는 손자손녀들과 전화통화도 곧잘 하세요." 음원이 귀에서 가까운 경우 어느 정도 소리를 들을 수 있었던 것이다. 노인은 그 후 그렇게 몇 개월 치료를 계속 해서 완전하지는 않지만 사는 데는 크게 지장이 없을 정도로 청력을 꽤 회복했다(이상은 나의 저서 『나의 체질은 무엇인가』 p.157~164에서 일부 수정하여 인용함).

금체질은 등산을 심하게 하는 것이 바람직하지 않다. 소중한 청력까지 상실케 하는 사례도 있으니 마땅히 주의하지 않으면 안 된다. 그럼에도 불구하고 꼭 등산을 가야겠다는 완고한 금체질이 가끔 있다.

"전 산에 안 가면 정말 낙이 없어요. 가끔씩 가는 것은 괜찮지 않나요?"

이렇게 산에 푹 빠진 금체질의 경우는 체질에 맞지 않는다 해도 결코 산을 포기하지 않는다. 그런 경우는 타협해서 가끔 가도 괜찮다고 할 수밖에 없다. 단, 나무가 너무 울창한 산은 피하고, 또 한낮이나 계절적으로 너무 더운 시기도 피해서 가도록 하는 것이 좋다. 동트기 전이나 해질녘을 틈타 가는 것도 한 방법이다. 산을 무척 좋아하는데, 충분한 시간이 없어 무박2일로 야간산행을 감행하는 등산동아리가 전에 유행한

적이 있었는데, 이런 방법이 오히려 금체질에게는 유리할 수 있다. "저는 야간산행하면 몸이 날아가는 것 같아요! 하나도 지치지 않아요." 환자 중에 이렇게 말하는 금체질이 있었다. 꼭 등산을 원하는 금체질이라면 야간산행도 종종 추천할 수 있다(단, 위험하기 때문에 주의를 요한다).

혹 독자 중에 암벽 등반 같은 극한 스포츠에 관심이 많은 사람도 있을 것이다. 암벽 등반 역시 금체질에 좋을 수 있다. 바위가 많은 산인 경우 산소 농도가 그다지 높지 않을 것이기 때문이다. 곰곰이 따져보니 고상돈이나 허영호, 엄홍길 같은 전문 산악인들 중에는 금체질이 상당히 많을 것으로 예측된다. 이들은 대개 에베레스트산과 같이 산소가 희박한, 지극히 높은 고도의 산들을 오르기 때문이다. 이런 극한의 환경이 폐활량을 특출나게 좋게 타고난 이들에게는 오히려 상대적으로 유리한 조건이 되는 것이다. 금체질이 전문산악인을 지망한다면 적극 권하겠다.

그럼 등산에 대해 체질의학적으로 한 번 정리를 해보자. 등산은 금체질에 가장 해롭고, 목체질에 가장 유익하다. 토양, 수음체질은 목체질 다음으로 이로우며, 나머지 토음, 수양체질도 그다지 나쁘지는 않다. 금체질은 등산을 좀 자제해야겠지만, 굳이 원할 경우 앞에서 말한 대안적인 방법(바위산 산행, 새벽 또는 일몰 후 산행, 혹은 야간산행 등)을 취한다면 등산과 반드시 결별할 필요는 없을 것이다. 그리고 수천 미터의 고산을 오르는 전문산악인을 지망하는 사람이라면 오히려 금체질이 적합하다.

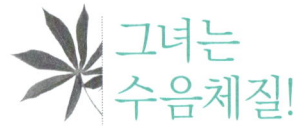
그녀는 수음체질!

올 1월 초순경 아담한 여성 환자가 내원했다. 몸무게와 신장을 토대로 측정한 그녀의 체질량지수는 18정도 되었다. 체중을 잴 때 옷을 입고 쟀다는 것을 감안하면 체질량지수가 18미만이라는 것이니, 상당히 마른 체형이라는 것을 알 수 있다.

그녀의 주된 증상은 계속되는 소화불량. 일주일 전 쯤 횟집 가서 회를 먹고 심하게 체한 후 계속 소화가 되지 않고 체기가 계속 있고 어지럽고 토할 것 같다는 것이다. 그녀는 평소에도 몸이 안 좋고 체기가 있을 때는 자주 어지럽고 배가 아프다고 했다. 특이한 것은 대변을 보고 나면 토할 것 같은 느낌과 어지러운 증상이 완화된다는 것(이 증상은 좀 더 두고 연구해봐야 하는 증상이라고 생각한다). 이 환자는 과식하면 신물이 올라오는 위산역류 증상도 보였다. 거기다 알레르기비염 증상도 보였는데 이 역시 회 먹고 체한 후 생겼다는 것이다. 이것도 좀 특이한 경우라 할 수 있다.

체질은 수음체질. 그녀가 보여준 소화기 증상은 수음체질의 전형적인 증상이다. (다른 체질도 이런 소화기 증상은 흔하므로 이 증상만 가지고는 수음이라고 단정하기는 좀 무리가 있다. 게다가 수음체질은 상당히 드문 체질이므로 더욱 그렇다. 어쨌든 그녀가 호소하는 증상과 체질은 둘로 나뉜 부절처럼 딱 부합된다). 다음 진술도 수음체질의 독특한 특징을 보여준다.

"저는 물을 안 마셔요. 밥 먹을 때 국물도 거의 안 먹어요."

전에 어떤 수양체질 환자도 이런 비슷한 말을 한 기억이 난다. 수음이건 수양이건 둘 다 수체질이므로 신방광이 가장 강한 체질. 따라서 수기가 부족한 경우가 별로 없으므로 물을 섭취할 필요를 잘 느끼지 않는다. 하지만 이 역시도 꼭 수체질에만 있는 것은 아니므로 주의를 요한다. 간혹 토양체질도 물을 거의 안 먹는 사람이 있으니까.

"짠 음식도 거의 안 먹어요."

이처럼 환자가 언급하는 거의 모든 진술들이 거듭해서 그 체질의 전형적 모범을 보여주는 예는 그리 흔하지 않다. 짠맛은 오행에서 신장을 강화하는 맛이므로 신장이 강한 수음체질에겐 상당히 좋지 않은 느낌을 준다.

나는 그녀에게 수음체질에 관한 개략적인 설명을 해준 다음 침을 시술했다. 보름 정도 후에 온 그녀는 침 맞고 소화가 많이 나아졌다고 했다. 하지만 비염이 아직 있어서 그에 대한 치료를 했다. 그 후로 이 환자는 내 한의원에 한동안 오지 않았다. 그리곤 대략 6개월 정도 지난 7월 하순, 그녀가 다시 내원했다. 역시나 소화불량으로.

"일주일 전부터 계속 체기가 있어 아무 것도 못 먹고 있어요!"

수음체질은 한 번 체기가 오면 좀체 빨리 해소되지 않고 장기적으로 지속되는 성향이 있다. 이것은 말하자면 위하수 증상의 하나인 것이다.

"그리고 얼굴에도 뭐가 나요."

이렇게 체한 상태가 오래 가면 꼭 턱에 여드름이 난다고 했다. 그리곤 부탁조로 질문을 한다.

"제 체질에는 커피가 안 좋아요? 커피를 좋아해서 아침에만 한 잔 정도 마시는데 그 정도만 마셔도 저녁에 잠이 안 와요. 커피뿐만 아니라 녹차 같은 다른 카페인 음료도 그래요."

커피는 수음체질에 좋은 편이지만 역시 민감한 사람은 수면에 장해를 일으킨다. 이런 경우는 아무래도 먹지 않는 것이 좋을 것이다. 커피가 가장 좋은 체질이라 할 수 있는 목양체질도 간혹 커피에 민감한 사람이 있어 잠을 설치는 경우가 있다. 물론 목양체질은 커피를 계속 마시면 금방 적응하게 되어 나중에는 수면에 거의 영향을 받지 않는다. 수음체질도 커피 아무리 많이 마셔도 아무렇지도 않은 사람이 있는가 하면, 이 여성과 같이 커피 한잔만 마셔도 잠을 못 자는 경우가 있다. 이렇게 커피가 수면에 많은 지장을 준다면 그 음용을 자제하는 수밖에 다른 도리가 없을 것이다.

내친김에 커피가 좋은 다른 체질도 보면, 토양 및 목음체질 역시 커피를 아무리 마셔도 아무렇지도 않은 사람이 있는가 하면, 커피만 마시면 가슴이 두근거리고 잠을 잘 못 자는 사람도 있다. 이 체질들 역시도 마셔서 별 문제 없다면 적당히 마셔도 되지만, 부작용이 많다면 마시지 않는 것이 상책이다. 하지만 그밖의 체질은 커피가 맞지 않는 체질이므로 부작용이 있건 없건 마시지 않는 것이 가장 좋다.

나는 다시 체질식을 강조하고 침을 시술했다. 다음 날 온 그녀는 속이 한결 나아졌다고 했다. 아침에 사과요구르트를 먹었는데 속이 쑥 내려가는 느낌을 받았다고 했다. 다시 체질침을 시술하고 체질약도 처방했다. 다음 날 온 그녀는 어제보다 더 나아졌다고 했다. 점심 먹었는데 별 문제 없었고 두근거림도 없다고 했다.

"어제 저녁에는 친구 만나 닭갈비 먹고 소화가 또 안 될까봐 걱정 많이 했는데, 주신 약 먹고 자니까 소화가 잘 돼 잠 잘 잤어요."

치료받기 전에는 속이 안 좋아 누워 자는 게 편하지 않았는데 이제는 잠자는 데도 별 문제가 없다고 했다. 하지만 가슴부위가 조이는 느낌 때문에 아직 크게 숨이 잘 쉬어지지 않는다고 했다. 아직 위가 완전히 정상화된 게 아닌 것이다. 체질과 관련된 이런 저런 얘기를 하던 그녀는 어느 틈에 어린 시절 얘기로 넘어갔다.

"생각해보니까 어려서도 밥을 잘 안 먹어서 항상 혼 났던 것 같아요. 하루 종일 아무 것도 안 먹다시피 했거든요. 밥 먹고 싶은 생각이 전혀 없었으니까요. 그래서 밥 많이 먹으라는 소리가 제일 괴로웠어요. 그런데 지금 생각해보면 외가쪽 친척들도 거의 다 나 같은 사람들이 많았어요. 몸집도 대부분 어린 애처럼 조그만하고."

"엄마가 체질이 수음체질인 모양이군요."

"그런 것 같아요."

"그럼 엄마도 소화력이 별로 좋지 않았을 텐데 그 고충을 알면서도 어떻게 그렇게 딸한테 자꾸 먹으라고 했을까?"

"엄마도 잘 체했어요. 근데 엄마는 체하면서도 계속 먹었어요. 심지어는 토하면서도 먹고. 나한테도 많이 먹어야 건강해지고 힘도 난다면서 자꾸 먹으라고 그랬어요!"

"야~ 수음체질한테는 절대 그러면 안 되는데…"

"그래서 지금도 엄마랑 먹는 것 때문에 항상 싸워요. 지금은 따로 살아서 전처럼 자주 싸우지는 않지만요. 한 번은 '생로병사의 비밀' 보고 나한테 전화해서는 물을 하루에 꼭 1리터는 먹으래요. 그렇게 물 많이 마시면 나는 소화기능이 더욱 더 나빠져서 도저히 감당 못하거든요. 그래서 그건 내게 잘 맞지 않는 건강법이라고 말하면, 엄마는 버럭 화를 내면서 억지로라도 먹으래요. 항상 그런 식으로 서로 부딪쳐요."

이런 얘기를 들으면 언제 체질의학이 보편적으로 사람들에게 받아들여져 모든 사람들이 자기 체질에 합당한 대접을 받게 될지 아직도 한참 요원하다는 생각이 든다. 그럴 때면 나도 가슴이 조이듯 답답해온다.

"수음체질의 사명은 어떻게 해서든지 안 먹는 거예요, 안 먹는 거. 항상 될 수 있는 대로 적게 먹도록 부단히 노력해야 자신의 건강을 지킬 수가 있어요."

수음체질이나 수양체질은 식생활이 다다익선이면 망한다. 소소익선만이 살길이다. 명심할 것!

목양체질 남자, 당뇨병과 맞장뜨다

"약은 한 번 먹기 시작하면 평생 먹어야 한다 잖아요. 그렇게 오래도록 약 먹기가 싫어서 뭔가 다른 방법을 찾다가 8체질에 대해 듣고 이렇게 왔습니다."

2013년 3월 초중순의 아직은 쌀쌀한 이른 봄에 40대 중반의 사업가가 내원했다. 주된 목적은 당뇨병의 치료. 혈당이 좀 높지만 병원약은 먹지 않고 운동과 식이로 조절하고 있다고 했다.

"식후에 운동 안 하면 혈당이 160에서 170대까지 오르고, 운동하면 110에서 120대 정도로 떨어져요."

그는 당뇨병을 처음 인지한 후 충격을 받고 꾸준한 운동과 식이조절로 다이어트를 하여 74킬로그램이던 체중을 64킬로그램까지 감량하는 데 성공했다. 당뇨병이란 게 그리 호락호락한 병은 아니지만 몸을 개선하겠다는 의지가 강하고 의사의 지시에 잘 순응하는 타입이어서 치료가 잘 될 수 있는 사람으로 판단했다. 이렇게 강한 의지를 가진 그였지만, 그러나 아직 실천하지 못한 것이 두 가지 있었다.

"다른 건 다 하겠는데 술담배는 진짜 못 끊겠어요! 혹시 여기 금연, 금주침 같은 거 안 놔주나요?" 그가 구원을 요청했다. 하지만 나의 대답은 그가 원하는 대답이 아니었다.

"그런 치료법이 있기는 하지만 그건 보조적 치료에 불과해요. 역시 본인이 결단력을 발휘해서 '확' 끊어야 합니다!"

"그렇죠~! 하긴 그런 침만으로 술담배가 쉽게 끊어진다면 누가 술담배 끊는다고 그리도 고생하겠어요."

술은 특히 혈당을 높이는 데 큰 작용을 하므로 반드시 끊거나 절주를 해야 한다. 담배는 당뇨에 직접 관련은 없지만 폐암이나 순환계질환 등에 가장 주요한 원인 중의 하나가 되므로 역시 끊는 것이 당연.

그의 체질은 목양이었다. 그래서 고기, 밀가루, 유제품, 뿌리채소를 먹도록 하고 잎채소, 생선, 해물 등을 금하도록 했다. 당뇨에 일반적으로 권하는 식단과는 판이하게 다른 것이다. 이 사람은 고기, 밀가루 등을 먹어도 된다는 말에 매우 신나했다.

"고기하고 분식을 해도 좋다는 거죠?"

목양체질에게 살판나는 세상인 것만은 확실한 거 같다. 침 치료를 하고 당뇨에 좋은 목양체질약을 처방했다. 치료를 받고 며칠 지났을 때 그가 내원했다.

"눈 침침한 것이 많이 좋아졌어요! 눈이 밝아지고 한결 편해요."

당뇨는 눈에 영향을 많이 주는 질환이다. 심하면 당뇨병성망막병증과 같은 병이 생겨 실명도 할 수 있다. 당뇨는 그 외에도 다양한 합병증을 유발하는데 가장 비극적인 것 중에 하나는 당뇨병으로 인한 조직의 괴사로 특히 발에 잘 생기는 '당뇨발'이란 것이 있다. 이는 높은 혈당으로 인해 혈액에 당이 많이 돌아다녀서 상처가 난 곳에 세균이 과다하게 증식하고 잘 아물지 않기 때문이다. 엊그제 어떤 토양체질 환자는 집안에 당뇨 내력이 많다며 부모 형제들 중 많은 이들이 발이 썩어들어가 다리, 심지어는 하반신 전체를 절단하거나 혹은 망막이 손상되어 실명을 하고 얼마 안 있어 죄다 사망했다며 자신도 그렇게 되지 않을까 심히 염려했다. 물론 이 목양체질 환자도 그런 걱정이 없는 것은 아닐 것이다. 그러기에 가깝지 않은 곳(경기도)에 살면서도 내 한의원을 열심히 다니고 있는 것이다. 다음번에 왔을 때는 이런 말로 내 한의원의 문을 두드렸다.

"밥 먹고 1시간 쯤 지나면 목이 바짝 마르는 증상이 있었는데 그게 좋아진 것 같아요! 한약 먹으니 식후 갈증이 없어졌어요!"

당뇨가 있으면 갈증이 많아져 자꾸 물을 들이키게 된다. 포도당이 소변으로 배출되면서 수분을 같이 끌고나가니까 수분 손실이 심해서 그런 것이다. 그런데 이 사람은 보통의 당뇨의 갈증과는 좀 다른 양상을 보인다. 대개는 식사와 관계없이 갈증이 지속되는데 이 사람은 꼭 식후 1시간 정도면 목이 바짝 마르다는 것이다.

"돼지감자가 제 체질에 좋나요?" 하루는 그가 이런 질문을 했다.

"돼지감자요?"

"사람들이 이게 당뇨에 좋다고 요즘 많이 먹고 있는 것 같아서요. 찾아보니까 췌장기능을 강화한다고 하데요. 목양체질이 췌장이 약하잖아요."

"처음 들어보는 건데 그게 감자의 일종인가요?"

"잘 모르겠어요. 모양은 되게 못 생겼는데 먹을 만은 해요. 어제부터 생으로 먹기 시작했어요."

"한 번 조심히 드셔보세요. 몸에 어떤 반응이 있는지 잘 살피면서요."

환자들은 내게 이런 식으로 새로 유행하는 건강식품이나 약초에 대해 질문을 곧 잘 한다. 내가 체질 전문의니까 잘 알고 있으리라고 생각하고선. 하지만 꼭 그렇진 않다. 이런 건강식품은 우리 한의사들보다 항상 한걸음 먼저 나아간다. 우리는 환자들이나 다른 사람들의 사례를 캐취하여 그것이 어떤 체질에 맞는지 정리만 할 뿐이다. 물론 그래도 일반인들보다는 유리한 입장에 있다. 많은 환자들이 자신들의 경험을 우리에게 무심코 얘기해주기 때문이다. 그러면 나는 그것들을 그때그때 정리해서 통계처리만 할 뿐이다. 그런데 이 돼지감자는 내게 처음 등장한 '루키'여서 아직 정보가 없던 것이다. 며칠 후 그가 왔을 때 내가 물었다.

"돼지감자 계속 먹고 있어요?"

"네."

"어때요?"

"괜찮은 거 같아요. 근데 이걸 먹으니 방귀가 그렇게 자주 나오데요. 괜찮을까요?"

"냄새가 독해요?"

"아뇨, 냄새가 거의 없는 시원한 방귀예요."

"그럼 괜찮을 거 같네요. 냄새가 독하다면 몸에 맞지 않는 것일 수 있는데 그렇지 않으니까요."

그는 이제 체질에 푹 빠졌다. 그래서 체질에 대한 공부도 열심히 하고 자료도 틈틈이 모으는 것 같았다.

"밥은 어떻게 드세요?" 내가 물었다.

"네? 그냥 흰쌀밥에다가 콩을 넣어 먹고 있어요. 체질을 몰랐을 때는 현미를 먹었었는데 현미가 목양체질에 안 좋다고 해서 이젠 안 먹어요."

"사실, 목양체질에게는 쌀보다는 밀가루가 더 좋다고 할 수 있어요. 서양사람들 쌀 안 먹고 죄다 밀가루 먹잖아요. 그들 중에 목체질이 많다는 증거에요. 그래서 목양체질은 어찌 보면 서양사람 체질이라 할 수 있죠."

"그렇군요."

"그런데 시중에 도는 밀가루는 식감을 높이기 위해 도정을 많이 거친 거예요. 그게 안 좋아요. 혈당을 급격하게 높이죠. 그래서 통밀을 먹어야 하는 거예요."

"그래서 저도 통밀빵을 구해보려고 했는데 그게 빵집에 별로 없데요. 보통 흰 밀가루에다 통밀 조금 섞어가지고 통밀빵이라고 해서 파는 게 대부분이에요."

"그게 문제죠."

"호밀빵은 괜찮아요?"

"안 좋아요. 그건 금체질에 좋아요. 통밀과 호밀을 헷갈리는 사람들이 있는데 둘은 완전히 다른 거예요. 통밀은 영어로 말하면 'wheat'이고, 호밀은 'rye'예요. 반드시 구별해서 먹어야 해요. 근데 시중의 호밀빵이란 것도 역시 보통 밀가루에다가 호밀 몇 프로 정도 섞어가지곤 호밀빵이라고 파는 거에 불과해요. 왜 그런지 아세요? 그냥 호밀빵 100%는 백밀가루빵에 비해 맛이 되게 없거든요. 근데 이렇게 밀가루에다 호밀을 조금 섞어놓으면 건강식품처럼 보여서 값도 올릴 수 있고 그래서 건강을 챙기는 사람들의 시선도 끌 수 있기 때문이지요. 그래서 진짜 100프로 호밀빵도 구하기가 상당히 어려워요."

"호밀빵도 그렇지만 100프로 통밀빵도 구하기 어렵긴 마찬가지던데요?"

"인터넷에 잘 찾아보면 있을 거예요. 아니면 차라리 통밀을 곡식으로 사다가 그냥 밥에 넣어 드시던지요. 우리밀 있죠? 그걸 통밀로 사세요. 전에 어떤 목양체질 환자한테 그렇게 하라고 권유했는데 밥맛도 좋고 다이어트에도 좋다고 하더군요."

"아, 그런 방법이 있어요? 그게 더 편하겠네요. 한 번 그렇게 해보겠습니다."

이 사람과 같은 환자는 우리 같은 의사에겐 정말 보석 같은 존재다. 의사의 권고를 적극적으로 삶에 실천하니 치료효과가 다른 사람들보다 월등하게 높은 것이다. 사실 대부분의 사람들은 의사가 한 말을 한 귀로 듣고 한 귀로 흘려보낸다. 그리고 자기가 듣고 싶은 말만 듣는 경향이 있다. 그러면 치료가 느려지고 효과가 지지부진할 수밖에 없다.

그는 대개 2, 3일에 한 번 꼴로 내 한의원에 내원했다. 그러면서 그간의 진전 상황을 꼼꼼하게 알려줬다.

"통밀밥 진짜 맛있던데요! 쫄깃쫄깃한 게 씹는 맛이 참 좋아요."

"그렇죠! 우리밀이 정말 좋아요."

"요즘에는 통밀밥에다가 돼지감자를 우유에 갈아서 먹고 있어요."

그는 계속 체질침과 체질약을 복용하면서 이런 식으로 체질식과 섭생을 철저히 지켜나갔다. 한두 달쯤 전에 와서는 이렇게 말했다. "요즘 바빠서 운동을 통 못하고 있는데도 식후 1시간 혈당이 119, 120 정도로 유지되고 있습니다. 어느 정도 관리가 좀 되고 있는 것 같아요."

며칠 전 온 그는 이제 당도 체크 안 한다고 했다. 전에는 매일 체크했는데 그것도 스트레스라 요즘엔 가끔만 한다는 것이다. 통밀빵과 치즈를 가지고 다니면서 점심, 저녁으로 대신하고 결명자차도 휴대하면서 틈틈이 마신다고 했다. 물론 목양체질에 좋은 고기는 항상 자주 먹는단다. 그는 내게 침을 맞고 약을 신청하고 나가면서 툭 던지듯이 말했다.

"이렇게 쭉 해 나가면 얼마 안 가 곧 완치될 거 같아요!"

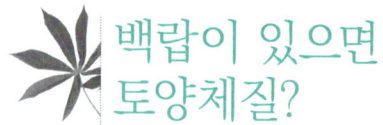
백랍이 있으면 토양체질?

백랍(白蠟)이라는 병이 있다. 피부가 하얗게 변하는 병이다. 권도원 선생에 따르면 토양체질의 독점병이라고 알려져 있다.

무더위가 절정에 달했던 2013년 8월 초순경 40대 후반의 일본인 여성 환자가 내원했다. 작년에 내게 치료를 받아 건강이 많이 좋아졌던 일본인 여성의 소개로 온 것이다. 변비, 요통, 배통, 하지부종 등이 있었는데 피부가 마치 누에처럼 하얀색이어서 화장을 너무 진하게 한 것으로 생각했다. 일본 전통극인 가부키에 나오는 배우처럼 분칠을 잔뜩 한 모습이었다. 그런데 알고보니 그게 아니었다. 삼십대 후반에 받은 심한 스트레스로 인해 발생한 백랍, 즉 피부가 하얗게 변하는 병을 앓고 있었던 것이다. 대개 백랍 환자들은 피부의 일부에 발생하는 경우가 대부분인데 이 환자는 거의 전신에 백랍이 완전히 점령한 상태였다. 좀 끔찍하다는 느낌이 들 정도였다. 체질을 보니 금양체질. 흔히 말하는 백랍 체질인 토양이 아니었다.

그녀는 어렸을 적에 교통사고를 당한 경력이 있었고 거의 10년쯤에는 엉덩방아를 찧고서 오래 서 있는 것이 힘든 상태였는데 올 5월에 다시 허리를 삐어서 전반적으로 허리와 등이 항상 아픈 상태에 있었다. 모친에게 류머티스관절염이 있었는데 본인도 류마티스인자가 높게 나와 그에 대한 걱정도 있었다. 나는 그녀에게 주증인 요통 등을 치료하는 침을 시술했다.

그녀는 침을 맞고 일본으로 돌아갔다. 그로부터 한 달가량 지난 어느 날 그녀를 내게 소개해줬던 일본인 여성에게서 연락이 왔다. 그녀가 내게 침 치료를 받고 허리가 많이 좋아져서 좀 더 치료를 받기 위해 다시 방한한다는 것이었다. 일본에서 수십 년을 치료해도 낫지 않던 고질이던 요통, 배통이 침 한 번 시술로 큰 차도를 보자 비록 먼 거리이긴 하지만 다시 현해탄을 넘어오기로 한 것이다. 환자가 좋아졌다는 전갈을 받고 나는 물론 기뻤다.

2013. 11. 23. 늦가을의 어느 날. 뜻하지 않게 그녀가 불쑥 한의원에 찾아왔다.
"아니~ 어쩐 일로 오셨어요?"
"한국 아이돌 스타 공연이 있어 보러 왔어요."
잠깐 둔기로 뒤통수를 얻어맞은 느낌이 들어 어안이 벙벙했다. 당시 그녀의 나이는 48세, 2015년인 현재는 50세가 됐을 것이다. "아~ 한류란 게 진짜 있는 거구나!" 말로만 듣던 한류의 실상을 온몸으로 실감했다.
"몸은 어떠세요?"
"그때 침 맞고 한약 먹고 허리가 많이 좋아졌어요. 온 김에 침 좀 맞으러 왔어요."
백랍은 토양체질의 독점병이 아니다.

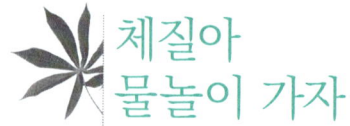 체질아
물놀이 가자

"지자요수, 인자요산(智者樂水, 仁者樂山), 지혜로운 자는 물을 좋아하고, 어진 이는 산을 좋아한다." 『논어(論語)』「옹야편(翁也篇)」에 나오는 유명한 말이다.

산을 오르는 것은 사실 힘든 일이다. 무거운 배낭 짊어지고, 군홧발 같은 등산화 끌고, 영차영차 낑낑대며 몸뚱아리와 사지를 천근같이 끌어당기는 중력에 항거하여 한걸음 한걸음 아뭇 소리 않고 기어올라야 한다. 가슴이 터질 듯 숨이 턱까지 차오르는 깔딱고개를 수도 없이 넘고 넘어 삶과 죽음의 경계를 맛보며 방황해야 한다. 자칫 방심하면 다시 못 올 지하세계의 스틱스(Styx) 강을 건널 수도 있다. 이 모든 고행을 견뎌낸 자만이 정상에 우뚝 서 발아래 꿈처럼 펼쳐진 장엄한 운무를 굽어볼 수 있다. 어진 덕성(仁)이 없이는 결코 이루기 어려운 수신(修身)의 과정이다.

물은 전혀 다르다. 우선 육체적 고난이 별로 없다. 물가를 유유히 걷거나, 조각배 타고 음풍농월, 시를 읊조리거나, 누각에 앉아 물을 지긋이 바라보며 술을 벗 삼아 사색에 잠기거나, 거추장스러운 옷 훌훌 벗

어딘지고 물살을 가르며 서서히 유영하기도 한다. 아하! 참으로 지혜로운지고(智).

그런데 같은 물이지만 바다는 떠오르는 심상이 많이 다르다. 드넓게 펼쳐진 파아란 바다, 쏴아 밀려드는 파도, 온몸을 부딪는 시원한 바람, 초생달처럼 아치를 그리며 휘돌아가는 반짝이는 은빛 모래사장, 그 위를 활보하는 흉근, 복근, 승모근, 광배근, 이두박근, 삼두박근의 근육질 남자들과, 터질 듯이 풍만한 가슴과, 무엇이건 퉁겨낼 것 같은 탄력 있는 힙, 파죽지세로 쭉쭉 뻗은 각선, 하늘하늘 굽이치는 에스라인을 드러내 작열하는 태양 아래 비치에 누워 브라운컬러로 태닝하는 비키니의 여자들. 모두들 맘 설레게 하는 정열과 낭만의 신이다.

지자요수? 아마도 이 말은 바다라기보다는 강물이거나 호수를 지칭한 것이리라. 바다를 좋아하는 자가 지자인지는 분명히 답하기 어려우나, 그렇다 하더라도 인자보다는 지자가 바다에 더 가까이 다가오는 이미지가 아닐까.

바닷가 모래사장에 텐트를 쳐본 적이 있는가? 해질녘 보드라운 모래가 받쳐주는 텐트바닥에 엎드려 시원한 방충망 너머 물결 넘실대는 바다를 내다보는 느낌은 뭐라 표현할 길이 없는 최상의 기분을 선사한다. 게다가 서늘한 바람이라도 얼굴을 스칠라치면 나도 몰래 어느덧 콧노래가 흥얼거려진다. 곁에서는 기타 소리에 맞춰 젊은이들이 노래하고, 비치볼을 차면서 아이들이 깔깔대고, 불판에 고기 올려놓은 취선들은 서로 주거니 받거니 시간 가는 줄 모르고 술잔을 기울인다. 모두들 나름대로 낭만을 한껏 향유하는 모습들이다. 분위기에 취해 간편한 차림으로 밤 늦도록 거닐다가 텐트에 들어와 큰 대자로 드러누우니 폭신한 모래침대가 살포시 등을 받쳐 지친 배면(背面, 등짝)을 사각사각 소리내며 부드럽게 만져준다. 영어에 '융단 속의 벌레처럼 안락하다(as snug as a bug in a rug)'라는 표현이 있는데, 딱 이런 느낌을 제대로 표현한 멋들어진 숙어라는 생각이 든다. 들뜬 마음에 이리저리 뒤척이다 모르는 결에 스르르 잠이 들면 파도소리 쉬지 않고 귓전에 메아리쳐, 저 바다에 누워 자는 듯 온밤이 흠뻑 젖는다.

사람들은 수영을 좋아한다. 그런 까닭에, 이러한 물가나 바다에서 수영은 결코 빼놓을 수 없는 첫손가락 가는 대중적인 놀이이다.『노자(老子)』제8장에 다음과 같은 말이 있다.

가장 좋은 것은 물과 같다(上善若水).

물은 만물을 잘 이롭게 하면서도 다투지 않는다(水善利萬物而不爭).

이른바 '상선약수장(上善若水章)'이라는『노자』의 유명한 장이다. 사물에 해를 주지 않고 이롭게 하는 물의 덕성을 잘 표현한 말이다. 물의 이러한 성품은 운동 중에서는 수영이라는 종목에서 특히 잘 드러난다. 수영은 요통 환자들에게 특히 효과가 있어 임상가에서 즐겨 권하는 운동처방이다.

이 요통 중에서도 특히 추간판탈출증(herniated nucleus pulposus, HNP)이라는 것이 있다. 흔히 '디스크'라고 불리는, 현대인들에게 경우에 따라서는 허리에 크나큰 고통을 안겨주는 병이다. 그런데 이 병은 인간에게만 특유한 질환이라고 한다. 다른 동물들은 외상으로 인한 경우가 아니라면 매우 드문 것이다. 이 병의 원인으로는 거창하게 진화론까지 동원된다. 직립으로 인한 부작용 때문이라는 설이다. 땅을 짚고 기어 다니던 인간이 직립해 서서 다니는 바람에 그 전까진 인간에게 매우 생소했던, 중력으로 인한 수직하중이 요추 상면에 집중적으로 작용하여 추간판(디스크)이 뒤로 밀려나는 참극이 발생하게 되었다는 것이다(직립 전에는 기어 다니므로 요추 상면에 대해 횡하중이 분산적으로 걸렸다). 밀려난 추간판이 그 뒤에 위치한 척수신경을 눌러 허리에 극심한 통증을 유발한 것이다. 대개 눌린 신경이 지배하는 영역의 다리나 발에까지 덤으로 통증 또는 저림 증상을 안겨주기도 한다. 이 설에 따르면 인간 척추의 진화는 아직도 여전히 현재진행형이라는 말이다. 인간의 척추는 말하자면, 진화적으로 완전히 적응단계에까지는 이르지 못한 것이다. 그래서 부실공사로 인해 사고가 자꾸 나듯이 불완전한 허리에 병치레가 빈발하는 것이다.

"허리가 아프고 다리가 저릿저릿해서 너무 괴로워요! 수영을 계속 하고 있는데 도무지 나아질 기미가 안 보이네요." 허리디스크로 힘들어 하는 환자의 말이다.

"수영은 해로우니 앞으로는 하지 마세요!" 내가 말했다.

"네? 전에 다니던 정형외과 의사는 수영이 허리에 좋다고 하던데……." 환자가 고개를 갸우뚱하면서 의구심을 제기한다.

"선생님의 체질에는 수영이 해롭기 때문에 오히려 디스크가 더 악화될 수 있어요." 환자가 토양체질이기 때문에 이렇게 답했다.

척추는 경추(頸椎) 7개, 흉추(胸椎) 12개, 요추(腰椎) 5개, 천추(薦椎) 5개, 미추(尾椎) 4개로 구성돼 있다. 이 많은 뼈들이 서로 관절을 이루어 굴신과 회전, 비틀림 등 복잡하고 정교한 운동을 수행하는 것이다. 이를 위해 수많은 인대와 근육들이 척추 주위에 현란하게 부착돼 있다.

척추와 관련하여 간과하는 중대한 사실이 있다. 그것은 척추는 스스로 운동할 수 없다는 것이다. 척추의 운동은, 그것을 관절이라는 단위를 이룰 수 있도록 견고하게 붙들고 있는 인대와, 그것에 운동성을 부여하는 근육에 달려있다. 따라서 이 인대와 근육들이 여하히 튼튼하면서도 유연하게 발달하느냐, 하는 것에 따라 척추의 건강상태가 결정된다고 할 수 있다. 즉 척추의 문제는 척추가 쥐고 있는 것이 아니라, 척추 주위의 근육과 인대가 쥐고 있는 것이다. 따라서 결론은 다음과 같다. 근육과 인대가 건강해야 척추가 건강할 수 있다. 그럼 근육과 인대는 어떻게 해야 건강해질 수 있을까? 정답은, '운동'이다.

"결론이 참 상식적이군요!"

하지만 이게 그리 간단치 않다. 문제는 허리디스크라는 질환이 척추에 대해 종축방향으로(longitudinally) 작용하는 중력 때문에 발생하므로, 이 질환으로 고통받고 있는 많은 사람들에게 대부분의 운동이 사뭇 곤란하다는 데 있다. 운동 시 필히 발생할 수밖에 없는 상하 수직방향의 충격이 척추 디스크에 지속해서 가해지는 것을 피할 수 없기 때문이다. 하지만 병을 치료하려면 어쨌든 의학적 처지 못지않게 운동도 꼭 필요하다. 관건은 척추에 하중을 주지 않으면서도 허리에 운동량이 충분한 그런 운동을 발굴해야 하는 것이다.

우리는 중력장 안에서 살고 있다. 그런데 어떻게 중력을 피하는 운동이 가능하단 말인가? 그런 운동이 과연 있는가? 다행히도, 있다! 바로 수영이라는 운동.

수영이라는 운동은 특이하게도 인간이 수평인 자세로 할 수 있는 거의 유일한 운동이다. 다른 일반적인 운동은 바닥에 엎드리거나 누운 자세가 아니라면 대부분 척추를 곧추 세워서 할 수밖에 없다. 그런데 수영은 마치 물고기가 물속을 유유히 유영하듯이 수평으로 행할 수 있는 운동인 것이다. 이 수평의 운동으로 인해 척추에 종 방향이 아닌, 횡 방향의 하중이 가해지고, 따라서 척추와 척추 사이의 디스크에 집중되는 하중이 분산되어 척추와 디스크에 큰 무리가 없는 운동이 가능한 것이다.

"수평으로 하는 운동이 좋다면 마루에 매트 깔고 누워서 혹은 엎드려서 운동을 하면 되잖아요. 체조나 스트레칭 같은 거 말이에요. 굳이 옷 벗고 샤워하고 다시 옷 입고 하는 수속 절차 복잡한 수영을 번거롭게 할 필요 있나요?"

수영에서 얻어지는 큰 장점이 하나 더 있다. 그것은 물의 부력이라는 것이다. 이것 때문에 우리 몸이 물에서 우주인처럼 둥둥 뜰 수 있게 되는 것이다. 이렇게 물의 부력이 가세함으로써 척추에 가해지는 중력으로 인한 하중을 일정 부분 추가 상쇄하여 척추에 가해지는 힘을 더욱 완화시킬 수 있는 것이다. 이러한 부력은 당연하지만 우주선 같은 무중력의 공간이 아니라면 물에서밖에는 얻을 수가 없다. 그래서 수영이 요통에 좋다는 것이다.

물은 또, 마사지의 효과가 있다. 물이 가진 유동성과 부드러움, 적절한 중량이 온몸을 구석구석 어루만져 줌으로써 혈액순환을 돕고 피부를 탱탱하게 해주는 것이다. 물 폭포, 물 분무, 월풀(whirlpool) 등 물의 힘을 이용한 여러 가지 건강 시설을 갖춘 대중탕이나, 오일마사지, 아로마, 명상음악 등을 온열목욕과 결합한 스파(spa)도 역시 물을 이용한 마사지 효과를 노린 것이다. 수영을 하면 손과 발, 몸통 등을 물속에서 활발히 움직이므로 자연스럽게 물에 의한 마사지를 받는 혜택을 누릴 수 있다.

"상선약수라더니 정말 그렇군요. 저도 허리가 별로 좋지 않은데 내일부터 당장 수영을 해야겠어요!"

그러나 잠깐! 무턱대고 아무나 수영한다고 좋은 것이 아님을 벌써 잊었는가? 다른 모든 것과 마찬가지로 수영 역시 좋은 체질과 해로운 체질이 있다.

우선, 수영이 가장 좋은 체질은 금양 또는 금음, 즉 금체질(태양인)이다. 그 다음으로 좋은 체질은 수양 또는 수음, 즉 수체질(소음인)이다. 이들은 기본적으로 체표에 열이 많고 체내에 열이 부족한 체질이므로, 차가운 물로 체표를 식히고 (수영이란) 운동으로 대사를 촉진시켜 체내를 달구어 인체 표리 간의 열의 균형을 잡아줄 수 있다.

하지만 목체질(태음인)과 토체질(소양인)은 수영이 좋지 않다. 이들은 체표에 열이 없고 체내에 열이 많은 체질이므로 차가운 물이 체표에 닿아 체표를 더욱 냉각시키고, 운동으로 발생한 열이 체내에 갇혀 표리 간의 열의 불균형이 더욱 심화되기 때문이다. 그래서 목체질이나 토체질이 수영을 계속 하면 혈액순환이 나빠져 팔다리 등 신체에 마비가 올 수 있다. 특히 토양체질은 수영을 하면 몸이 되게 피곤해지고 지친다. "어쩐지 수영만 하고 나면 몸이 천근같이 무거워 잠을 꼭 자야 했는데 이유가 있었군!" 게다가 면역이 저하되어 감염이 자꾸 일어나기도 한다. "아하! 그래서 수영장 다닐 때 그렇게 감기를 달고 살았구나." 혹시 전에 수영하다가 이런 경험 때문에 계속 못하고 중도에 포기한 경우가 있는가? 그렇다면 토체질이나 목체질일 가능성이 높다고 할 수 있다.

한편, 수영이 맞지 않은 체질인데도 굳이 수영을 고집하는 사람이 있다. "제가 수영을 5년 넘게 계속 해 와서 이제 수영을 그만 둘 수가 없어요. 그리고 수영해서 살도 빠지고 건강이 좋아진 면도 있어요. 수영 계속 하면 안 되나요?"

목음체질인 한 남자환자의 말이다. 수영하면 다리가 저리고 마비가 온다면서도 기필코 수영을 하려는 것이다. 물론 수영을 그만 두는 것이 최선이지만 수영을 꼭 고집한다면 의사로선 차선책이라도 제시해야 한다.

"수영을 할 때 절대 쉬지 말고 계속 해서 꼭 땀이 나게 하세요. 한 번에 힘을 많이 쓰지 말고 천천히 왔다~ 갔다~ 하면서 열량을 지속적으로 소모하면 돼요. 그리고 수영이 끝나면 반드시 뜨거운 물로 샤워나 목욕을 해서 피부를 덥혀 풀어주는 것을 잊지 말고요."

수영에 관한 목체질이나 토체질의 문제는 사실 수영이라는 운동 그 자체 때문이라기보다는 수영장의 차가운 물 때문에 발생하는 것이다. 수영장 물만 따뜻하다면 사실 목체질이나 토체질이라 해서 수영이 꼭 나쁠 이유는 없는 것이다. 아니, 사실은 물이 따뜻하다면 오히려 더 좋을 것이다. 하지만 그런 수영장이 거의 없으므로 궁여지책으로 이렇게라도 조언을 하려는 것이다.

또, 수영이 체질적으로 맞는데도 부작용으로 내원하는 사람도 있다. "그동안 원장님 말씀대로 수영해서 참 좋았는데, 어제 접영을 처음 배우다가 허리가 갑자기 뜨끔하더니 허릿병이 다시 도졌어요!"

심한 디스크질환으로 고생하다 내원해서 치료를 받고 많이 좋아져 행복해 하던 노경의 여자 환자(금양체질)였는데, 접영을 배우다 그만 허리를 다쳐 이렇게 울상을 하고 다시 내원한 것이다. 수영이 맞는 체질이라 할지라도 가끔 이렇게 뜻하지 않은 불상사가 발생하기도 한다. 접영은 허리를 너무 강하게 요동치는 운동이 돼나서 디스크가 있거나 평소 허리가 부실한 사람은 자칫 위험할 수 있다. 허리가 좋지 않은 사람은 설사 수영이 체질에 맞는다 하더라도 접영은 가능한 한 하지 말기 바란다. 자유형이나 평영, 배영중에서 취향에 따라 좋아하는 것을 선택하면 될 것이다.

체질 팁(Tip)

바닷가나 강가에 가서 캠핑을 하면서 수영을 할 목적이라면 금체질(태양인)이나 수체질(소음인)이 가장 적격이다. 스쿠버다이빙(scuba diving)이나 스노클링(snorkeling), 윈드서핑(wind surfing), 수상스키 같은 수상 레저·스포츠 역시도 이 금체질이나 수체질에 좋다.

반면, 목체질(태음인)이나 토체질(소양인)은 수영을 포함하여 이런 류의 레저·스포츠가 그다지 좋지 않다. 하지만 일 년 내내 상시적으로 하는 것이 아니라면 일시적으로 며칠 하는 것 정도야 크게 해롭다고 할 수는 없다. 특히 요트나 래프팅(rafting), 카누처럼 상대적으로 물속에 오래 잔류하지 않는 수상스포츠는 목체질이나 토체질에도 괜찮을 것이다. 단, 앞에서 말한 대로 적절한 대안적 접근은 필요하다. 즉, 찬 물에 너무 오래 머물지 말 것이며, 레저 활동이 끝나면 곧바로 온수 샤워나 더운 목욕을 해서 피부를 잘 풀어줄 것이다.

칼집 나는 체질질환, 켈로이드증

켈로이드(Keloid)성 피부 증상을 가진 사람들이 종종 눈에 띈다. 수술 자국이 잘 아물지 않고 커져서 수술자국을 따라 붉은색의 융기된 피부조직을 남겨 보기 흉하게 된 경우에서부터, 여성들 귓볼에 뚫는 귀걸이 구멍이 잘 아물지 않아 다른 사람들보다 훨씬 크게 자국이 남는 경우까지 다양한 양상을 보이는 피부 질환이다. 이런 사람은 큰 사고를 당하거나 중병으로 대수술을 하는 경우 상처가 아물지 않아 큰 낭패를 당할 수 있으므로 될 수 있는 대로 몸관리를 잘하여 크게 다치거나 아프지 말아야 할 것이다. 그럼 이 켈로이드성 피부는 주로 어느 체질에 발생할까?

한의원에 온 환자들을 토대로 통계를 내봤다. 2013년 3월 중순부터 9월 말까지 내원한 1200명 가량의 환자 중에 켈로이드성피부를 가진 사람이 대략 55명 가량 됐는데, 이 중 절반 이상인 32명이 금양체질로 58%를 차지하여 단연 1위를 달렸고, 그 뒤를 이어 토양체질 10명(18%), 금음체질과 수양체질이 공히 6명(11%), 그리고 목음체질이 1명(2%)을 차지했다. 결국 켈로이드는 금양체질과 토양체질에 가장 많이 나타나는 피부 질환임을 알 수 있다(두 체질이 70%를 차지). 하지만 금음체질과 수양체질 역시 무시할 수 없는 숫자를 차지하므로 진단시에는 꼭 참고해야 한다.

그럼 목양체질과 수음체질, 토음체질에서는 단 한 명도 나오지 않은 것으로 봐 이들 체질에는 켈로이드성피부가 없다고 단정할 수 있을까? 목양과 수음체질에서는 그렇다고 할 수 있겠지만, 토음체질은 좀 의문의 여지가 있다. 왜냐하면 이 체질은 그 절대수가 별로 많지 않는 희귀 체질이기 때문이다. 즉, 너무 적은 수로 분포하는 체질이라서 켈로이드성피부의 존재 유무를 판단하기에는 적절하지 않았다는 말이다. 따라서 토음체질에 대해서는 아직 단정할 수 없다. 다만 기존의 토음체질 환자들이 대개 알레르기성 피부 질환으로 고생하는 사람들이 많은 것으로 봐 켈로이드성피부도 역시 상당수 가지고 있을 것으로 추측할 수는 있다. 결론으로, 켈로이드성피부는 금양, 토양, 금음, 수양체질에 주로 나타나며 그 중에서도 금양체질에 가장 많은 분포를 나타내는 질환이라고 할 수 있다.

체질을 알면 화장발이 좋아진다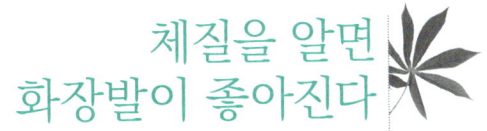

1월 중순경 멀리 지방에서 중년의 부인이 남편과 함께 내원했다.

"어디가 불편하세요?" 내가 물었다.
"위가 너무 안 좋아요. 물도 소화가 안 될 정도 위가 불편해요."
"증상이 어떤데요?"
"뭘 먹어도 소화가 안 돼요. 위에서 항상 출렁출렁 소리가 나고. 근데 식탐은 많아서 자꾸 먹어요. 그러고 나서 고통스러워서 움직이지도 못해요."
"또 다른 증상은요?"
"근래 와서는 입에서 신맛이 자꾸 나요! 꼭 귤을 먹은 것처럼!" 이건 좀 특이한 증상이었다. 입이 항상 쓰다는 사람은 종종 있는데 입이 시다니.
그녀는 이 외에도 다양한 증상을 호소했다.
"짠 것도 못 먹어요. 된장, 젓갈, 깻잎, 장아찌 같은 것 먹으면 몸이 붓고 위장장애가 심하게 나요." 이런 증상이야 다른 사람들에게도 흔히 나타날 수 있으니 그렇다 치자.

"생선 중에 고등어, 꽁치, 조기 등이 특히 안 좋아요!" 기름기 많은 고등어, 꽁치는 소화장애를 호소하는 사람들이 꽤 많은데 조기가 안 좋다는 사람은 사실 많지 않은 편이다.

"비타민 먹으면 부작용이 심해요, 소화불량이 1시간 정도 계속 되거든요." 이 역시 그리 많은 사례는 아니다.

"신 것도 못 먹어요. 신김치 좋아하는데 먹으면 얼굴에 뭐가 올라와 고름처럼 물집이 잡혀요. 그래서 과일도 대개는 못 먹어요. 특히 사과, 오렌지, 키위, 포도 등이 심해요." 신걸 먹었다고 얼굴에 고름이 잡혀? 거 참 묘하군! 아까 입에서 신맛이 자꾸 난다고 했는데, 이렇다면 그녀에겐 전에 먹은 신맛 나는 것들이 입안에서 결코 가시지 않고 하나같이 그 안에 고스란히 남아 있기라도 한단 말인가?

"상추 먹으면 배가 살살 아파요." 상추 먹으면 소화 안 된 채로 대변에 그대로 나온다는 사람은 흔하다. 그런데 이렇게 배가 아프다는 사람은 별로 들어보지 못한 것 같다. 그녀의 특이한 증상은 여기서 그치지 않는다.

"커피 마시면 틱장애가 와요."

"옛? 틱장애요?"

"커필 마시면 눈이 깜빡깜빡거리거든요!" 세상에 참, 별 사람 다 보겠다. 커피 마시고 잠이 안 오거나 손이 떨리거나 가슴이 두근거리는 사람은 많이 봤지만, 아닌 밤에 홍두깨도 아니고 틱이라니!

그녀는 또한 목욕하면 머리에 두드러기가 나기도 하고 몸이 가려워 긁으면 피부가 붉게 부풀어오르기도 했다. 전형적인 피부알레르기 증상도 있는 것이다.

그녀는 전에 수영도 6개월 했다는데, 그때는 몸이 너무너무 좋았단다.

혈액순환이 좋아져 심하던 정맥류가 가벼워진 것이다. 그런데 좋은 점만 있는 것은 아니었다. 문제는 부종, 다 좋은데 수영만 하고 나면 얼굴과 몸이 띵띵 부어서 계속할 수가 없었던 것이다. 그래서 그녀는 결국 중도에 수영을 그만 두고 말았단다. 혈액순환이 좋아졌다는데 부종이 있었다고? 이는 또 무슨 말인가? 부종이란 혈액순환이 잘 안 될 때 나타나는 대표 증상이 아닌가?

그녀에겐 또 하나 기이한 증상이 있었다.

"찬 음식을 먹으면 얼굴에 뭐가 자꾸 올라와요." 찬 걸 먹으면 배탈이 나거나 설사를 한다는 경우는 들어봤어도 피부증상을 일으킨다는 말은 사실 처음 들어봤다. 미국의 유명한 의학드라마에 나오는 괴짜 의사, 하우스가 딱 좋아할 만한 참으로 흥미로운 환자가 아닐 수 없다.

복잡다단한 환자인 만큼 나는 자못 신중하게 이것저것 문진도 하고, 설문도 꼼꼼히 살피고, 맥도 거듭 잡고 또 잡았다. 결론은 토양체질!

"토양체질이라고요? 확실해요?"

"네, 확실합니다."

"전 찬 걸 못 먹는데요? 토양은 찬 것을 잘 먹는 체질이잖아요?"

"간혹 토양체질도 찬 것을 잘 못 먹는 사람이 있어요. 그런 경우는 적당히 따뜻하게 혹은 상온으로 먹을 걸 권해요. 너무 뜨거운 것은 좋지 않거든요."

"전 물도 잘 못 먹어요. 토양체질은 물 잘 먹지 않아요? 신장이 약한 체질이니까 수기를 보충해야잖아요."

"토양체질도 물 잘 못먹는 사람 많이 있어요. 물 조금만 먹어도 띵띵 붓는 사람 꽤 많이요. 신장 기능이 많이 저하되면 토양체질은 물을 잘

처리하지 못하게 돼요."

"제가 수영할 때는 몸이 참 좋았는데도 토양체질이 맞단 말이죠? 토양은 수영이 잘 안 맞는다고 들었는데."

"수영하고 나면 몸이 많이 부었다면서요. 그렇다면 일부 좋아진 점이 있다고 해도 사실은 좋지 않다는 사인이에요."

그녀의 거듭되는 반론에도 불구하고 나는 토양체질을 확신하고, 그녀에게 체질침을 놓고 소화기능을 바로잡아주는 체질약을 처방했다.

"속도 편해지고 입안이 시던 게 사라졌어요!" 초진 후 이틀이 지났을 때 그녀가 전화를 걸어 이렇게 탄성을 질렀다.

"체질약도 먹기 편하고 아무 부작용이 없어요." 전엔 한약을 먹으면 항상 부작용 때문에 먹질 못하고 중도에 그만둬야 했던 그녀였다.

"그리고 찬 것 먹어도 열꽃 안 올라와요." 이 대목은 사실 아직도 잘 이해가 되지 않는 대목이다. 토양체질은 차게 먹어도 좋은 체질이고 어떤 사람은 소화 안 될 때 얼음 먹으면 속이 편해지기도 하는데 말이다. 간혹 토양체질 중에도 찬 것 먹기를 싫어하거나 찬 음식에 설사하거나 속이 편치 않은 사람도 있긴 하지만, 찬 것 먹는다고 열꽃이 올라오다니 이 무슨 조화란 말인가? 이러니 다른 데서 죄다 수양이나 수음체질, 혹은 소음인이라고 하지 않았겠나!

일주일 쯤 지났을 때, 그녀가 다시 한의원을 찾아왔다. 딸과 함께.

"원장님, 너무 신기해요! 화장이 안 떠요!"

"화장이 안 뜬다고요? 그게 무슨 말이죠?"

"전엔 화장을 하고 시간이 좀 지나면 이렇게 떴거든요. 화장이 잘 안 먹었단 말이예요."

화장이 잘 안 먹는다… 난 화장을 안 하는 사람이니 정확하게는 잘 모르겠지만, 가끔 화장을 한 여성들의 얼굴 표면에 분가루 같은 것이 둥둥 떠 있는 것을 본 적이 있는데 대충 잡아 그런 얘기 같다. 그런 분들 보면 "왜 저렇게 덕지덕지 화장을 하고 다니나?" 했는데 알고 보니 이런 애처로운 사연이 있었던 것이다. 의사노릇 하다보면 배우는 것이 참 많다.

"화장이 뜨면 얼마나 속이 상한지 아세요? 아침에 화장하고 어디 결혼식에라도 가면 그새 화장이 떠서 들어가기 전에 꼭 다시 화장을 고쳐야 했다니까요! 근데 이젠 안 그래도 돼요. 원장님 정말 고마워요!"

"옆에서 보니까 엄마 화장, 이젠 3시간이 지나도 안 떠요!" 옆에 같이 온 딸도 한수 거든다. 아무튼 화장이 잘 된다는 얘기리라. 옆에 경상도 사나이가 있었다면 이렇게 말했을 것이다. "그게 그렇게 존나!"

"입 신 것도 정말 없어졌어요?" 내가 다시 물었다.

"네! 그건 바로 다음날부터 없어졌어요. 정~말 신기해요. 그것 때문에 얼마나 괴로웠는데."

항상 느끼는 거지만 체질치료가 딱 맞는 사람들은 그 효과가 마술처럼 나타난다. 아무리 오래 된 질병이라도 한순간에 훅 보내버리는 것이다.

"그래도 너무 찬 것은 역시 안 좋아요. 머리도 아프거든요. 근데 실온에 있는 것은 괜찮아요. 전에는 항상 데워먹었거든요." 모든 것이 순조롭게 보이는 평화스런 순간이다.

그런데 그로부터 4일후. 하루 일과가 끝나고 퇴근하려는 무렵 따르릉 하고 전화벨이 울렸다.

"원장님, 손에 자꾸 땀이 나고 눈이 흐려져요, 왜 그러죠? 그동안 좋았는데 어제부터…" 갑자기 가슴이 답답해졌다. 세상일이란 게 참 호락호락한 것은 아무 것도 없다.

"음식은 잘 지키고 있어요?"

"네! 저는 한 번 하면 철저하게 해요."

"요즘 뭘 먹고 계시죠?"

"팥물, 보리차 자주 마시고, 오이, 당근, 배추김치 같은 채소 많이 먹고, 귀리가루도 먹고 있어요."

"다 괜찮은 건데 왜 그러지?"

"그러니까 말이에요."

"며칠 더 지켜보세요. 일시적일 수 있으니깐."

"그럴까요? 그동안 너무 좋았는데… 선생님, 토양체질은 확실하죠?" 이럴 때면 환자들은 항상 체질에 대한 확신이 흔들린다.

"네, 확실합니다. 너무 일희일비하지 말고 느긋하게 마음 갖고 지켜보세요. 그리고 또 연락하시고요."

"네! 원장님. 감사합니다."

일주일 후. 다시 그녀가 전화를 했다. 가슴이 졸였다.

"그동안 어땠어요?"

"눈에 뭐 끼는 것은 사라졌어요! 명현반응이었어요!"

"명현반응?!" 건강식품 업자들이 명현반응이라면서 자신들의 제품의 부작용을 은근슬쩍 넘어가는 것을 항상 못마땅하게 여겼었는데 그 말이 이렇게 감미롭게 들릴줄이야!

"몸이 정말 너무너무 좋아졌어요, 원장님!" 나는 안도의 한숨을 내쉬었다.

"원장님 정말 감사해요." 이 세상에서 내가 가장 좋아하는 말이다.

그동안 겪었던 괴로움일랑 훨훨 털어버리고 이제부턴 진정으로 건강한 삶을 구가하기를 가슴 깊이 바란다.

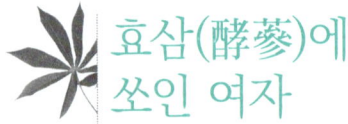
효삼(酵蔘)에 쏘인 여자

며칠 전 아는 사람이 내 한의원에 왔다. 구안와사(안면마비), 즉 입이 돌아간 병으로 온 것이다.

"대체 어찌 된 일이야?"

"지난 일요일에 효삼 먹고 난 뒤 이렇게 됐어."

"효삼? 그게 뭐야?"

"발효한 인삼이야."

"아~니, 토양체질이 인삼을 먹으면 어떻게 해?"

"발효한 거라서 괜찮다던데?"

"그냥 인삼이건 찐 홍삼이건, 그리고 발효한 거건 다 같은 인삼이야. 인삼은 토양체질에 독약이야!"

"그래? 에이씨, 발효한 건 괜찮다고 해서 먹은 건데… 이젠 안 먹어야겠네!"

시중에는 참 많은 건강식품들이 돌아다닌다. 아무 체질에나 다 맞다고 사기치는 홍삼(찐 인삼)이 히트 쳤는데, 그것도 좀 시들한지 이젠 발효 삼까지 나온 모양이다. 된장, 청국장 등 발효 식품이 최고라고 떠들니 이젠 인삼도 그 추세에 맞춰 가지고 나온 것이다. 하지만, 쪘건 발효했건, 거기에 무슨 짓을 가해도 인삼의 체질적 본성은 그다지 변하지 않는다. 인삼은 토양, 토음, 금양, 금음체질에 해로운 것이다. 물론 효삼도 그렇다. 그래서 나의 지인이 그걸 먹고 입이 돌아간 것이다. 이것은 안면마비바이러스 때문에 그런 것이 아니다. 인삼에 중독돼 면역기능이 크게 떨어져 그런 것이다. 따라서 치료는 중독을 풀어야 한다. 중독을 푸는 치료를 몇 주는 해야 입이 제자리로 돌아올 것이다.

"토양 체질식을 철저히 하도록! 그렇지 않으면 빨리 낫지 않고 어쩌면 영구적인 후유증을 남길 수도 있어."

"아이쿠, 오늘부터 당장 체질식을 철저히 해야지!"

이런 일은 특이한 것 같지만, 사실 우리가 걸리는 대부분의 병들이 알게 모르게 이런 체질에 맞지 않은 음식이나 건강식을 먹어서 그런 것이다. 체질에 맞는 음식을 먹는 것은 만병을 예방하는 첩경이다.

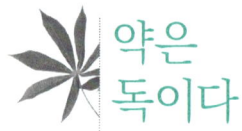
약은 독이다

감기가 낫지 않아 항생제 치료를 하며 세 군데나 되는 병원을 전전하다 감기는 낫지 않고 되려 축농증을 얻게 된 사람이 내 한의원에 내원했다. 그간의 일어난 과정은 이러했다.

약 5주 전에 감기가 심하게 들었다. 그래서 병원에 들렀더니 항생제 치료를 2주간 해주었다(의사들은 정말 이상하다. 왜 감기에 항생제를 쓸까? 감기바이러스는 항생제에 듣는 미생물이 아니지 않는가. 이는 삼척동자도 아는 일! 하여튼 알다가도 모를 일이다). 감기는 전혀 호전되지 않고 오히려 오른쪽 부비동에 축농증이 발생했다.

안되겠다 싶어 다른 병원에 갔다. 그곳에서도 역시 항생제 주사와 내복약 치료를 받았다(여기서도 항생제로 치료했다. 미스테리다! 세균감염이 있었나? 아니면 축농증 치료를 위해 줬을까?). 그러나 역시 무효.

다시 병원을 옮겼다. 이번에는 내과로. 거기서는 아예 항생제를 넣은 감기약을 IV(정맥주사)로 맞았다. 하지만 낫기는커녕 코와 귀 사이에 중압감과 열감이 가중되는 증상이 추가로 생겼다. 점입가경이라더니! 세 군데나 되는 병원을 다녔으나 혹을 떼기는커녕 축농증이라는 난치의 알레르기질환을 하나 더 달고 말았다.

환자는 아는 친구와 자신의 처지를 하소연하다 내 한의원 소개를 받았다. '8체질'이라는 말에 솔깃했다.

사실 이 사람은 이미 몇 년 전에 다른 한의원에서 사상체질로 소양인이라는 체질진단을 받았었다. 그래서 그동안은 소양인으로서 열심히 체질을 지키며 살아왔다.

나의 진단 결과는 금양체질. 고기와 밀가루, 유제품 등이 맞지 않는 체질이다. 그 말을 들은 환자는 약간 충격을 받았다. 그동안 알고 있던 자신의 체질과 상당히 달랐기 때문이었다. 소양인이라고 알고 있어서 평소 돼지고기를 열심히 먹은 것이다.

나는 사상의학과 8체질의학의 차이점을 설명해주면서 그 사람의 체질에 대해 이해를 시켰다. 그리고 체질식을 잘 지키면서 치료를 받으면 곧 나을 것이라고 용기를 줬다. 그러면서 덧붙였다.

"체질식 지키기가 그리 쉽지만은 않을 거예요. 하지만 병을 치료하기 위해선 잘 지키는 것이 꼭 필요합니다." 내가 이렇게 말하자,

"그건 자신 있어요. 병만 낫는다면야 그것 못하겠어요?"

얼마나 맘고생이 심했으면 이렇게 바로 반응했겠는가. 나는 그 말을 듣고 매우 기분이 좋았다. 이렇게 환자가 전향적으로 치료에 협조를 하면 대개 치료에 대한 결과가 훨씬 좋기 때문이다.

나는 감기와 축농증 치료를 했다. 면역을 길러주고 알레르기를 치료하는 체질약을 처방하고 침치료를 병행했다.

환자는 약속대로 열심히 치료를 받았다. 거의 매일 나오다시피 내원했으니까 학교로 말하면 진짜 개근한 셈이다. 오늘까지 딱 21일 됐다.

"이제 거의 10%도 안 남은 것 같아요."

감기는 이미 다 나았고 축농증으로 인한 우측 코와 뼈의 압박감도 90% 이상 사라졌다는 것이다. 환자는 진심으로 만족해했다.

금양체질은 양약의 사용에 극히 주의해야 한다. 치료효과보다는 부작용이 훨씬 더 큰 경우가 적지 않기 때문이다.

임상을 하면서 몇 몇 체질들에 양약으로 인한 피해사례를 너무도 많이 보아왔다. 대표적으로 이 환자와 같은 금양체질, 그리고 토음체질, 토양체질, 금음체질, 수양체질 등이다. 체질만 알았다면 그런 불필요하고 불행한 약화사고를 얼마나 많이 줄일 수 있었을까?

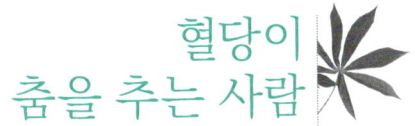

혈당이 춤을 추는 사람

2013년 4월에 특이한 환자가 왔다.

"가끔씩 갑자기 혈당이 뚝 떨어져 저혈당이 돼요. 그때 빨리 밥이나 빵을 먹으면 30분쯤 후에 몸이 회복돼요. 그런데 시기를 놓쳐 밥이나 빵을 속히 먹지 못하면 몸이 완전히 다운돼 2~3일은 완전히 앓아누워야 해요."

그러니까 평소 혈당이 정상인데도, 이유 없이 갑자기 저혈당으로 빠진다는 것이다. 당뇨병 환자가 식사 시기를 놓치거나, 운동을 과하게 하거나, 인슐린이나 혈당강하제를 과량 투여하여 일시적으로 저혈당에 빠지는 경우야 흔한 일이지만, 혈당이 정상인 사람이 이런 증상을 나타나는 것은 좀 드문 일에 속한다고 할 수 있다.

환자의 체질은 토양체질이었다. 토양체질은 당뇨병 환자가 상대적으로 많은 편이다. 만약 음식 조절을 등한시하거나 운동을 게을리한다면 결국 이 사람 역시도 언젠간 당뇨병에 걸릴 확률이 높을 것으로 예상됐다. 따라서 환자의 현재 상태는 일종의 당뇨 전단계, 즉 전당뇨에 해당된다고 할 수 있다. 나는 환자에게 체질식과 운동의 중요성을 단단히 일러 경각심을 줬다.

"체질식을 잘 지키시고, 평소 운동을 꾸준히 하세요."

체질의학은 질병을 치료하기도 하지만, 이렇게 질병을 미연에 방지하는 예방의 효과도 큰 의학이다. 많은 사람들이 이 체질에 따라 생활하지 않는 것이 이상할 따름이다. 세상에 이보다 간편한 건강법이 또 어딨단 말인가?

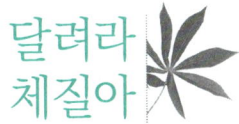

달려라 체질아

2004년 경, 그러니까 잠실 신천역에 한의원을 열고 1년쯤 지난 4월의 어느 날, 좀 마르고 피부색이 가무잡잡하며 눈빛이 강한 40세의 한 남자가 한의원에 들렀다. 그는 만성신경성소화불량이라는 거창한 병명을 말했다. 물론 전에 다니던 병원에서 진단한 병명일 것이다.

"소화가 안 돼 명치끝이 항상 답답해요. 저녁에 먹은 것이 계속 위장에 남아가지고 있어, 아침에 꼭 운동을 해야 소화가 돼요."

전형적인 만성소화불량의 증상을 보였다. 이런 증상은 대개 위산과다라기보다는 위산 분비부족에 의한 것에 가깝다. 위산분비가 충분치 못하면 위산에 의해 촉진되는 췌장의 소화효소 분비도 부족해지기 때문이다.

"아침에 운동하면 침이 마르면서 하얀 거품 같은 끈적끈적한 점액이 입안에 자꾸 나와요."

이 사람이 운동을 하는 주된 이유는 바로 이 소화불량을 완화하기 위함이었다. 운동을 하면 소화불량이 어느 정도 완화되었던 것이다. 그런데, 대신 입이 바짝 말라 너무 고통스러웠다. 체질을 진단하니 금양체질이었다. 육식, 분식, 유제품, 매운 양념, 이 네 카테고리의 음식들을 금하라고 했다.

"고기는 원래 좋아하지만 가능하면 안 먹으려 해요. 저녁에 먹으면 아침까지 소화가 안 되고 그대로 있거든요. 하지만 빵은 소화가 괜찮아서 자주 먹어요. 차라리 밥보다 소화가 더 잘되는 거 같거든요."

이 사람, 알고 보니 완전 운동 중독증이었다. 꼭두새벽부터 도로를 몇 km씩 달리고, 끝나면 곧바로 헬스장에 들러 많은 시간 근력을 길렀다. 그는 당시 마라톤에 심취해 있었다. 그래서 마라톤대회가 있으면 그에 맞춰 하드 트레이닝을 하곤 했다. 이렇게 평소 엄청난 양의 운동을 소화하려니 항상 에너지 부족을 잘 느꼈다. 이럴 때 보통사람들이 흔히 생각하는 게 바로 고기다. "칼로리와 영양이 풍부한 고기를 충분히 먹어야 해!" 그런데 그런 생각으로 고기를 먹으면 영락없이 체해 다음날까지 고생하고, 그를 해소하기 위해 더욱 심하게 달리기나 헬스 같은 운동을 해야 했다.

"술은 안 하세요?" 내가 물었다.

"왜요, 저녁에 마라톤 동호인들과 소주 자주 마셔요!"

"안주는 뭘로 하세요?"

"소주에 뭐 있겠어요? 삼겹살이지!"

고기는 안 먹는다더니 사실은 매일 먹다시피 하고 있었다. 사람들은 술안주는 식사로 잘 간주하지 않는 경향이 있다. 참 편리한 자기정당화의 사유다. 술과 안주 역시 그의 소화불량과 밀접한 관계가 있어 보였다.

이 사람의 만성소화불량은 결국 자신의 체질인 금양에 맞지 않는 고기와 빵, 술을 자주 먹어서 생긴 것이었다. '음식' 때문이지 전혀 '신경성'이 아닌 것이다. 양의에서는 원인을 알 수 없으면 대개 신경성이라는 형용사를 병명 머리에 갖다 붙이기를 좋아한다. 정말 고마운 용어가 아닐 수 없다. 이 말이 아니면 원인 불명으로 떨어질 뻔한 병이 얼마나 많았겠는가!

"반드시 육식과 분식을 끊어야 해요! 그렇지 않으면 선생님의 소화불량은 결코 치료될 길이 없습니다."

술도 반드시 금하라고 했다. 피치 못하게 마셔야 할 때는 생선회를 안주로 하라고 알려줬다. 그리고 체질침을 놔주고 체질약을 처방했다. 그는 의외로 치료에 잘 반응했다. 치료를 받고 몇 주 만에 기적같이 소화장애가 많이 없어졌다.

"내 평생 이렇게 속이 편했던 적은 없습니다. 끈적끈적한 침도 이젠 나오지 않아요."

삶의 돌파구를 찾은 그는 몸이 좋지 않은 아내와 아이도 데려오고, 연로한 모친도 모시고 왔다. 그 후론 1년에 한두 번, 마음이 해이해져 고기를 자주 먹거나 술을 지나치게 많이 마셔 전처럼 속이 다시 좋지 않을 조짐이 보이면 부랴부랴 한의원에 들렀다.

"철인3종경기로 전향했어요!"

한동안 뜸하더니 2008년 6월경 그가 내원해서 이렇게 말했다. 마라톤으론 양이 안 찼던지 운동량이 더 많은 종목으로 바꾼 것이다. 올림픽 중계나 디스커버리채널의 다큐멘터리 같은 데서나 듣던 그런 극한스포츠맨을 바로 눈앞에서 직접 대면하니 기분이 좀 묘했다. 2010년 3월에 내 한의원에 들러서는, 중국 해남에서 열린 철인3종경기에 출전한 후 "기내식을 잘못 먹는 바람에 2시간 동안 물대포 같은 설사를 했다"며 내게 장 치료를 받았다. "2009년에는 성적이 좋아 월드 챔피언쉽까지 나갔다"며 은근히 자기 자랑도 했다. 하여튼 감탄할 일이다.

철인3종경기란 수영, 사이클, 마라톤의 세 종목을 연이어 행하는 스포츠다(연맹에 따라 종목이 조금 다를 수 있다). 당연히 강인한 체력과 지칠 줄 모르는 지구력을 겸비한 자만이 행할 수 있는 운동이다. 수영과 마라톤은 폐활량이 우선시 되는 운동이므로 당연히 금체질인 그에게 강점이 있는 것들이다. 그런데 사이클은?

사이클이야 여러 체질에 적합하겠지만, 대개 장거리를 뛰는 경우가 많으므로 역시 금체질에 유리한 종목이라 할 수 있다. 이 모든 것들을 감안하면 그가 늦은 나이에 시작했음에도 철인3종경기에서 좋은 성적을 내는 이유가 잘 설명이 된다. 자신의 체질에 딱 맞는 종목을 선택한 것이다. 물론 열심히 노력도 하고 있지만.

한편 사이클, 하면 떠오르는 인물이 있다.

랜스 암스트롱(Lance Armstrong, 1971~). 20세에 이미 미국 아마추어 사이클 챔피언을 했고, 21세에 미국 대표로 올림픽에 출전할 정도로 전도양양했던 사이클리스트. 그러나 1996년, 25세의 창창한 나이에 폐와 복부, 그리고 뇌까지 전이된 고환암 판정을 받으며 인생 최대의 위기에 봉착한 바로 그 사람.

그는 생각했다. "고통은 순간이지만 포기의 여파는 평생이다." 고환을 떼어내고 뇌의 일부까지 도려내는 대수술을 받고, 견디기 힘든 독한 화학요법(chemotherapy, 항암제치료)을 마친 그는 이듬해인 1997년 한 해를 전적으로 재활에 매진한 후, 1998년 1월, 본격적인 복귀를 위한 하드트레이닝에 들어섰다. 하지만 막상 훈련을 재개했을 때 그는 일반인보다도 나을 게 없는 최악의 몸 상태였다. 뼈를 깎는 고난도의 훈련 끝에 1999년 드디어 그는 대회에 출전한다.

1903년 창설된 세계 최고 권위의 도로 사이클 대회인 '투르 드 프랑스(Tour de France).' 매년 7월, 1년 중 가장 무더운 여름시즌에 3주간 알프스를 오르내리는 악명 높은 난코스를 포함한, 장장 3500km에 이르는 프랑스 전역을 질주하는 대장정이다. 사이클리스트라면 누구나 꿈에 그리는, 일생에 한 번은 꼭 달리고 싶어 하는 바로 그 대회. 믿기 어렵게도, 그는 복귀하고 얼마 되지도 않은 1999년 여름, 지극한 고난의 대장정 투르 드 프랑스에서 기적 같은 우승을 일군다. 그리고, 단지 거기에서 그치지 않았다. 1999년부터 시작하여 2000년, 2001년, 2002년, 2003년, 2004년, 그리고 2005년까지 무려 7년 동안 투르 드 프랑스를 내리 7연패하는, 도로 사이클 역사상 전무후무한 대위업을 달성한 것이다. 그는 말했다. "1%의 희망만 있다면 나는 달린다."

암스트롱은 그의 운동선수 경력의 최초를 수영으로 시작했다(12세). 그러다 청소년기를 거치면서 철인3종경기로 전향했다. 그리고 18·19세의 어린 나이에 이미 각종 대회에서 챔피언이 되는 발군의 기량을 보여준다.

19세, 그는 자신에게 가장 천부적인 장끼가 사이클에 있음을 발견하고 곧장 사이클로 전향했다. 그리고 마침내 사이클리스트로서의 그의 드높은 명성을 쌓기 시작했다. 1992년 하계올림픽에 미국대표로 참가하였고, 1993년엔 21세의 나이에 노르웨이에서 폭우 속에 개최된 UCI 도로 사이클 세계선수권대회에서 최연소 기록으로 우승을 차지하여 세계를 놀라게 하였으며, 그 후에도 각종 대회에서 우승 또는 상위 입상을 휩쓸며 도로 사이클 계에서 그의 입지를 완전히 구축한다. 그러다 갑자기 1996년, 앞서 말한 고환암 말기라는 호된 시련을 겪게 되었던 것이다. 지독한 환난으로부터 불굴의 의지로 재기에 성공한 그는 결국 사이클의 역사에서 투르 드 프랑스 7연패라는 전인미답의 업적을 이룬 것이다.

그렇게 정점에 올라선 바로 그 해(2005) 그는 돌연 은퇴를 선언했다. 2008년에 일시 현역에 복귀했으나, 2011년 2월, 불혹의 나이인 40세에 다시 은퇴를 선언했으며, 그 후 자신의 이름을 딴 랜스 암스트롱 재단을 설립하여, 본인의 투병 경험을 바탕으로 암으로 큰 고통을 받고 어려움에 처한 사람들에게 치료와 회복을 위한 봉사활동 및 후원 프로그램을 적극 추진하면서 또 다른 제2의 삶을 화려하게 재개했다. 하지만 그는 2012년, 그에게 그동안 끊임없이 제기되던 도핑의혹(금지약물인, 적혈구생성에 관여하는 호르몬인 에리트로포이에틴[erythropoietin, EPO]과 남성호르몬인 테스토스테론의 사용 의혹으로, 사이클뿐만 아니라 당시 대부분의 스포츠계에서는 많은 선수들이 이와 유사한 약물들을 공공연하게 사용한 것으로 알려져 있다)을 결국 인정함으로써, 국제사이클연맹(UCI)으로부터 1998년 8월 1일부터 선수생활 동안 작성한 모든 대기록들이 모조리 삭제되고 생애 몸 담았던 사이클계에서 영구히 제명되는 치욕적인 수모를 겪으면서 화려하고 파란만장했던 삶 자체가 송두리째 뽑히는 비극의 주인공이 되고 말았다.

나는 암스트롱을 보면서 그가 과연 무슨 체질일까, 생각해봤다. 키 180cm에 75kg의 체중, 좀 마른 듯해 보이는 체격, 두텁지도 얇지도 않은, 최적으로 발달한 근육, 깎은 듯 날카로운 외모, 그리고 무엇보다 엄청난 지구력이 요구되는 장거리 도로 사이클에 발군인 점, 게다가 폐활량이 필수인 수영과 마라톤이 포함된 철인3종경기에서 탁월했던 경력 등등, 이 모든 것들이 결국 금체질에 가장 가깝게 와 닿는 특성이라 결론을 내리지 않을 수 없었다. 특히 사이클 경력의 초기를 단거리선수로 시작했다가 장거리 경기인 도로 사이클로 전향하면서 곧바로 빛나는 두각을 나타낸 점 역시 그가 금체질임을 강력하게 시사한다.

그럼 이쯤에서 논의의 방향을 180도 바꿔보자. 100m 달리기! 마라톤이 장거리의 대표 종목이라면, 이 100m 달리기는 단거리의 대표 종목이다. 인간탄환! 우리는 흔히 100m 달리기 선수들을 이렇게 부른다. 이와 같이 '총알 탄 사나이'처럼 빨리 달리려면 무엇보다도 잘 발달된 근육이 필요하다(특히 가슴, 허리, 허벅지 등의 근육이 잘 발달돼야 한다). 단거리 달리기(200m, 400m도 포함됨)는 그래서 기본적으로 근육질인 사람에게 유리한 종목이다. 장거리가 폐로 달리는 경기라면, 단거리는 근육으로 달리는 경기인 것이다. 이런 특징은 분명 장거리에 유리한 금체질과는 근본적으로 다른 것임을 알 수 있다.

그런데 현재 세계 육상 100m 달리기의 제1인자 '번개' 우사인 볼트(자메이카)는 사실, 전형적인 100m 달리기 선수의 체형이란 관점에서 볼 때 좀 의외의 경우에 속한다. 단거리 선수로는 특이하게 근 2미터에 육박하는, 엄청난 장신 선수(195cm)라는 점, 그래서 생각보다 그리 근육질로 보이지 않는다는 점이 그렇다. 다른 선수들과 비교해보면 차라리 '슬림'하다고 생각될 정도다(물론 자세히 눈여겨보면 그도 역시 탁월한 근육의 소유자다. 단지 외견상 그렇게 보인다는 것이다).

전형적인 100m 달리기 선수로는 오히려 볼트의 최대 라이벌이던 같은 자메이카 출신의 아사파 파월이나, 혹은 또 다른 라이벌이던 미국의 타이슨 게이를 들 수 있다. 나이 지긋한 분들에겐 88서울올림픽 때 100m 달리기 금메달리스트 미국의 칼 루이스나, 그때 약물복용으로 금메달을 박탈당한, 서울올림픽의 최악의 스캔들의 주인공, 캐나다의 벤 존슨 같은 선수가 더 와 닿을지도 모르겠다. 비록 박탈당한 비운의 메달리스트지만 벤 존슨이 표범처럼 눈알을 부라리며 피니쉬 라인을 향해 탱크처럼 돌진해 들어오던 그 육중하고 다이나믹한 장면은 20년도 더 지난 지금까지도 나의 뇌리에 깊이 각인돼 있다(유튜브에 당시 동영상이 있을지 모르겠다).

이들의 이미지가 머리에 잘 떠오르지 않는다면 차라리 우리나라 단거리(200m)의 간판스타였던, 1982년과 1986년 아시안게임 육상 200m 달리기 금메달리스트 장재근 선수를 떠올려보는 것도 나쁘지 않을 것 같다. 그는, 은퇴 후 돌연 TV 아침건강프로에, 몸에 쫙 달라붙는, 당시로선 상당히 도발적인 섹시한 유니폼을 입고 나와, 그에겐 결코 어울릴 것 같지 않은 생기발랄한 에어로빅 프로그램을 센세이셔널하게 진행한 적이 있었다. 단거리 운동으로 다져진 근육질 몸매의 사나이가 발레복처럼 몸에 꽉 끼는 민망한 유니폼을 입고서 TV 브라운관에 불끈 섰을 때, 여성 팬들은 그 특유의 괴성을 지르면서 열광했다. "옵빠~!" 하지만 장재근 선수도 도대체 모르겠다면, 육상선수는 아니지만 단거리 선수에 필적할 만큼 달리기를 잘했던 축구선수 차범근이나, 또는 로봇으로 의심되는 그의 아들 차두리를 떠올려보는 것도 좋을 것이다.

그럼 이런 단거리에 적합한 사람들은 무슨 체질일까? 내 글을 계속 애독해 온 사람이라면 이미 눈치 챘을 것이다. 바로 목체질(태음인), 즉 목양이나 목음체질이다(모든 목체질이 빠른 건 아니다. 느려터진 목체질도 있다). 이들과 정반대 체질인 금체질은 앞에서 소개한 것처럼 장거리에서는 발군의 기량을 뽐내지만, 여기 단거리에서는 그다지 소질을 발휘하지 못한다(수체질 역시 비슷하다). 목체질 다음으로 단거리에 유력한 체질을 꼽으라면 아마 동작 빠른 토체질(소양인)이 될 것이다(역시 굼벵이인 토체질도 있다).

조심해야할 것은 지금의 논의는 주로 전문적인 운동선수 레벨을 두고 하는 말이라는 것이다. 일반인의 수준에서야 목체질이 아니라도 단거리 달리기를 잘하는 사람이 있을 수 있다. 그렇다 해도 전문 단거리주자의 기록에는 결코 미치지 못할 것이다. '생각보다 꽤 달리네!' 하는 수준인 것이다. 하지만 세계기록 운운하는 최고 레벨의 단거리 달리기에서는 금체질이나 수체질은 명함을 내밀기 어려울 것이다.

만약 누군가가 단거리 전문 선수가 되려한다면 자기 체질이 목체질인가 아닌가를 먼저 알아보는 것이 필요할 수도 있다. 그래야 시행착오를 덜 거치고 그 분야의 우수 선수로 우뚝 설 수 있는 기본 바탕을 미리 확보할 수 있는 것이다. 체질에 맞지도 않는데 의욕만 넘쳐 무리수를 두다가 결국 재능이 없어 중도에 포기한다면 그보다 심한 손실은 없을 것이다.

그런데 재밌는 것은 육상 전문가들이 발굴해 낸 선수들을 보면 대체로 그 종목에 적합한 체질의 선수들이 선발되는 경우가 많다는 것이다. 육상지도자들이 체질이라는 개념을 전혀 모르는 상태에서도 그렇다는 말이다. 이들은 그냥 '필(feel)'로써 적격인 자를 아는 것이다. 아마도 수많은 경험에 의해 축적된 노하우의 산물일 것이다.

하지만 가끔 지도자들이 체질적으로 맞지 않은 엉뚱한 선수를 선발하는 실수를 범하기도 한다. 혹은 일반인이 단지 그 운동을 '좋아한다'거나, 혹은 '하고 싶다'는 이유로, 또는 '잘한다'고 착각하는 바람에 자신에게 전혀 맞지 않은 종목을 선택하기도 한다. 이런 경우 무조건 열심히만 하면 최고가 될 수 있다는 무모한 의욕을 불태우다 인생에 큰 낭패를 볼 수도 있다. 독하게 열심히 하면 일시적으로야 잘 할 수 있겠지만, 장기적으로 가면 결국 그 종목에 타고난 체질을 가진 사람에 밀릴 수밖에 없다. 아무리 열심히 해도 결국 한계가 있기 때문이다. 게다가 고수의 세계에선 체질적 재능을 타고난 사람마저도 엄청나게 열심히 훈련한다. 타고난 재능과 막대한 후천적 노력이 겸비된 사람에게 당할 자는 아무도 없을 것이다.

물론 취미로, 또는 건강을 위해서 체질과 무관하게 좋아하는 스포츠를 선정하는 것은 절대로 말리지 않는다. 누구나 꼭 프로선수가 되어야 하는 것은 아니니까 말이다. 전문인을 목표로 한다든지, 혹은 너무 과도하게 몰입하지만 않는다면 체질에 맞지 않아도 얼마든지 잘 적응해서 그 운동을 즐길 수 있다. 그렇다 해도 기왕이면 다홍치마라고, 역시 자기 체질에 잘 맞는 것을 선택하는 것이 한결 바람직한 일임은 말할 나위 없을 것이다.

스포츠 애호가 수준이 아닌 전문인이 되려면 열심히 하는 것도 물론 중요하지만, 자신이 재능을 최대한으로 펼쳐낼 수 있는 종목의 선정이 중요하다. 본인이 '최고'로 잘할 수 있는 바로 그 종목을 선정하는 것이 최우선으로 결정되어야 할 과제인 것이다. 앞의 철인3종경기에 매진한 환자의 경우나, 비록 기록 박탈과 영구제명으로 그 빛이 바래고 말았지만, 한때 사이클 황제로서 모든 영예를 한몸에 휘감았던 랜스 암스트롱의 스토리는 그런 점에서 체질이 얼마나 중요한지를 웅변한 좋은 사례라 할 수 있다. 두 사람 다 결코 쉽지 않은 병마에서 고통받았지만, 최적의 치료와 각고의 노력 끝에 각자의 영역에서 최고의 경지에 다가갈 수 있었던 것이다. 그 이유가 바로 자신의 체질에 맞는 종목의 선택이라고 나는 생각한다.

이런 점은 다른 모든 레저와 스포츠에도 동일하게 적용될 수 있음을 꼭 기억할 필요가 있다. 그것이 특히 일시적이 아닌, 오래도록 또는 평생토록 함께 할 것이라면 반드시 자기 체질에 최적인 종목을 세심하게 선정하는 것이 마땅하지 않겠는가.

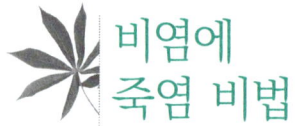 비염에
죽염 비법

토음체질은 그리 흔하지 않은데, 내 한의원에는 가끔 이 체질들이 들르곤 한다. 그중 한 분이 각종 알레르기 질환에 시달리는데, 예를 들면 두드러기, 비염 같은 것이다. 이 분의 비염 치료법이 일반인에게 도움이 될 것 같다.

"비염이 오면 코에다 죽염을 넣어요. 그럼 비염이 좀 완화되죠."

"어떻게 죽염을 넣죠? 물에 녹여서 그 물을 넣어요?"

"아뇨. 죽염가루를 찍어서 콧구멍 속에다 발라요. 그럼 비염이 좀 덜해져요."

토음체질 중에 비염이 있는 사람은 이 방법을 써 봐도 좋을 것 같다. 내 생각에는 죽염 녹인 물을 콧속에 흘려 넣어도 역시 효과가 있을 것 같다. 그리 쉬울 것 같지는 않지만 말이다. 실제로 죽염이 아닌 일반 소금으로 이렇게 한다는 환자를 몇 번 본적이 있다.

이와 같은 외용의 방법은 사실 체질 불문으로, 즉 모든 체질에 일시적으로는 효과를 보는 경우가 있다. 하지만 장기간 사용하게 되는 경우라면 역시 체질을 잘 따져서 하는 것이 좋다.

예상컨대 이 죽염법은 토음체질뿐만 아니라 토양체질, 금양체질, 금음체질에도 도움이 될 것이다.

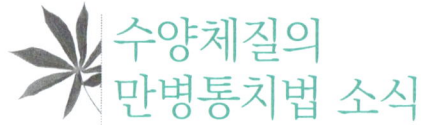
수양체질의
만병통치법 소식

　수양체질은 반드시 소식을 해야 한다. 하지만 많은 사람들이 소식을 잘하지 않고, 오히려 대식을 하는 경향이 있다. 우리가 수양체질에 대해 가진 선입견 중에 하나는 위가 너무 약해 소화를 잘 못 시키고, 그래서 음식을 조금밖에 못 먹을 거라는 것이다. 하지만 그렇지 않다. 의외로 수양체질은 식욕이 상당히 좋은 편이고, 꽤 많이 먹고, 소화도 곧잘 시킨다.

　올 상반기에 온 수양체질 환자도 그러했다. 평소 뭐든지 잘 먹고 소화에도 큰 문제가 없었다. 그런데 갑자기 몸이 나빠졌다. 몸에 힘이 하나도 없고, 피곤해서 잠만 자고, 그럼에도 피로가 안 풀려 아침에는 통 일어나지 못하는 것이다. 진찰을 하고난 나는 꼭 소식을 하라고 힘주어 당부했다. 그러자 환자가 반기를 든다.

　"적게 먹으면 그렇지 않아도 힘이 없는데, 어디서 에너지를 얻어 힘을 낼 수 있겠어요? 난 많이 먹어도 소화 잘 시키는데."

　"그렇지 않아요. 적게 먹어야 소화에 소모되는 에너지를 세이브해서, 더 효율적으로 음식을 소화시키고 더 많은 에너지를 얻을 수 있어요. 꼭 적게 드셔야 합니다."

환자는 긴가민가 하면서 한의원을 떠났다.

몇 주 후 환자가 다시 왔다. 만면에 미소를 띠고서. "점심을 반공기만 먹고 난 후부터 몸이 많이 좋아졌어요!"

이 사람, 겉으로 보면 키도 크고 몸집도 그리 적지 않아, 그 몸을 유지하려면 틀림없이 많이 먹어야 할 것 같다. 하지만 수양체질이라면 몸집이 크다 할지라도 음식은 필히 적게 먹어야 한다. 적게 먹으면 오히려 효율적으로 음식을 소화시키고, 그래서 더 많은 에너지를 만들어낼 수 있는 것이다.

"양보다 질!"

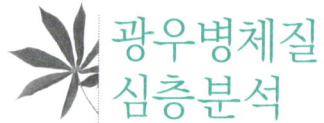
광우병체질 심층분석

미친소병, 이른바 광우병(Mad Cow Disease)이 대한민국을 들끓게 한 적이 있었다. 미국산 쇠고기만 먹으면 변형단백질 프리온이 뇌세포에 구멍을 숭숭 뚫어 인간 미친 소, 광우인이 되는 것은 이미 기정사실이 돼버렸다.

일본은 20개월, 대만은 30개월까지만 수입하기로 협정을 맺었다는데, 그리고 필리핀이나 말레이시아 같은 우리가 좀 얕보는 경향이 있는 나라들도 훨씬 유리한 조건으로 협정을 맺었다는데, 우리나라는 광우병 발생 위험이 매우 높다는 30개월 이상 된 노우(老牛)까지도 무차별 들여오기로 했었다. 아마도 충효사상이 투철해서 소한테도 경로사상을 발휘한 것 같다. 게다가 광우병 위험부위로 분류된 척추(등골), 척수(척추의 골수), 창자(곱창요리의 주요부위) 등 거의 모든 부위를 무한정 개방했다.

야당들과 시민단체들은 일제히 당시 정권이 우리의 검역주권을 상실, 포기, 방기했다며 집권 한나라당과 이명박 대통령을 고양이 생쥐 몰듯 시궁창으로 몰아넣었다. 지상파 방송들은 연일 들끓는 여론을 장시간

보도하며, 정부의 굴욕적 반민족적 협상을 난타, 그러니까 어지럽게 후려 팼었다.

우리들이 가장 직접적인 피해자가 될 것이라며 학교 급식에서 발견되는 모든 쇠고기를 미국산으로 지목하여 색출하더니, 급기야 반미의 가열찬 기치 하에 피끓는 중고생들이 촛불을 들고 요원의 불길처럼 시청앞 광장에, 청계천변에, 전국 방방곡곡에 미친듯이 몰려들었다. 이쯤 되면 완전 아노미 상태.

그런데 보수 진영에 서 있는 조중동 등의 신문들은 이번 쇠고기파동을 광우병괴담을 인터넷에 퍼뜨린 불순네티즌에 돌리고, 쇠고기 수입 재협상을 요구하는 야당과 시민단체들을 국익을 배반하는 반국가적 작태라고 비난하며, 나아가 시민들의 자발적 촛불집회를 반미 좌익불순세력의 준동으로 몰아세우는 60년도 더 된 악질적 작태를 반복했다. 촛불을 든 청소년들을 이들 불순세력에 세뇌된 무뇌아로, 공부하기 싫어 학교, 학원, 가정을 뛰쳐나온 문제아 정도로 치부하면서.

광우병은 최초로 영국에서 발견된 소의 질병이다. 정확한 원인은 잘 알려져 있지 않으나, 소에게 동물성 사료를 먹여서 발생하게 되었다는 설명이 가장 유력한 것으로 지목된다. 그러니까 초식동물인 소가 사자나 호랑이 같은 육식동물이 취하는 육류를 본인의 의도와는 상관없이 섭취한 바람에 발생했다는 것이다. 주로 서양사람들이 잘 먹지 않는 부위인 소의 창자나 골수, 비계, 인대 등의 부위를 가공해서 먹인 모양이다.

"아니~ 송충이는 솔잎을 먹고, 소는 여물을 먹어야지 육식은 무슨 육식이여~!"

당연한 얘기지만 대규모 축산업자들에게는 이런 상식이 먹히지 않는다. 돈을 조금이라도 더 벌수만 있다면 어떠한 짓도 다 할 수 있는 마음가짐인 경우가 많다. 육식사료를 먹이면 소가 빨리 살찐다. 게다가 육질도 야들야들한 게 너무도 부드럽단다. 이런 막강한 이점을 누가 포기할 수 있겠는가?

"광우병? 그 무슨 호들갑이야? 그게 뭐 얼마나 많이 발생한다고? 여태껏 확실한 발생사례는 기껏해야 2건밖에 없잖아! 그리고 그게 육식사료 때문이라는 결정적인 증거라도 있어? 다 예측일 뿐이잖아?"

광대한 평원에서 엄청난 수의 소를 키우는 미국 거대자본의 축산업자들은 결코 육식사료의 황금알 낳는 마술을 마다하지 않을 것이다. 영화 브로크백 마운틴의 아름다운 자연주의 목축이란 환상일 뿐이다.

그런데 소에게 육식사료를 먹이면 왜 광우병이 생길 수 있을까? 그것을 한 번 생각해 보자.

소는 초식동물이다. 초식이란 말 그대로 풀을 먹는 것이다. 이 풀의 주성분은 셀룰로오스(cellulose)라는 것이다. 이것은 섬유질이 풍부한 물질이다. 초식을 주로 하는 동물의 상당수가 반추동물(反芻動物, ruminants)에 속한다. 반추란 되새김질을 말하는데, 이는 섭취한 음식을 위에 저장해 뒀다가 게워내서 다시 씹는 작용을 말한다. 섬유질이란 게 그냥 소화시키기에는 그리 만만한 것이 아님을 알 수 있다. 그래서 사람과는 사뭇 다른 특수한 위에다 저장해뒀다가 틈만 나면 다시 토해서 씹는 것이다. 흔히 뭔가를 곰곰이 생각해보라는 뜻으로 "반추해 봐라"라는 말을 하는데, 이 말은 소와 같은 반추동물의 소화습관을 언행에 있어 신중한 태도로 비유한 것이다.

일반적으로 다른 동물들은 위가 하나뿐이지만, 소와 같은 반추동물들은 위가 4개나 된다. 먹은 음식을 넣어 저장해 두는 첫째 위(혹위, rumen), 수축이완 운동을 하여 작게 다진 음식을 첫째위로 되돌리거나 셋째위로 전달하는 둘째위(벌집위, reticulum), 음식을 더욱 잘게 부수는 셋째위(겹주름위, omasum), 마지막으로 다른 동물들의 위처럼 위선으로부터 위액을 분비하는 넷째위(주름위, abomasum)가 그것이다.

소는 풀을 뜯어먹으면 바로 첫째위에 우선 저장한다. 그 용량이 150에서 200리터에 달하므로 1리터들이 패트병 200개까지 되는 엄청난 크기이다. 그러니까 첫째위만 해도 그 크기가 사람 위의 백 배 이상은 되는 것이다. 특기할 만한 것은 이 첫째위에 미생물들이 엄청나게 서식하고 있다는 것이다.

어렸을 적에 가까이서 자주 봤었던 소, 하면 떠오르는 게 있다. 그것은 소똥이다. 소 먹이려고 산에 들에 소를 데리고 나가면 이놈이 하루 죙일 풀을 뜯어먹으면서 하는 일이 바로 이 똥을 싸는 일이다. 소똥은 사람과는 달리 그 똥색이 짙은 녹색이거나 거의 검은 색에 가깝다. 이것은 사람처럼 담즙이 많이 나오지 않는다는 것을 의미한다. 우리 사람의 똥이 누런 것은 이 담즙의 색깔이 똥에 반영되기 때문이다.

소에게 담즙이 별로 생성되지 않는다는 것이 의미하는 바는 소가 기름기 있는 음식을 먹어서는 안 된다는 말이기도 한다. 담즙의 주요 작용 중의 하나가 바로 지방성분을 분해하는 역할이기 때문이다. 이 말은 소가 육식을 해서는 안 된다는 말과 같은 말이다. 그런데 육식 사료를 먹였다. 소에게 뭔가 문제가 발생하지 않을 수 없다는 것을 알 수 있다.

소의 똥을 자세히 보면 된 죽 같기도 하면서도, 푸걱푸걱한 느낌을 주기도 한다. 그 냄새는 의외로 그리 독하지는 않다. 그냥 소똥 냄새 같다. 손으로 만져도 그다지 손에 똥이 묻지 않는다. 가장 비슷한 이미지는 우리 먹는 음식 중에 파래무침을 들 수 있다. 실타래 같이 둘둘 말린 그것 말이다. 이것은 꺼칠하기 이를 데 없는 풀이 소화과정을 거치면서 미세하게 분해되어 다져진 것이다. 아까 풀에는 섬유소가 많아 소화가 잘 되지 않는다고 했는데 어떻게 그렇게 미세하게 분해가 된 것일까? 그것은 소의 첫째위에 우글거리는 미생물 덕택이다.

첫째위에는 우리의 상상을 초월하는 엄청난 수의 미생물들이 기거하고 있다. 이들의 존재이유는 풀로부터 유입되는 섬유소를 씹어제끼기 위해서다. 위에 섬유질이 도달하면 미생물들이 아귀처럼 달려들어 그것들을 분해하기 시작한다. 그래서 췌장이나 소장의 소화효소에는 꿈쩍 않는 섬유소들이 이 미생물들에 의해서는 갈기갈기 찢겨 분쇄되는 것이다. 미생물들이 이 섬유소를 분해한다는 것은 시간이 꽤 오래 소요되어 그리 호락호락한 일이 아니다. 따라서 이 섬유소 처리과정을 길게 늘이는 것이 필요하다. 이를 위해 고안한 방법이 바로 반추, 즉 되새김질하는 위를 개발한 것이다.

소는 우선 들판의 풀을 닥치는 대로 뜯어먹는다. 그 뜯긴 풀들은 구강에서 침과 섞여 바로 첫째위로 들어간다. 그 안에서 미생물들에 의해서 분해되는 과정을 거치지만, 너무 크고 거친 상태이기 때문에 한 번에 완전히 분해되지 않는다. 약간 분해된 풀은 수축 이완작용을 반복하는 둘째위로 들어가 벌집 같은 구조를 지나면서 작은 덩어리로 다져진다. 이것을 다시 첫째위를 거쳐 입으로 되돌린다(게우는 것이다. 우웩!) 소는 게운 풀을 침과 섞어 다시 씹는다. 구강의 치아를 통해 기계적 분쇄의 도움을 재차 받는 것이다. 어느 정도 작게 잘리면 차례로 다시 첫째위, 둘째위로 넘긴다. 그리고 또 다시 게워서 수십 차례 씹는다. 이런 반추 작용을 하루 종일 몇 번이고 계속 반복한다. 어렸을 적에 소가 계속 젤 같은 느끼한 침을 질질 흘리던 것을 본 적이 있는데, 이는 하루 종일 이렇게 되새김질을 하느라 그랬던 것이다. 첫째위의 미생물들은 그 동안 점점 더 잘게 잘린 섬유질에 달라붙어 계속 분해작용을 한다. 동시에 일부 미세하게 분해된 음식물은 다음 위인 둘째위로 넘긴다.

둘째위는 앞의 되새김질을 통해 어느 정도 분해된 음식물은 다음 단계인 셋째위로 보낸다. 셋째위에는 내벽에 수많은 겹주름들이 있다. 이 겹주름들을 통해 둘째위에서 넘어온 음식물을 더욱 잘게 자른 다음 마침내 넷째위로 보낸다. 이 마지막 넷째위는 우리 사람의 위와 흡사하다. 즉 위산을 분비하여 음식물을 완전히 죽처럼 으깨, 췌장이나 소장의 효소에 의한 화학적 소화과정에 적합하게 만드는 것이다. 사람은 말하자면 이 넷째위 하나만 있는 셈이다.

참고로 우리가 곰탕집이나 곱창집에서 즐기는 것들 중에 여기 소의 위에 해당되는 부위가 많다. 양이라고 하는 것은 첫째위이고, 벌집양은 둘째위, 천엽은 셋째위, 그리고 막창과 홍창은 넷째위를 말하는 것이다. 특히 양과 벌집양 사이의 부분은 소 내장 중 가장 높이 쳐주는 부위의 하나인 양곱창이다. 흔히 사람들은 이 위에 해당되는 여러 부위들을 소의 소장이나 대장 부위로 알고 있는 경우가 많은데 이는 흔히 범하는 일반적 오류의 하나이다. 바로잡으면, 대장 부위는 흔히 대창이라고 하고, 소장 부위는 일반적으로 곱창이라고 한다. 특히 이 소장의 말단 2m 부위(회장 원위부)는 광우병위험물질 부위로 분류되는 부위인데, 이 부위가 수입될 수 있었기 때문에 문제가 되었던 것이다.

 사람의 위에는 소와 같이 인체에 유익한 세균이 존재하지 않으므로 섬유소를 소화시킬 수가 없다. 위에서 분비되는 위산에 의해 미생물이 몰살당하기 때문이다. (위에 서식하는 헬리코박터 파이롤리균은 그래서 특이한 세균이다. 위의 강산에도 끄덕 않고 견디는 강적인 셈이다.) 미생물의 도움을 받지 못하므로 사람에게 있어서는 섬유소가 위와 소장을 거칠 때까지는 전혀 소화되지 않는다. 일사천리로 무사통과하는 것이다. 그러다가 대장에 이르러서야 대장에 존재하는 장내세균들에 의해 분해되기 시작한다. 말하자면 사람에게 있어서는 대장이 결국 소의 첫째위와 비슷한 역할을 수행하는 것이다.

 사람의 대장에는 대장균이라는 장내세균이 살고 있다. 물론 소에게도 대장에 장내세균이 살고 있다. 그러니까 소는 위에서도 미생물에 의해 섬유소가 소화되고, 다시 장에서도 대장균이라는 미생물에 의해 추가로 소화되는 것이다. 소의 내장이 얼마나 철저하게 초식을 위해 설계되었는지 알 수 있는 대목이다. 그런 소에게 육식사료를 먹이다니. 자연을 거슬러도 이만저만 거스른 게 아닌 것이다.

 사람은 대표적인 잡식성 동물이다. 파릇한 채소도 먹고, 쌉싸름한 열매도 먹고, 새콤달콤한 과일도 먹고, 고소한 우유도 먹고, 담백한 생선도 먹고, 신선한 해물도 먹고, 물론 질근질근 씹는 맛의 고기도 잘 먹는다. 많은 사람들이 다소 차이는 있지만, 이 모든 산해진미를 대개는 다 잘 먹는다. 그런데 간혹 사람들 중에 고기는 입도 안 대는 사람들이 있다. 어렸을 적에 엄마가 무던히도 고기 먹이려고 해도 다 실패하고, 청소년기를 지나 어엿한 처녀 총각이 되어도 안 먹고, 중년이 다 되어도 여전히 안 먹는다. 냄새도 맡기 싫단다. 입에 대면 웩하고 구역질이 난다. 이런 사람이라도 대개 생선, 해물류는 비린내가 심하지 않은 한도 내에서는 먹는데, 이것마저도 안 먹는 사람이 있다. 멸치국물도 싫어하는 사람이 있다. 이런 사람은 결국 채소, 나물, 곡물 이런 것들밖에 먹지 않는다. 인간 초식동물인 셈이다.

채식주의자들은 8체질의학으로 볼 때 금양과 금음체질이 많다. 이들의 체질 장부대소구조는 다음과 같다.

금양체질: 폐 대장 〉 비 위 〉 심 소장 〉 신 방광 〉 간 담
금음체질: 폐 대장 〉 신 방광 〉 비 위 〉 심 소장 〉 간 담

이 둘은 제일 센 장부들(폐와 대장)과 제일 약한 장부들(간과 담)이 서로 같다. 생리, 병리, 성격, 체형 등의 체질적 특징을 좌우하는 장부들이 이들 제일 센 장부들과 제일 약한 장부들이므로, 금양과 금음체질은 그 체질적 특성이 비슷한 경우가 많다. 단, 금양은 폐와 간, 즉 오장(간, 심, 비, 폐, 신)에 속하는 장기에 그 생리 병리가 지배적으로 나타나고, 금음은 대장과 담, 즉 오부(담, 소장, 위, 대장, 방광)에 속하는 장기에 그 생리 병리가 지배적으로 나타난다는 점이 다르다.

폐는 물론 한의학에서도 호흡기계를 상징한다. 그런데 호흡기계뿐만 아니라, 피부도 포함한다. 이렇게 폐가 센 체질이 더욱 세져서 항진, 즉 지나친 상태(過)에 이르면 호흡기계와 피부에 과민성의 질환이 곧잘 발생한다. 호흡기계에 잘 발생하는 과민성 질환의 대표는 알레르기성 비

염과 알레르기성 천식이다. 알레르기성 비염은 한 번 시작하면 그칠 줄 모르는 발작적인 재채기, 화장지 한 통을 다 써도 모자랄 정도의 줄줄 쏟는 콧물, 비강 점막의 비후로 항상 호흡이 답답한 고질적인 코막힘 등의 증상을 동반하는 괴로운 질환이다.

알레르기성 천식은 드물지만 훨씬 더 위중한 질환이다. 이는 알레르기 유발물질(allergen, 항원), 즉 꽃가루나 먼지, 진드기, 털, 찬 공기 등이 호흡기에 들어와 과민한 기관지가 지나치게 수축함으로써, 상황에 따라 생명도 위협하는 호흡곤란까지 일으킬 수 있는 상당히 위중한 질환이다. 호흡시에 휘익 하는 휘파람소리(喘鳴音=천명음)가 나기도 하고, 심한 기침이 나기도 한다.

피부에 잘 발생하는 과민성의 질환은 온몸에 붉은 반점을 일으키면서 가려움이 심한 두드러기(은진), 건조한 피부 또는 원인이 잘 알려져 있지 않은 가려움증, 피부가 짓무르고 각질화 되며 격심한 소양증을 동반하는 아토피성 피부염(atopic dermatitis), 그리고 온몸 여기저기에 붉은 색 반점으로 피부가 변하는 건선(乾癬) 등이다. 특히 여기 아토피는 초등생의 30%가 고통받고 있다는 최근 통계가 말해주듯, 지난 몇 년 동안 매우 가파르게 증가하고 있는 고질적 피부 질환으로서, 체질의학적으로 금양체질만의 독점적 질환으로 알려져 있다. 아토피 이외의 다른 피부 질환들은 금양, 금음 두 체질에 다 발생할 수 있으나 두드러기, 피부건조, 소양증은 금양체질에 더 흔하고, 건선은 금음체질에 더 흔한 경향이 있다. 또, 앞에서 소개한 호흡기계의 알레르기 역시 금음보다는 금양체질이 더 흔하게 발생한다. 물론 그 밖의 체질, 예를 들어 토양 같은 체질에게도 피부나 호흡기의 알레르기질환은 드물지 않다.

이런 알레르기의 원인을 서양의학에서는 주로 알레르기 유발물질(allergen)에게 돌려서 앞에서 말한 것처럼 꽃가루나 진드기, 털 등으로 보지만, 체질의학에서는 여기에 음식의 원인을 추가한다. 아니, 오히려 음식의 원인을 더 근원적인 것으로 보고, 알레르기 유발물질은 그 원인에 부가되는 유발인자 정도로 본다. 즉 체질에 맞지 않은 음식을 계속 먹음으로 인해서 몸이 알레르기가 쉽게 발생할 수 있는 취약한 과민의 면역상태로 바뀌고, 그런 다음에 알레르기 유발물질에 의해 알레르기 질환이 더 쉽게 발생하는 것이다. 이는 실제로 알레르기에 고생하는 사람들이 겪는 일반적 과정이라고 볼 수 있으므로 분명 이러한 체질의학적인 병리론이 더 설득력이 있다. 사람들은 종종 이렇게 말하지 않는가?
　"전에는 이런 알레르기 증상이 전혀 없었어요. 그런데, 언제부턴가 갑자기 이렇게 알레르기 체질로 됐지 뭐예요."
　알레르기를 실제 일으키기 전에 꾸준히 알레르기가 쉽게 발생할 수 있는 상태로 몸이 이행해 왔다는 것을 시사하는 말이다. 이렇게 알레르기가 쉽게 유발될 수 있는 상태로 이끈 가장 중요한 요인 중의 하나가 바로 체질에 맞지 않는 음식인 것이다. 그럼 이들 체질에 알레르기를 유발하기 쉬운 음식들은 무엇인가?
　금양과 금음체질에 알레르기를 잘 유발하는 음식은 대표적으로 육식(소고기, 돼지고기, 닭고기 등), 유제품(우유, 치즈, 요구르트 등), 밀가루 음식(빵, 국수, 피자 등) 등이다. 이것들은 과거에는 그다지 많이 먹지 않았으나, 식생활이 급격하게 서구화된 지금은 사람들이 가장 많이 먹는 음식들이 되었다. 식생활이 꾸준히 서구화함에 비례해서 이러한 알레르기질환들이 계속 증가했다는 통계적 사실은 결코 부정할 수 없다. 이러한 식생활의 급격한 변화에 가장 취약한 체질들이 바로 금양과 금음체질인 것이다. 이들은 주위에 쫙 깔린 독이 되는 음식들로 포위되어 있다.

이러한 체질적인 문제를 도외시하고 현대의학은 모든 사람들에게 동일한 기준을 적용하므로 여태껏 알레르기의 문제를 해결하지 못하고 있다. 어떤 사람에게는 특정 음식이 아무런 문제를 일으키지 않는데, 어떤 사람에게는 그것이 온몸을 발칵 뒤집고 심지어 생명까지도 앗아가는 독극물로 변한다(anaphylaxis=과민반응). 어떤 사람에게는 같은 치료가 기막히게 잘 듣는데, 어떤 사람에게는 전혀 듣지 않는, 알다가도 모를 수수께끼 같은 현상이 반복되는 것이다. 궁여지책으로 피부반응 테스트니, 생화학적 검사니, 뭐니 하면서 알레르기 반응 검사도 해보지만, 그 테스트가 뾰족한 의학적 해결책을 주는 것도 아니다. 양성반응을 보이는 음식이나 물질을 회피하라는 소극적인 지침 외에는 별 긍정적인 대응책을 마련해 주지 않는 것이다.

금양과 금음체질이 위와 같은 육식, 유제품, 밀가루음식 등에 알레르기를 일으키는 이유는 가장 약한 장부인 간과 담 때문이다. 특히 간은 담즙을 생성하여 지방을 분해하고, 우리가 섭취하는 모든 음식과 물질에 대하여 해독의 작용을 수행한다. 그런데 여기 육식의 포화지방과 독성이 많은 단백질, 유제품의 포화지방과 유당, 그리고 밀가루음식에 포함된 글루텐(gluten) 등은 간에 상당히 부담을 주는 성분들이다. 그래서 이들 음식을 많이 섭취하면 결국 간이 약한 금양이나 금음체질은 더욱 간이 약해지고 따라서 체내에 독성물질이 계속 많이 쌓일 수밖에 없다. 이것이 이들 체질에게 알레르기 반응으로 피부나 호흡기에 나타나는 것이다. 이들 체질의 가장 약한 장인 간이 더욱 약해짐(不及)으로 인해서 간과 상극관계에 있는 가장 강한 장인 폐가 더욱 강해져 병리적인 항진상태(過)에 이르기 때문이다. 이 폐의 항진 상태가 바로 폐가 주관하는 호흡기와 피부에 알레르기로서 반영되는 것이다.

헌데 금음체질은 이러한 알레르기질환도 발생하지만, 특기하게 근육과 관련된 신경계 질환이 많이 발생한다. 그 질환의 대표가 바로 루게릭병(Lou Gehrig's disease)이다. 세계적인 천체물리학자 스티븐 호킹 박사(Dr. Stephen Hawking)가 바로 이 루게릭병을 앓고 있는 인물이다. 그의 체질이 금음임을 짐작케 하는 대목이다. 이 병은 중추신경계 중 대뇌피질과 뇌간, 척수의 신경계를 침범하여 발생하는 퇴행성 질환이다. 진행성으로 팔다리, 얼굴 주위의 근육이 마르고 힘이 빠지며, 근육이 불규칙적으로 뛰거나 경직된다. 중추의 운동신경계만 침범하므로 감각신경 상의 저림, 통증 등이 나타나지 않고, 의식도 명료한 특징이 있다. 운동신경을 침범하지만 다행히 안구운동 장애나 배변, 배뇨 장애는 없다.

금음체질의 운동신경에 발생하는 또 다른 질환으로 중증 근무력증(myasthenia gravis)이라는 것이 있다. 의학적으로 정확하게 말하면 이는 신경근성 질환(neuromuscular disease)이다. 신경의 말단에서는 신경전달물질(neurotransmitter)이 분비된다. 이 전달물질이 근육 표면에 존재하는 수용체(receptor)와 결합하면 신경의 전기적 충동이 전달되어 근육이 우리가 원하는 운동을 할 수 있게 된다. 그런데 어떤 이유에서인지 이러한 신경말단과 근육 사이의 신경전달이 잘 되지 않는 경우가 있다. 이로 인해 근육이 무력해지고 운동을 잘하지 못하게 되는 것이다.

환자는 대개 안검하수, 즉 윗눈꺼풀이 내려와 시야를 가리는 증상으로 내원한다. 그래서 처음에는 안과치료를 받는 경우가 흔하다. 진행하면 안면근육이 약해지고 음식을 잘 삼키지 못한다. 점차 인체의 모든 근육에 침범하여 무력해지고 결국 호흡근마비로 사망하게 된다. 증상은 호전과 악화를 반복하는 양상을 띠는데, 주로 자고 난 아침에는 호전되고 오후에 악화된다. 즉 쉬고 나면 근육에 힘이 좀 돌아오지만 활동을 하면 급격하게 근력이 약해져서 오후쯤에는 기진맥진하게 되는 것이다.

또, 금음체질에는 파킨슨병이나 무도병, 알츠하이머병 같은 특이한 병들이 상대적으로 많이 발생하는데, 이러한 질환의 공통점은 이들이 모두 신경계와 관련이 있는 질병이라는 것이다.

금음체질의 이러한 질병 발생의 특징을 결정하는 가장 핵심적 병리는 대장이 매우 긴 금음체질의 독특한 체질구조에서 온다. 엑스레이를 찍으면 실제로 대장의 길이가 보통사람보다 길게 나오는 경향이 많다. 대장이 이렇게 길다는 것은 금음체질이 섬유질이 풍부한 채식에 매우 적합한 체질이라는 것을 암시한다. 대장에 존재하는 장내세균인 대장균이 채소의 섬유질을 분해하는 작용을 한다는 사실은 이제 익히 알고 있을 것이다. 금음체질은 대장이 매우 길므로 당연히 이에 비례해서 대장균이 많을 것이다. 채식에 매우 유리한 구조를 금음체질이 갖게 된 결정적 이유다.

그런데 이 금음체질이 채식이 아닌 육식을 즐긴다면 어떻게 되겠는가? 가뜩이나 긴 대장은 할 일이 없어 맨날 빈둥빈둥 노는 한량이 되고 말 것이다. 그래서 금음체질에 가장 강한 장기인 대장은 또 다른 가장 강한 장기인 폐와 더불어 더욱 세질 것이고, 그에 따라 상극관계에 있는 가장 약한 장부인 간과 담은 대장과 폐에 억눌려 더욱 약해질 것이다. 금음체질이 육식을 즐기는 행위는 이렇게 금음체질의 장부구조의 근본을 뒤흔드는 행위가 아닐 수 없다. 근본이란 뿌리 근(根), 뿌리 본(本), 즉 뿌리라는 말이다. 뿌리가 손상된 나무는 가벼운 바람에도 비틀거리며 쓰러진다.

광우병은 그 다리와 전신의 근육을 조절하는 신경계에 손상이 생겨 근육이 조화로운 운동을 하지 못할 때 발생한다. 이때 소가 비틀거리면서 제대로 걷지 못하고 쓰러지는 바람에 마치 미친 것 같은 착각을 불러일으킨다. 그래서 미친소병, 광우병이라 불리는 것이다. 신경계를 조절하는 근본, 즉 뿌리는 중추신경계의 뇌(brain)이다. 그런데 광우병에 걸린 소의 뇌를 보니 구멍이 숭숭 뚫려 심각한 변형이 발생한 것으로 나타났다. 이 뇌세포의 광범위한 파괴를 유발하는 물질로서 변형단백질 프리온(Prion)이란 새로운 물질이 밝혀져 세상에 큰 충격을 주었다.

프리온이란 단백질(Protein)과 바이러스입지(Virion)의 합성어로, 바이러스처럼 전염력을 가진 단백질 입자라는 뜻이다. 미국의 캘리포니아대학 스탠리 프루시너(Stanley B. Prusiner) 박사가 1982년 발견한 새로운 형태의 단백질이다. 단백질? 단백질이라면 인체에 가장 중요한 3대 영양소의 하나가 아닌가? 그렇다! 프리온이 충격적인 것은 그것이 영양소의 하나라고 알고 있던 것, 그리고 생체를 구성하거나 신진대사를 조절하는 물질, 즉 무생물에 불과한 단백질이라는 사실이다.

바이러스는 숙주세포에 들어가기 전에는 생명현상을 일으키지 않는 무생물처럼 행동하다가 숙주에 침입해 들어가면 숙주세포의 복제기구를 도용해서 증식을 하는 생물과 무생물의 중간자적 성격을 띠는 미생물이다. 프리온이 무생물이면서 숙주에 감염되면 숙주세포 내에서 증식을 일으키는 현상이 바이러스 같은 성질을 보이므로 광우병에서 발견되는 이 변형단백질을 이렇게 명명한 것이다.

서양의 병리학에서 감염(infection)이란 기본적으로 미생물(microbes), 즉 세균(bacteria)이나 바이러스(virus)와 같은 작은 생명체에 의해서만 일어난다는 것이 기본 전제이다. 미생물이 인간이나 동물과 같은 숙주의 체내 세포에 들어가 스스로 증식하고, 영양을 탈취하며, 독소를 내뿜음으로써 질병을 일으킨다는 것이 병리학의 부동의 진리처럼 생각되어 왔던 것이다. 그런데 생명이 없는 단백질이, 무생물이 마치 살아 있는 생명체처럼 감염을 일으키고 증식을 하여 세포를 파괴하다니! 전 세계의 학자들에게 충격이 아닐 수 없었던 것이다.

프루시너 박사의 이 이론은 처음에는 이렇게 기존의 병리이론에 크게 배치되어 동료 학자들로부터 거의 인정받지 못했다. 그러다가 1980년대 중반 영국에서 소의 광우병과 비슷한 인간광우병(variant Creutzfeldt-Jakob disease, 즉 변종 크로이츠펠트 야코프병이 인간광우병의 정식 의학 명칭이다. vCJD로 약칭) 환자들이 10여 명 발생함에 따라 크게 주목 받게 된 것이다. 인간광우병은 1986년에 최초로 발견되었다. 그리고 1988년에는 다른 사람에게 전염될 수 있다는 사실이 마침내 밝혀졌다. 최초의 희생자는 1995년에 발생했다. 19세의 꽃다운 영국 청년이었다.

인간광우병 환자는 처음에는 기억력 감퇴와 감각이상 등의 증세를 보이다가, 점점 평형감각이 둔해져 몸의 균형을 잘 잡지 못하고, 심해지면 판단력과 사고력에 퇴행현상이 일어나는 치매로까지 발전하며, 마침내 움직이거나 말도 하지 못하다가 죽음에 이르는 비참한 최후를 맞는다.

그런데 이 무서운 병을 일으키는 변형 단백질 프리온은 사실 정상적인 상태에서도 존재하는 물질이다. 이때는 뇌세포의 활동에 중요한 역할을 수행하는데, 어떤 요인에 의해서 스스로 그 구조를 변형시킬 수 있는 능력을 통해 뇌에 치명적인 물질로 둔갑하는 것이다.

이 변형된 프리온은 섭씨 100도 이상의 고온에서도 죽지 않는 매우 안정된 구조를 가지고 있다. 생각보다 상당히 질긴 놈인 것이다. 잠복기 역시 최소 10년에서 최대 40년까지 매우 다양하면서 긴 것으로 알려져 있고, 일반적인 소독법으로 파괴, 제거되지 않으며, 음식뿐만 아니라 수혈과 장기이식을 통해서도 전염된다고 한다. 완전 결핵이나 매독 같은 미생물에 의한 전염과 동일한, 강한 감염성 질환의 전형적 특징을 그대로 보여준다.

예후도 가공할 만하다. 발병했다 하면 짧으면 3개월, 길어도 1년 안에 사망한다. 질병 치명도가 단연 최상급이다. 조기발견? 쉽지 않다. 진단을 하려면 두개골을 벌려 뇌조직의 일부를 떼 내는 조직검사를 해야 한다. 그리고 설사 조기진단했다 할지라도 그다지 환자에게 해 줄 게 없다.

이 무시무시한 프리온과 관련하여 8체질의학을 전문으로 하는 내게 온 몸을 전율케 하는 사실은 프루시너 박사가 1997년 노벨 생리·의학상을 수상하게 된 동기이다. 그는 프리온이 인간광우병뿐만 아니라, 알츠하이머병과 같은 병에서도 주요한 역할을 한다는 사실을 밝힌 공로로 노벨상을 탄 것이다. 광우병뿐만 아니라 알츠하이머병! 알츠하이머병!

여러분은 알츠하이머병이 금음체질에서 가장 많이 발생하는 질병이라고 한 것을 기억할 것이다. 그리고 육식이 금음체질에 가장 좋지 않은 음식이며, 이 육식이 금음체질에 상대적으로 매우 많은 신경계질환에 가장 핵심적 요인으로 지목되고 있다는 것도 역시 기억할 것이다. 뭔가 여러분의 뇌를 번쩍 치는 섬광이 느껴지지 않는가? 초식동물인 소와 육식사료와 신경계질환인 광우병, 그리고 채식체질인 금음체질과 육식과 신경계질환인 알츠하이머병, 파킨슨병, 루게릭병, 근무력증. 소와 인간 금음체질, 이 둘 사이의 관계가 서로 딱딱 맞아떨어지는, 너무도 드라마틱한 유비관계가 아닌가?

소의 광우병과 금음체질의 신경계질환은 양자 모두 초식을 해야 한다는, 이 대자연이 부여한 본성을 무참하게 위배한 결과로서 발생한 치명적 질환들이다. 현재로선 인간광우병이 금음체질에만 발생하는지 어떤지는 확실히 알 수 없다. 하지만 최소한 이것만은 확실히 말할 수 있다. "금음체질은 다른 어느 체질보다 인간광우병에 훨씬 더 쉽게 걸릴 수 있는 체질이다."

금음체질 다음으로 인간광우병이 잘 걸릴 수 있는 체질은, 물론 금음체질과 더불어 육식이 가장 해로운 체질인 금양을 들 수 있다. 육식으로 인해 각종 알레르기질환에 워낙 잘 걸리는 체질이므로, 다른 체질보다 광우병에 더 쉽게 걸리지 않을까 하는 예측은 너무도 당연하다.

이것은 단지 추측이지만, 이제껏 인간광우병에 걸린 사람들은 대다수 금음 아니면 일부 금양체질이었을 가능성이 높다. 인간광우병이 발생하기 전까지는 그 지역 사람들, 예를 들어 최초의 인간광우병 발생국인 영국의 경우라면, 거의 모든 영국 사람들이 같은 육식사료를 쓴 소고기를 먹었을 것이다. 그런데도 어떤 사람은 광우병에 걸리고, 어떤 사람은 광우병에 안 걸린 것을 보면, 분명 선택적으로 광우병에 취약한 체질이 있지 않냐 하는 추측을 가능케 하기 때문이다.

한편, 금양과 금음을 제외한 다른 체질들은 과식을 했을 때 소화불량이나 배탈 같은 평범한 소화계질환을 제외한다면 일반적으로 소고기에 대한 부작용은 특별히 없다. 그렇다고 이들이 광우병에 안전하다는 증거는 물론 아직 어디에도 없다. 결론적으로 모든 체질이 아직까지는 광우병에 대해 경계를 게을리해서는 안 된다는 사실을 명심해야 한다.

우리는 결코 자연을 거스르면서 살 수는 없다. 우리 몸의 자연은 이렇게 체질이라는 구조를 띠고 있는 것이다. 우리가 체질에 따른 식생활과 섭생을 해야 하는 당위가 바로 여기에 있다.

우리는 속히 옛날의 자연친화적인 농축산업으로 돌아가야 한다. 농축산업뿐만 아니라 상공업, 서비스업, 그리고 우리가 영위하는 모든 삶의 방식도 반드시 자연과 친화적인 방향으로 바뀌어야 한다. 이것이 미국산 쇠고기파동이 우리에게 준 가장 고귀한 교훈이 될 것이다.

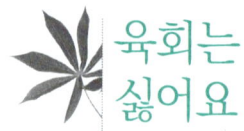
육회는 싫어요

　목음체질은 소고기, 돼지고기가 좋은 체질이다(닭고기는 별로이다). 하지만 그것을 어떻게 조리해서 먹느냐 또한 간과해선 안 될 매우 중요한 사항이다. 그런 사례를 최근 한 환자로부터 확인했다. 이 사람은 육회를 먹으면 설사를 하는 것이다.

　그러니까 이 말은 같은 소고기라도 날것으로 먹어서는 안 된다는 것을 의미한다. 목음체질은 8체질 중, 대장이 가장 짧은 체질로서 이로 인해 배가 찬 사람이 매우 많다(물론 모든 사람이 다 배가 찬 것은 아니나, 그런 사람이 다른 체질보다는 상대적으로 더 많다. 그래서 평소에 배가 너무 차가워 고통이 심한 사람에게는 복대를 하라고 권하기도 한다. 배가 따뜻해지면 몸 상태가 훨씬 호전되기 때문이다).

　음식을 생으로 먹는다는 것은 화기, 즉 불을 사용하지 않는다는 것을 의미한다. 이것은 조리를 한 음식보다 화기가 덜 들어간 것이라 볼 수 있다. 즉, 조리한 음식보다 찬 성질을 더 많이 가지고 있는 것이다. 배가 찬 목음체질이 소고기를 그냥 회로 먹는다는 것은 찬 뱃속에 한기를 추가로 더 넣는 것과 같다. 따라서 이로 인해 대장의 활성을 더욱 저하시킬 수 있다. 이 환자가 육회를 먹고 설사를 한 것은 바로 이런 이유 때문이라고 할 수 있다.

또, 목음체질 중에 참외 먹으면 설사한다는 사람이 있는데, 이 역시 그 심층적 원리는 비슷하다. 찬 성질이 매우 강한 과일인 참외가 배가 찬 목음체질에 대장기능의 저하를 추가로 유발하는 것이다.

목음체질은 뭐를 먹든지 항상 따뜻하게 먹으려고 노력할 것이다. 밥을 먹어도 방금 지은 뜨끈뜨끈한 밥을 먹고, 국을 먹어도 펄펄 끓는 뜨거운 국을, 커피를 마셔도 따끈따끈한 핫커피, 우유를 마셔도 몸에 온기를 주는 핫밀크, 물을 마셔도 뜨거운 물 등등. 그리고 항상 더운 목욕을 하여 땀을 내도록 한다. 단순한 이런 팁만 잘 지켜도 남들보다 훨씬 건강한 삶을 살 수 있다. 한 번 실천해 봄이 어떠할까?

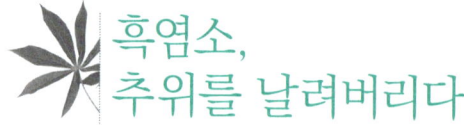
흑염소, 추위를 날려버리다

한의원에서 환자를 보다 보면 흑염소를 먹은 적이 있거나 혹은 먹고 있는 사람들을 간간이 발견한다. 환자들에게 물어봤다.

"흑염소 먹으니 좋아요?"

"네, 추위를 많이 탔었는데, 흑염소 먹고 많이 좋아졌어요."

이렇게 대답하는 것은 흑염소의 효능의 정곡을 찌른 말이다. 흑염소는 흔히 손발이 너무 차거나 혹은 전체적으로 추위를 심하게 타는 사람들에게 효과가 있다. 하지만 대부분은 이렇게 답한다.

"별로 좋은 것 모르겠던데요. 산후에 몸조리하라고 엄마가 보내주셔서 먹기는 했는데."

이런 경우는 물론 흑염소가 맞지 않는 체질의 반응일 확률이 높다. 따라서 효능만 좇아 아무 체질이나 먹을 것은 아니라는 말이다.

이외에도 흑염소는 자양강장의 효과가 있다. "전에 기운이 너무 없고 피곤했는데, 흑염소 먹고 기운을 좀 차렸어요."

이런 효과도 기할 수 있다. "흑염소 먹고 입맛을 되찾았어요. 전에 한때 식욕을 잃고 정말 아무 것도 못 먹었었는데, 흑염소를 먹으니 신기하게도 입맛이 돌아오는 거예요."

　흑염소는 수음체질과 수양체질에 좋은 건강식이다. 간혹 금체질에서도 흑염소의 효능을 봤다는 사람들이 있지만 아직은 미심쩍은 바가 있어 쉽사리 그렇다고 단정할 수는 없다. 임상에서 좀 더 데이터를 확보해야 할 것 같다.

　한편 흑염소는 토체질과 목체질에는 좋지 않다. 토체질에는 특히 부작용이 심할 수 있고, 목체질에도 좋은 면은 거의 찾을 수 없다.

　흑염소는 건강원 같은 데서 다른 한약재들과 합방하여 내리는 경우가 많은데, 이는 냄새 제거의 목적과 원하는 효능의 배가를 위한 것이 많다. 그럴 경우에는 당연히 수체질에 좋은 약재를 쓰는 것이 바람직하다. 예컨대 냄새 제거의 성약인 생강이나 역한 맛을 감쇄하는 감초와 같은 것들 말이다.

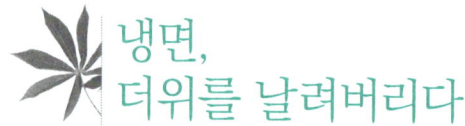

냉면,
더위를 날려버리다

여름철 극한적인 더위에 시달리면 아무리 쓰지 않으려고 해도 결국 에어컨을 쓰지 않을 수 없다. 추위는 오히려 참을 만한데 더위엔 정말 장사가 없기 때문이다. 아마도 올여름 가전업계는 에어컨깨나 팔았을 것이다.

그래서 이렇게 날씨가 더우면 머릿속은 온통 어떻게 하면 더위 피할까, 하는 생각밖에 없다. 그러다 보니 먹는 것도 항상 더위 쫓는 음식에 쏠린다. 대표격인 것이 바로 냉면.

이 냉면은 북한에서 시발한 음식이다 보니 대표적으로 함흥냉면과 평양냉면이 유명하다. 차가운 육수에 얼음이 북극 빙하처럼 둥둥 떠다니는 물냉면은 보고만 있어도 더위가 물러가는 것 같다. 이 냉면은 메밀이 주원료로 알려져 있지만, 사실은 그 종류에 따라 좀 다르다.

흔히 냉면을 상징하는 메밀을 주원료로 하는 것은 평양냉면(특히 물냉면)이라 할 수 있다. 이 평양냉면은 의외로 많은 사람들이 즐기는 그 '쫄깃한' 맛이 별로 없다. 메밀이라는 재료가 찰기가 없어 씹으면 면발이 툭툭 끊어지기 때문이다. 평양냉면에서 쫄깃한 맛을 기대하는 것은 말하자면 나무에서 물고기를 구하는 격이라 할 수 있다. 요즘 유행하는 냉모밀은 사실은 이 평양냉면의 한 변형이라고 할 수 있다.

그에 반해 함흥냉면(특히 비빔냉면)은 면의 주재료가 메밀이 아니다. 그것은 바로 감자(혹은 고구마)의 전분이다. (으잉? 감자 전분이라고? 이 말에 요즘 말로 잠시 '멘붕'에 빠진 사람도 있을 것 같다. 대부분 '냉면=메밀'이라는 도식을 당연한 것으로 알고 있으니까.) 이 전분은 적절한 조리를 거치면 그 질이 찰기를 지니므로 자연히 면발에 상당한 텐션이 생긴다. 그래서 함흥냉면은 그 식감이 쫄깃쫄깃한 것이다.

우리나라 사람들은 이 쫄깃한 맛을 매우 선호하므로 대체로 함흥냉면을 좋아하는 사람들이 평양냉면을 좋아하는 사람들보다 더 많은 것 같다. 하지만 면의 재료의 측면에서만 보자면 평양냉면이 함흥냉면보다 냉면의 원의에 더 가깝게 다가오는 것으로 볼 수 있다. 심하게 말하면 함흥냉면은 사실 진짜 냉면이 아닌 것이다. 그것은 메밀면이 아니라 감자면이기 때문이다.

따라서 냉면은 어느 체질에 좋을까라고 묻는 것은 잘못 된 질문이라고 할 수 있다. 말한 대로 그 재료가 종류에 따라 매우 다르기 때문이다. 정확히 말하면 냉면은 면의 재료에 따라 유익한 체질이 다른 것이다. 평양냉면처럼 메밀을 주재료로 쓴다면 그것은 금양, 금음, 토양, 토음체질에 적합하며, 함흥냉면처럼 감자전분을 주재료로 쓴다면 오히려 목양, 목음, 수양, 수음체질에 적합하다.

하지만 이렇게 꼭 단순하지만은 않다. 냉면에는 이외에 육수, 고명 등이 추가로 들어가기 때문이다. 육수도 가장 많이 쓰는 소고기 육수가 있는가 하면, 종종 닭고기 육수도 있고, 이에 동치미 국물을 첨가하는 경우도 있다. 여기에 고명으로 소고기 편육이나 삶은 계란, 동치미 등이 첨가된다. 따라서 이런 부수적인 재료들까지 전부 고려해야 냉면의 완전한 체질적합성을 말할 수 있게 되는 것이다.

참고로 금체질에 좋은 냉면 재료는 메밀, 배추동치미, 계란흰자, 겨자 등이다. 굳이 고기를 넣고 싶다면 소고기보다는 오리고기를 쓰는 것이 체질에 좋을 것이다.

배는 꼭 덮고 자라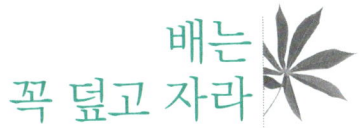

2011년에 내 한의원에 온 김아무개 환자가 말했다.

"저는 이불 안 덮고 자면 배가 사르르 아프면서 설사가 나요."

목음체질의 대장한증의 전형적인 예이다. 목음체질은 아랫배가 찬 경우가 많아 배를 내놓고 자면 한증이 심화돼 바로 설사를 하게 되는 것이다. 물론 모든 목음체질이 다 이런 것은 아니다. 대개 장의 기능이 많이 저하된 목음체질의 경우 이런 증상이 나타나는 것이다. 그가 덧붙인다.

"과식했을 때는 변을 두세 번 무른 변을 봅니다. 설사는 아니고요."

대장이 짧은 목음체질의 특성의 전형적인 예라 하겠다. 목음체질은 음식물이 많이 섭취되면 그것을 수용할 공간이 부족해져 기존에 있던 장의 내용물을 어서어서 배출하는 것이다. 그러니 변이 무를 수밖에. 이것은 마치 야구경기에서 만루 상황에 사사구가 나서 밀어내기가 일어난 경우에 비견된다.

그는 술 마신 후에도 설사를 잘한다고 했는데, 찬 맥주는 더욱 그러할 것이다. 그 외 특기할 만한 것으로는 우유 마시면 설사한다는 것. 이렇게 말한다.

"우유 마시면 직방 설사해요!"

대개 우유는 냉장고에 차갑게 저장하기 때문에 우유가 목음체질에 맞는 음식이라 할지라도 이렇게 설사를 할 수는 있다. 대체로 따뜻하게 마시면 괜찮을 것이다. 하지만 만일 따뜻하게 마셔도 역시 설사한다면 이는 유당분해효소의 결핍으로 인한 것일 확률이 높다. 이 경우 안 마시는 게 상책이다.

하지만 위와 같은 제반 증상은 목양체질에서도 드물지 않게 발견되므로 목양체질과의 감별진단이 꼭 필요하다.

아들이 뼈가 부러졌어요!

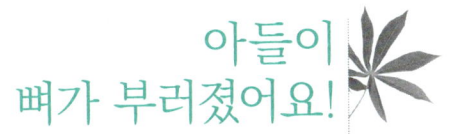

 2011년 8월 하순의 어느 날, 평소 내 한의원에 자주 오던 고등학생의 엄마로부터 전화가 왔다.

 "아들이 높은 데서 뛰어내리다 양 발목이 다 골절됐어요! 병원에서 서둘러 수술 받고 이제 막 재활하고 있는데, 의사 말이, 앞으로 어쩌면 영영 걸을 수 없을지도 모른대요, 상태가 너무 안 좋아서… 선생님, 우리 아들, 어쩌면 좋죠?"

 그녀가 울음을 터트렸다. 불면 날아갈까 애지중지하던 독자인 아들 녀석이 하루아침에 평생 불구가 될지도 모르게 됐으니 얼마나 억장이 무너지겠는가.

 "아니, 어떻게 해서 그런 일이 났죠?"

 "애들하고 높은 데서 뛰어내리기 내기를 했다나요. 아무리 철이 없다고 그런 짓을 하다니… 정말 누구한테 말도 못하겠어요, 창피해서."

 상황이 심각함에도 그 말을 듣자 실소가 나왔다. "하여튼 애들이란!" 멀대같이 커다란 녀석의 어리숙하고 천진한 얼굴이 떠올랐다. 질풍노도의 시기에서 뻗쳐오르는 기를 주체할 수 없었던 모양이다.

"한의원으로 한 번 데리고 와 보세요. 상황이 어떤지 한 번 봐야 하니까요."

"이게 8체질치료로 좋아질 수 있을까요? 이렇게 심한데?"

"어떤 경우에도 항상 치료의 가능성은 있어요, 미리부터 포기할 필요는 없죠. 하여튼 빨리 한의원에 데리고 와보세요!"

얼마 후 모자가 한의원에 내원했다. 생각보다 상황이 심각했다. 녀석은 목발을 짚고도 잘 걷지 못해 엄마의 부축을 받아야 간신히 몇 걸음 옮길 수 있을 정도였다. 시간만 나면 농구하면서, 마이클 조던만큼은 아니라도 친구들 사이에서는 전혀 빠지지 않는 녀석이었는데.

"사진 찍어보니까 연골이 다 망가져서 완전한 회복은 거의 불가능하대요. 연골은 재생이 안 된다나요? 평생 휠체어 신세를 면치 못하거나 잘 돼 봐야 목발 짚고 다닐 정도? 기적이 일어나도 천천히 걸을 정도나 될까, 뛰는 것은 생각도 말래요. 군대는 당연히 갈 수 없을 거라고도 하고요."

"두 발 다 연골이 망가졌나요?"

"왼쪽 발만 파괴됐대요. 오른쪽은 골절만 되고 연골은 괜찮고요. 그래서 왼쪽이 더 심하게 아파요. "

기가 막혔다. 한 번의 치기 어린 장난이 이렇게 평생 불구의 낙인으로 돌아올 줄 누가 알았으리. 운명을 탓해야 할까? 그러나… 그렇다고 앞날이 구만리 같은 청춘이 그렇게 스러져가는 것을 보고만 있을 수는 없지 않은가.

"한 번 체질치료를 해보죠. 아무리 상황이 안 좋아도 우리 몸이란 항상 치료될 수 있는 가능성이 있어요. 그리고 아직 젊으니까 재생능력이 어른들보다 훨씬 좋아 기대 이상 좋은 결과를 얻을 수도 있을 거예요."

"이게 침으로 될까요? 연골은 아예 재생이 안 된다던데…"

"체질침을 맞고 외상에 좋은 체질약을 같이 쓰면 효과가 있을 거예요."

환자의 양발목은 이제 겨우 아문 수술 자국으로 보기에도 참 심난해 보였다. 수술부위는 유난히도 다른 부위에 비해 시커먼 색을 띠고 있어 어혈이 잔뜩 쌓여 있는 것이 눈에 보였다.

"좀 어때?" 내가 녀석에게 물었다.

"아파 죽겠어요! 그리고 발이 너무 시려워요, 얼음 같이."

"지금 양 발목에 철심을 박아논 상태예요. 6개월 정도 후에 뺀다고 했어요." 엄마가 옆에서 말했다.

나는 통증을 제어하고 부기를 빼는 침을 놨다. 그리고 어혈을 풀고 혈액순환을 돕는 약을 처방했다.

"앞으로 가능하면 매일 와서 침을 맞도록 하세요. 그리고 체질식을 철저히 시키고요."

"선생님, 좋아질 수 있을까요?"

"많이 나아질 거예요, 분명히!"

본격적인 치료는 11월 초순경이 되어서야 할 수 있었다. 아직 뼈가 붙지 않아 걸을 수가 없었기 때문이다. 그래서 그동안은 우선 어혈을 제거하고 뼈의 접합에 도움을 주며 지통작용이 있는 한약 치료만 했다.

"많이 나아졌어요. 뼈가 잘 붙은 것 같아요." 드디어 목발을 짚고 양 발목에 야구장의 포수처럼 육중한 보호대를 착용한 채 그가 한의원에 들어섰다.

"그래도 아직 발목이 너무 아파서 저녁에 잠을 못 자겠어요."

여전히 심한 통증이 그를 괴롭히고 있었다. 그리고 발목은 죽은 시체처럼 시커멓게 보였으며, 얼음처럼 차가운 냉기가 그 위에 서려 있었다. 왼쪽 발목의 연골이 초토화되었기 때문에 여하히 이 연골을 되살리느냐가 치료의 관건이었다. "연골은 한 번 파괴되면 재생이 되지 않습니다"라며 한심하다는 듯한 표정으로 내뱉는 정형외과 의사의 목소리가 파동처럼 내 귓전을 때리는 것 같았다.

나는 이런 경우 퇴행성관절질환에 쓰는 처방과 근골의 통증에 쓰는 처방을 병행한다. 하지만 그 학생에게는 평소 그에게만 특히 잘 듣는 전용처방이 있었다. 좌우에 최고단계 처방으로 구성된 나의 창방이다. 우선 골절로 망신창이가 된 그의 몸을 전반적으로 갈무리하는 의미에서 그 처방을 썼다. 그리고 금음체질식을 철저히 지키라고 당부하고 돌려보냈다. 그의 엄마는 평소 나를 적극 신뢰하는 사람이었지만 이번 아들의 경우는 좀 반신반의하는 것 같았다. 당연한 일이다. 전능하신 의사선생님이 연골은 재생이 불가능하다고 이미 심판을 내리셨는데 한갓 바느질할 때 쓰는 바늘보다 더 가는 침 따위로 피부에 자극을 좀 준다고 무슨 변화가 있겠는가!

며칠 뒤 그가 다시 내원했다.

"아픈 것이 좀 덜한 것 같은데요!"

"그래?"

통증이 생각보다 잘 제어되는 감이 느껴졌다. 통증을 없애는데 타의 추종을 불허하는 왕 중의 왕이라고 할 수 있는 진통소염제로도 잘 줄어들지 않던 그 통증이 단 한차례의 침 치료에 그렇게 상당한 수준으로 수

그러든 것이다. 독자들은 진짜 그럴까 하겠지만 사실 이런 경험은 임상을 하면서 드물지 않게 하는 바다. 일전에 대학 동창인 친구가 디스크탈출증으로 거의 기어오다시피 한 것을 한차례 침으로 언제 그랬냐 싶게 일으켜 세운 것도 그런 예라 할 수 있다. "신기하네!" 하면서 뭔가 속은 듯한 표정으로 반신반의 하며 한의원을 나서던 친구의 모습이 눈에 아직도 선하다. 디스크가 척수신경을 누르고 있는 한 통증은 결코 소멸될 수 없다는 것이 서양의학의 신념이지 않은가.

그렇다면 이렇게 한 번의 침으로 그 육중한 디스크, 즉 추간판이 뒷걸음을 쳐 물러섰다는 것인가? 그럴 수도 있다. 인체의 복원력은 사실 놀라운 면이 있지 않은가! 하지만 대부분의 경우 물리적 변화보다는 그에 선행하여 기능적 변화가 일어난다. 추간판은 삐져나온 채 거기 그 자리에 있을지언정 신경전달 기능의 효용성은 그에 무관하게 향상될 수 있는 것이다. 이는 특히 퇴행성관절염과 같은 질환에서 잘 확인된다. 무릎 관절의 연골이 거의 닳았는데도 체질침을 시술하면 통증이 상당히 감소되는 것을 곧잘 경험하는 것이다. 연골은 재생되지 않는다는 의사의 말에 절망하며 스테로이드 같은 '뼈주사'나 맞으면서 근근이 버텨오던 환자들에게는 세상을 다시 사는 복음 같은 일이다. 이번에도 그의 전용처방을 놓고 돌려보냈다.

"고등어 먹고 언쳤어요! 발도 너무 아파요!"

일주일 후 와서 말했다. 고등어는 금음체질에 해로운 음식이 아닌데도 가끔 이렇게 부작용을 일으키는 경우가 있다. 이렇게 체하는 경우보단 생목이 오른다는 표현을 더 많이 한다. 왜 그런지 이유는 잘 알기 어렵다. 하지만 환자들의 이러한 호소는 사실로서 받아들여야 한다. 고등어는 당분간 삼가라고 했다.

　사람들은 이럴 경우 위장의 증상과 발의 통증은 별개로서, 따로 치료해야 하는 것으로 생각하는 경우가 많다. 하지만 그렇지 않다. 그의 발의 통증은 위장질환에 의해 악화된 것이다. 따라서 치료는 위장이 우선이다. 나는 위염을 치료하는 처방을 냈다. 그리고 식사에 주의하라고 했다.

　또 일주일 후 그가 한의원에 왔다. 오른쪽 다리가 아프고 부기가 안 빠진다고 했다. 체한 것은 그 때 침 맞고 나아졌다고 덧붙였다. 다시 그의 전용처방을 썼다. 며칠 후 12월 초에 왔을 땐 감기가 들었다. 근육에 힘이 없고 두통과 몸살기를 호소했다. 이번에도 전용처방을 냈다. 다음날 감기가 더 심해지고 두통도 여전하다고 했다. 이번에도 전용처방. 일주일 가량 후에 왔을 땐 많이 좋아졌다.

　12월 중순경 왔을 땐 이렇게 말했다. "침이 진통제 같아요! 신기해요!"

　양약을 먹어도 잘 듣지 않는 통증이 침으로 이렇게 쉽게 완화되니 스스로 놀라서 하는 말이다. 나도 사실 이런 사실이 놀라울 뿐이다. 며칠 간격으로 계속 치료를 해나갔다.

　"어제 피자 먹고 기침이 나고 코가 자꾸 막혀요. 그리고 되게 피곤해요."

　녀석은 잘 나가다가 한번씩 이렇게 사고를 치고 온다. 그럴 때면 영락없이 소화기 증상과 동반하여 알레르기를 일으킨다. 물론 발도 그럴 땐 더 아프다.

　2012년 새해가 되었다. 그는 여전히 내 한의원에 내원하면서 치료를 받고 있다. 신년초에는 어깨의 통증을 호소했다. 오랜만에 처방을 바꾸어 근골격계의 만성통증에 쓰는 처방을 썼다. 다음 날은 코가 막힌다고 해서 비염증상을 치료했다.

며칠 후 왔을 땐 병원에 갔다온 얘기를 했다.

"병원에서 말하는데 연골은 다시 안 생긴데요. 생겨도 기스가 나서 못 쓴대요."

이렇게 환자들에게 희망을 꺾는 얘기를 해야 할까? "현재 우리의 의학 수준으로는 아직 연골을 치료하는 방법이 개발되지 않았어요. 하지만 곧 연골을 재생하는 방법을 찾을 수 있을 거예요." 이렇게 뭔가 긍정적인 비전을 주어야 하지 않을까? 실제로 의학은 과거에는 불가능했던 것들을 무수히 많이 가능케 하지 않았는가!

다리가 아프다고 해서 다시 그의 전용처방을 썼다. 다음날 왔을 땐 다리가 괜찮다고 했다. 치료는 1월의 딱 중간을 지나고 있었다. 증상은 하루하루가 달랐다. 어떤 날은 더 심하게 손상된 왼쪽다리는 좋아졌는데 갑자기 오른 다리가 아프다고 했다. 치료받은 다음날 바로 좋아졌다고 했다. 발에 힘이 들어간다고도 했다. 이렇게 나날이 증상의 부침은 있었지만 전체적으로 보면 꾸준히 나아지는 방향으로 나아갔다.

1월 하순으로 접어들 때는 아침이나 낮에는 통증이 많이 사라졌다. 그러다가 밤 9시에서 11시 경이 되면 통증이 좀 심해졌다.

"몸이 좀 안 좋아졌어요."

설날이 지나고 와서 말했다. 하여튼 그는 기름진 음식을 먹고 나면 반드시 탈이 나고야 만다. 그럴 때면 소화기뿐만 아니라 근골격계도 증상이 악화된다. 침 맞고 온 다음 날은 또 많이 호전돼서 왔다. 발목도 꾸준히 좋아지고 있었다.

2월 초순경에 며칠은 왼쪽 다리의 증상이 좀 더 악화됐다. 같은 전용처방으로 치료하면 대개는 호전됐다. 다른 날은 증상이 다리 오른쪽으로 옮아갔다. 왼발은 괜찮은데 오른쪽 발이 저리고 땡긴다는 것이다. 왜 이렇게 통증이 좌우로 왔다갔다 하는지 알 수는 없다. 사실 인체의 현상은 종잡을 수가 없다. 제멋대로인 것이다. 축구로 비유하면 병은 공격수이고 의사는 수비수이다. 공격수가 내키는 대로 방향을 바꾸면서 드리블을 하면 마크하는 수비수는 그를 따라잡으려고 기를 쓴다. 공격수가 리오넬 메시 같은 놈이면 수비수가 떼로 달라붙어도 하릴없이 농락만 당한다. 예상할 수 없는 방향으로 볼을 컨트롤하니 맨날 따라다니면서 뒷북만 치는 것이다.

우리 인간을 위협하는 모든 질병들을 퇴치하여 무병장수의 건강한 삶을 누리게 한다? 이런 의학의 표어는 사실 한갓 희망사항일 뿐이다. 병이 주도권을 갖는 게임에서 무슨 수로! 공격을 당하면 잔뜩 밀리다가 겨우 전열을 가다듬어 반격을 해 가까스로 원상복구하면 다행인 게임이 아닌가. 무차별로 당하고 나서 잘하면 무승부로 끝나는 게임! 아니면 병에 저항하지 못하고 지쳐 쓰러져 결국 불귀객이 되고 마는 비극의 드라마.

"어제는 보호대도 없이 걸었는데 괜찮았어요. 조금은 아팠지만요."

지루한 공방의 나날이었지만 그래도 희망은 다가오고 있었다. 어느덧 2월 중순으로 접어들고 있었다. 역시 같은 처방을 때렸다.

"이젠 보호대 하고 걸으면 거의 안 아파요!" 다음 날 와서 하는 말이다.

"그냥 걸어도 많이 아프진 않아요. 하지만 30분 이상 걸으면 발이 뜨거워지면서 통증이 와요."

2월 하순으로 접어들 때는 가볍게 뛸 수 있을 정도로 호전됐다. 뛸 수 있다니! 평생불구가 될지도 모른다고 했는데. 2월 말에는 더욱 좋아졌다.

"오래 걸으니 아파요."

"얼마나 걸었지?"

"4시간요!"

2월의 마지막 날에는 무슨 일이 났을까? "이젠 달리기도 할 수 있어요!"

3월 초순경엔 드디어 병원에 가서 철심을 빼고 왔다. "의사가 정말 많이 좋아졌다고 해요. 다시는 걸을 수 없을 거라고 생각했다는데요."

철심을 뺀 후 가장 큰 변화 중의 하나는 발이 시리던 것이 사라졌다는 것. 발등에 시커멓게 변색돼 있던 것도 많이 감소하고 있었다. 발속에 꽂혀 있던 쇳덩어리가 기혈의 흐름을 꽉 막고 있었던 것이다. 이후 치료에 가속도가 붙는 느낌이 들었다.

다시 한 달 후인 4월 4일. "병원에서 연골이 무려 90% 자랐다고 해요!"

미러클! 이것은 분명 그들에게는 놀라운, 믿기지 않는 기적이었다. 그런데…

"하지만 노인성 연골이라서 금방 망가질 거래요. 정상 연골이 아니라고."

화가 났다. 왜 이러는 걸까? 결코 다시 정상인처럼 걸을 수 없을 거라고 한 그들의 예언이 빗나가자 속이 상했던 걸까? 왜 환자의 희망을 꺾지 못해서 안달인가? 환자가 나아지는 것을 보면 함께 기뻐해줘야 하는 것 아닌가? 설사 다시 악화될 가능성이 좀 있을지라도. 어쨌든 그들에게 연골이 다시 자랐다는 사실은 기존의 이론을 정면으로 거부하는 경천동지할 임상사례 아닌가! 그들에 결코 쉽게 간과할 수 없는 매우 중요한 사실이 아닌가 말이다! 정상적인 사고를 하는 사람이라면 연골은 다시 재생할 수 없다는 그들의 이론을 진지하게 재고해보려고 했을 것이다. 철저한 연구를 통해 자신들의 이론의 결함을 탐구하여 바로잡으려고 했을 것이다. 나는 그에게 말했다.

"너는 분명 정상 연골을 가지게 될 거야. 걱정하지마!" 그들의 저주에도 불구하고 그는 계속 내게 치료를 받았다.

4월 중순으로 접어드는, 봄비가 추적추적 내리던 날. 그가 와서 코가 막혀 숨 쉬기가 곤란하다고 했다. 평소 있는 알레르기비염이 심해진 것이다. 그리고 다음과 같이 덧붙인다.

"다리뼈가 아파요! 날씨가 흐리면 통증이 더 심해져요."

이런 증상은 교통사고 환자나 이 학생처럼 근골격계에 큰 물리적 손상을 당한 사람들에게 흔히 일어나는 일이다. 다 나은 것 같다가도 날씨만 저기압으로 되면 유령처럼 통증이 출현하는 것이다.

"에구에구! 날궂이 하려나, 온몸이 삭신이 쑤셔 죽겠네." 날씨가 흐려 온몸이 쑤시고 아플 때 흔히 어르신들이 몸을 두드리고 주무르면서 하는 푸념이다. 이 학생에게 나타나는 증상도 나이는 어리지만 이와 비슷하다고 하겠다. 습이 많아지면 기혈의 흐름이 저해되어 몸에 통증이 유발되는 것이다. 한의학에서는 이렇게 흐린 날씨에 나타나는 신경통과 같은 질환을 흔히 습병(濕病)의 범주에 넣는다. 습으로 인해 발생하는 질환이란 뜻이다. 이때 치료는 조습(燥濕, 습을 말림)하는 약제나 침법을 쓴다. 한의학에 유명한 말이 있다.

불통즉통, 통즉불통(不通則痛, 通則不痛).

불통하면 아프고, 통하면 아프지 않는다는 것. 그래서 한의학의 많은 통증 치료가 바로 이런 원리에 따르고 있다. 기혈 순환을 도와 잘 통하게 함으로써 통증을 제거하는 것이다. 이는 통증을 직접 진압하는 서양의학의 치료법인 '진통(鎭痛)'이 아니라, 기혈을 순행케 함으로써 통증이 저절로 물러가도록 하는 '행통(行痛)'인 것이다. 앞에서 말한 조습의 치료법 역시 행통의 하나라고 할 수 있다. 습을 말려 기혈의 운행을 원활하게 하는 것이므로.

환자들 중에 이렇게 신경통으로 평생 고생하다가 미국 엘에이(LA)에만 가면 언제 그랬냐 싶게 신경통이 감쪽같이 나아진다는 사람들이 있다. 고온건조한 사막 기후를 갖는 그 지역의 특징 때문에 날씨가 흐린 날이 거의 없어서 자연적으로 조습 치료가 되어 신경통이 씻은 듯 낫는 것이다. 이 학생도 아마 그런 데 가서 살 수만 있다면 이런 통증에서 지금 당장이라도 해방될 수 있을 지도 모르지만, 현실은 까마득한 먼나라 이야기. 결코 그렇게 할 수는 없다. 그럼 어떻게? 바로 체질침으로!

역시 그에게 전용처방을 놔줬다. 다음 날 와서는 코도 뚫리고 다리도 안 아프다고 했다. 이 처방이 이번에는 그에게 습을 말려 기를 운행시키는 효험을 발휘한 것이다. 통하게 해서 불통하게 한 것이다. 한의학에서 통증을 제어하는 원리는 이 말 하나로 정리된다고 하겠다.

4월 중순의 어느 날은 농구을 했다고 한다. 물론 그로 인해 다리는 무척 아팠지만. 그래도 그게 어딘가! 농구를 하다니! 처음 다쳤을 땐 상상이나 했는가, 감히 농구까지 할 수 있게 될 줄은. 평생 휠체어 신세, 잘 돼봐야 목발 짚고 다니는 정도라지 않았던가!

시간은 자꾸만 흘러갔다. 그리고 비슷한 사건들의 연속이 당분간 이어졌다. 아프다 안 아프다, 아프다 안 아프다… 사이사이 감기도 걸리고, 배도 아프고, 코도 막히고… 그러면서도 점점 더 나아지는 방향으로 나아간다! 점점 종결을 향해 나아가고 있다는 느낌이 들었다.

4월 하순으로 접어들어서는 운동을 하고 난 후에도 다리가 아프지 않다고 했다. 이럴 땐 다리가 완전히 다 나은 듯하다. 그러나 며칠 후 왼쪽 아킬레스건이 아프다며 잔뜩 찌푸리고 한의원을 들어선다.

4월 말경에는 이제 거의 모든 일상적 활동과 운동이 가능해졌다.

"이제 할 건 다 해요!"

말일인 30일에 와서는 축구도 할 수 있다고 자랑.

이렇게 거의 매일 혹은 이삼일에 한 번씩은 꼬박 오던 한의원을 5월에 들어서는 무려 일주일 만에야 왔다. 그동안 침을 안 맞았더니 좀 아프다면서. 다리가 많이 나아지니까 이제 슬슬 꾀가 나서 내원 횟수가 상당히 줄어든 것이다. 5월 이후는 거의 정상에 가까워진 느낌이 들었다. 평소에는 별로 아프지 않고 많이 운동하거나 체질에 맞지 않는 음식을 많이 먹었을 때만 아프다고 했다.

이때부터 그의 병원 내원 횟수는 급격하게 줄어들기 시작했다. 4월에만 18회 내원했던 그가 5월에는 절반인 9번밖에 오지 않았다. 그리고 6월에는 6회, 7월에는 4회, 그리고 8월에는 단 2회만 왔다. 그러니까 내원 일수를 근거로 보면 그의 족부골절 치료는 8월에 사실상 끝난 것이라고 할 수 있다. 이 횟수는 그가 골절상을 입기 전에 왔던 일상적 내원 횟수보다 더 적은 것이니 말이다.

이제 그는 가끔 먹어서는 안 될 음식들, 예를 들면 피자나 햄버거, 치킨 등을 먹고 큰 탈이 날 때가 아니면 한의원에 거의 내원하지 않는다.

호소하는 병의 주소도 많이 달라졌다. 다리가 아닌, 전혀 다른 방면, 예를 들면 소화기계 병이나 비염 같은 알레르기가 주가 된 것이다.

해가 바뀐 계사년 2013년도 이제는 저물어가는 10월의 어느 날, 그의 엄마가 오랜만에 내원했다. 그리고 아들이 징병검사에서 공익 판정을 받았다고 내게 전했다. 양 다리가 몽땅 골절됐을 때는 군대는 결코 갈 수 없을 거라고 선고 받았던 그가 이제는 어엿한 공익근무요원이 되어 신성한 국방의 의무를 지게 된 것이다. 사실은 상태가 너무 좋아 오히려 현역으로 갈까 봐 내심 두려워했던 것 같다. 한편으론 심각했던 골절 당시의 상태를 강조하여 은근히 병역 면제도 바랬던 모양이다. 그런데 결과는 적당한 타협책처럼 공익근무요원으로 낙찰!

의사인 담당 병무관이 그의 참담했던 골절에 관한 병력을 보고는 놀라며 이렇게 말했다고 한다.

"이거 알아? 자네 연골이 이렇게 정상석으로 재생한 것은 완전히 기적 중의 기적이야!"

이렇게 아들의 말을 전하면서 그녀는 얼굴에 엷은 웃음을 띠며 이같이 덧붙였다.

"그 사람들은 내 아들 다리를 자기네들이 고친 것으로 알아요!"

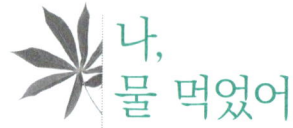
나,
물 먹었어

안면홍조 및 피부 트러블로 한의원에 꾸준히 내원하던 금양체질 환자가 어느 날 소화가 잘되지 않고 속이 불편하다고 했다. 소화기 치료를 했다. 다음날 왔을 때 속이 어떠냐고 물었다. 여전히 좋지 않다고 했다. 다시 소화기 치료를 했다. 그렇게 며칠 하는데도 이상하게 증상이 잘 호전되지 않았다.

"체질식은 잘 지키세요?"

"네, 나쁘다는 것은 하나도 안 먹었어요!"

"그래요? 참 이상하군. 뭔가 있을 텐데…"

소화불량이나 식체는 한두 번의 침 치료로도 상당히 좋아지는데 그렇게 반응이 없는 게 이해가 잘되지 않았다. 물론 아주 오래 된 악성의 소화불량은 상당 기간의 꾸준한 치료가 필요하다. 하지만 그녀의 경우는 그런 게 아니니 이해가 잘 되지 않는 것이다. 그때 문득 그녀가 물었다.

"원장님, 물은 마셔도 괜찮죠?"

"물? 물이야 괜찮죠, 물론. 근데 물은 왜요?"

"방송에서 물을 많이 마셔야 독소배출이 잘 되고 피부가 좋아진다고 해서…"

"그래서 물을 많이 마셨어요?"

"네."

"얼마나요?"

"2리터요."

"2리터요?"

이건 사실 미친 짓이다. 사람이 하루에 2리터의 물을 마시려면 하루 종일 아무 것도 안 하고 물만 먹고 있어야 할 것이다. 커다란 페트병으로 2통을 먹어야 하는 양이 아닌가! 이런 것을 건강정보라고 내보내면서 그 고귀한 전파를 낭비하는 그 방송사라는 데는 또 얼마나 한심한 자들인가? 하루에 물 2리터를 마시라니, 이거야말로 물고문이 아닌가! 남영동 대공분실에서만 물고문이 자행되는 줄 알았더니 벌건 대낮에 전국 방방곡곡에서 물고문이 넘쳐나고 있었던 것이다.

"당장 물을 끊으세요!"

"네?"

"당장 물을 마시지 말라구요."

"그럼 노폐물은 어떻게 빼내요?"

"글쎄 몸이 단순한 기계라면 그런 이론이 맞을 수 있어요. 물을 많이 투여해서 순환을 늘려주면 거기 쌓였던 노폐물이 물과 함께 배출되는 식으로 말이에요. 하지만 우리 몸은 그런 단순한 기계가 아니에요. 우리 몸에서 물은 물론 중요하죠. 하지만 노폐물 제거가 다가 아니에요. 그보다 훨씬 더 중요한 기능들이 있어요. 가장 중요한 기능 중 하나는 전해질 농도나 혈압의 조절 같은 거예요. 예를 들어 전해질 농도가 기준 이

하로 떨어지면 뇌에서는 이뇨작용을 촉진하는 신호를 보내서 소변을 통해 물을 내보내 농도를 정상 수준으로 올리고, 전해질농도가 기준보다 올라가면 갈증 중추가 작동해서 우리가 갈증을 느껴 물을 섭취함으로써 전해질농도를 적정 수준으로 떨어뜨리는 것처럼요."

"아~ 그렇군요!"

"그리고 혈압도 마찬가지죠. 만약에 혈압이 오르면 이뇨작용을 촉진하는 신호를 보내 소변을 내보냄으로써 혈액의 볼륨을 줄여 혈압을 낮추고, 혈압이 낮아지면 이뇨작용을 저해하여 소변을 내보내지 않게 함으로써 혈액 볼륨을 늘려 혈압을 올리고…"

"그런 거였군요!"

"물은 사실 아무리 많이 먹으려 해도 쉽게 먹을 수 있는 게 아니에요. 물을 먹고 안 먹고는 우리 몸에서 위와 같은 기제에 따라 자동적으로 조절되는 거예요. '술 한 말은 마셔도 물 한 됫박은 못 마신다'는 말이 있잖아요. 결코 억지로 되는 게 아니에요."

"그것도 모르고 그동안 물 2리터 마시느라고 얼마나 스트레스를 받았던지…"

"물론 물을 그렇게 많이 마실 수 있는 사람들도 간혹 있어요. 그리고 그렇게 마셔서 덕 본 사람도 있겠죠. 하지만 모든 사람이 다 그런 건 아니에요. 대부분의 사람들은 그렇게 많은 양의 물은 섭취하기 어려워요. 이런 게 다 사실은 체질과 관련이 있어요."

"그럼 물 섭취도 체질에 따라 다른 거예요?"

"그럼요. 일전에 수양체질인 환자가 있었는데 그 사람도 테레비에서 물을 많이 마시라는 프로 보고 따라했다가 위장이 완전히 나빠져서 내

병원에 왔었어요. 수양체질이면 비위가 가장 약한 체질이잖아요. 그런데 거기다가 물을 그렇게 뱃속에 퍼부었으니 위장이 견뎌내질 못한 거예요. 위장이 완전히 기능을 상실한 거죠. 그러니까 물이 나일강처럼 왕창 범람해서 위장을 물속에 완전히 침수시킨 거예요. 수음체질도 그런 환자들이 종종 있는데, 들어보면 이들은 평소 물을 거의 마시지 않던 사람들이에요. 그런데 멋모르고 그렇게 물을 잔뜩 먹었다가 그런 황당한 변을 당하는 거예요. 이 사람들 말 들어보면 평소에 하루 종일 물 한 모금도 안 마실 때가 많아요. 온종일 목이 거의 마르지 않는 사람들이죠. 물이 몸에서 그렇게 많이 요구되지 않는 체질들인 거예요. 그래서 물 수 자를 써, 수체질이라 한 거예요. 물이 많은 체질이란 뜻이죠."

"저는 수체질도 아닌데 왜 물 마시면 안 좋죠?"

"수체질만 물 많이 마시는 것이 해로운 게 아니에요. 임상적으로 보면 체질 불문하고 평소 땀을 많이 흘리는 사람들은 당연히 물을 많이 마시게 되죠. 따라서 평소 땀을 많이 흘리는 목양이나 목음체질의 경우에는 물을 많이 마시는 것이 도움이 될 수 있죠. 하지만 이것도 소화기능이 어느 정도 잘 가동되는 경우에나 그래요. 위장이 좋지 않거나 평소 잘 붓는 목체질은 물을 많이 마시지 않는 것이 좋죠. 토양체질도 땀 많이 흘리는 경우에는 물 마시는 요법이 도움이 될 수 있어요. 하지만 하루 종일 갈증이 거의 없거나, 평소 빈뇨증상이 있거나, 혹은 소화기능이 좋지 않은 토양체질에게도 물 마시는 요법은 그리 추천할 만한 것이 아니죠."

"그럼 나와 같은 금체질은요?"

"금체질도 비슷해요. 평소 땀을 많이 흘리고 소화기능이 좋은 경우에는 괜찮을 수도 있지만 환자분처럼 물 많이 마시면 소화가 잘 안 되고 속이 거북한 사람은 득보다는 실이 더 많겠죠."

"전 당장 물 마시기 그만 둬야겠네요."

"당연히 그래야지요."

그녀는 그날로 물을 마시지 않았다. 내가 조언한 대로 갈증이 날 때만 적당량 마셨다. 며칠 후 그녀가 내원하자 물었다.

"물 마시는 것은 그만 뒀어요?"

"네!"

"어때요?"

"속이 많이 편해지고 몸도 좀 가벼워졌어요!"

상식이 승리를 거두는 순간이다. 이 당연한 승리를 거두게 하는 것도 이렇게 눈물겨운 노력이 필요하다. 황당한 몰상식을 그럴싸한 과학으로 포장해 마치 대단한 진리인양 설파하면서 선량한 사람들을 현혹하는 터무니없는 '혹세무민'의 세상에 우리는 살고 있다! 그런 황당무계한 어둠의 자식들에게 하루 물 오만 리터를 마시는 은택을 내리고 싶다.

Epilogue

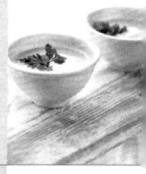

에필로그

　지금 서양의학과 한의학으로 양립되어 있는 의학체계는 8체질의학에 의해 새롭게 해석되고 재정립 될 수 있다. 인체를 각 분과로 갈기갈기 찢어서 인체라는 하나의 유기체를 기계부품 다루듯이 하는 서양의 기계의학(Western Mechanical Medicine)은 마땅히 지양되어야 한다. 국소 장기나 조직에 밀폐되어 전체를 보지 못하는 정저지와(井底之蛙)의 관견(管見)으로 일관하는 현대의학의 흐름은 참으로 한심한 형국이 아닐 수 없다. 각 부문별로는 참으로 정교한 데까지 밝힌 바도 없지 않지만, 그 모두가 인체라는 전체와 단절된 채 외딴섬에 난파된 조난자의 "외딴섬이론"으로 그치고 있다. 그 수많은 외딴섬이론들을 관통하는 보편이론이 아직 없는 것이다.

　그 보편이론의 마지막 희망이 분자생물학에 기반한 생명공학의학인 듯하나, 이는 결국 인체 질병의 의학적 해결이라기보다는 공학적 해결을 의미하는 것이다. 그런 의미에서 서양의학은 공학이다. 줄기세포 연구라는 것도 장기생산공장을 건설하여 손상된 장기를 부품교환으로 해결하자는 것 외에 다른 것이 있는가? 마이클 베이(Michael Bay) 감독의 영화 「아일랜드(The Island, 2005)」의 소름끼치는 인간백화점, 인간도 살장이 현실로 다가오고 있는 듯하다. 학자들은 그렇지 않을 거라고 부정하지만, 영생을 위해 자신의 복제품인 클론(clone)을 스페어로 두고 살지 않으리라는 보장이 어디 있는가? 인간의 욕망은 끝이 없다. 이대로 간다면 결국 파멸로 이끌고 말 것이다.

체질의학은 인체과학의 보편이론의 가능성으로서 핵심적 기준과 돌파구를 제시하고 있다. 나의 주장은 간단하다: 의학연구를 체질별로 구분하여 전개하라. 새로운 거창한 이론의 창조까지도 필요 없다. 지금까지 각자의 분야에서 이룩한 부분 이론의 축적만으로도 어마어마한 것이다. 그것을 체질이라는 프리즘에 의해 다시 보라는 말이다. 그러면 여기에서는 맞는데, 저기에서는 맞지 않는, 원인 모를 의학의 수수께끼가 얼음 녹듯 스윽~ 풀릴 것이다! 이것만 체질의학에 의해서 정돈해도 인류가 안고 있는 거의 모든 질병의 문제가 해결될 수 있을 것이다. 왜 페니실린이 어떤 사람에게는 더없이 아름다운 효과를 발휘하는데, 어떤 사람에게는 더 이상 돌아올 수 없는 망각의 강을 건너게 하는지 알게 되는 것처럼 말이다.

이는 한의학에도 정확하게 같이 적용되는 말이다. 웬만한 도서관을 가득 메우고도 남을 수천 년의 축적을 자랑하는 한의학의 이론과 임상 실제의 연구들이 단지 수많은 의가들의 각 "썰"에 불과한 것으로 치부되는 지금의 현실은 참으로 통탄스럽기 그지없다. 그 어마어마한 분량의 정보들이 세월의 먼지 속에서 아름다운 과거의 영화로운 향수나 자극하듯, 한의과대학에서 종종 나오는 연구논문의 주석으로 한 귀퉁이나 적시고 있는 현실이 너무도 답답하다. 이들도 결국은 거대한 코끼리의 다리 한쪽, 아니 그 다리의 발가락 하나씩을 붙잡고 마치 그것이 전부인양 휘두른 거창한 무협소설의 권법에 지나지 않았던 것이다. 심신불교(心腎不交), 간기범위(肝氣犯胃), 목화형금(木火刑金), 음허화왕(陰虛火旺), 인화귀원(引火歸原)……. 참으로 놀랍고 무시무시한 언어들이 아닌가? 한의학을 전공으로 하지 않은 독자들은 이러한 거창한 언어들에 그만 주눅이 들어 고개 숙이고 엎드려 벌벌 길 것이다. 이런 휘황찬란한 각가(各家)의 학설들도 체질의학적 관점을 통해야만 그 의미가 정확하게 해석될 수 있다.

"양상유여, 음상부족(陽常有餘, 陰常不足: 양은 항상 남아돌아가고 음은 항상 부족하다)"이냐? "음상유여, 양상부족(陰常有餘, 陽常不足: 음은 항상 남아돌아가고 양은 항상 부족하다)"이냐? 이게 맞다, 저게 맞다 하면서 수백 년을 철천지원수처럼 피튀기게 공방을 벌여온 자음론(滋陰論)과 온보론(溫補論)의 논쟁. 이는 중국 역대 의가(醫家)들의 최대의 쟁점이 되었던 양대 이론이다. 과연 어느 것이 맞을까? "양상유여, 음상부족론"은 주단계(朱丹溪)의 대표적 의설로, 무절제한 식생활과 음주과다, 지나친 성생활 등이 인체의 음을 고갈시켜 인체는 항상 양보다는 음이 더 부족해지기 쉽다는 이론이다. 그래서 그는 질병을 치료할 때에는 항상 음을 자양시키는 "자음법(滋陰法)"을 주로 해야 한다는 의학적 입장을 취한다.

이에 반해 "음상유여, 양상부족론"은 주단계의 양상유여, 음상부족론에 대해 반박하는 장경악(張景岳)으로 대표되는 온보론의 의설로, 인체는 항상 음보다는 양이 더 부족해지기 쉽다는 이론이다. 온몸이 불덩어리처럼 활활 타오르던 순양지체(純陽之體: 오로지 양기만이 있는 어린 아이의 몸을 일컫는 말)의 어린시절로부터, 나이가 들어감에 따라 끊임없이 양기를 상실하여 마침내 차디찬 주검으로 이행하는 우리 몸의 변화가 이를 상징한다. 따라서 병을 치료할 때는 항상 따뜻한 성질을 갖는 약으로써 부족해지기 쉬운 양을 보하는 "온보법(溫補法)"을 주로 한다.

이 중국의학사의 해묵은 논쟁이 결국 이제마의 『동의수세보원』에 와서야 말끔하게 정리가 된다. 이제마는 이렇게 일갈한다. "이 하나만 알고 둘은 모르는 녀석들아!" 자음론은 결국 이제마의 소양인(少陽人)의 병리적 특징과 그 치료에 대한 의설이었으며, 온보론은 결국 소음인의 병리적 특징과 그 치료에 대한 의설이었던 것이다. 체질이 다른 사람에게서 발생하는 다른 유형의 병리적 패턴을 마치 모든 사람이 그러해야 하는 것처럼 생떼를 쓰니 그게 어느 세월에 시비가 가려질 수 있겠는가? 우연히 소음인을 치료하면서 얻은 견해를 가지고 온보가 최고라고 외치고, 우연히 소양인을 치료하면서 얻은 힌트를 가지고 자음이 최고라고 고함치고 다녔던 것이다. 아이구 두야! 체질의학은 이렇게 일곡지사의 우를 반복하는 수천 년의 어리석음을 근원적으로 차단하는 명료한 해결책을 제시하고 있다.

8체질의학은 무한한 가능성을 함장한 의학이다. 이것은 민족의학도 아니요, 대체의학도 아니다. 이것은 물론 서양의학도 아니요, 심지어 전통적 의미의 한의학도 아니다. 이들은 모두 한 가지 측면만을 전부인양 기술하고 있는 특수의학일 뿐이다. 8체질의학은 그러한 제한적 규정에서 벗어나 모든 관견(管見)의 특수의학을 아우르는 보편의학(普遍醫學, The Universal Medicine)의 가능성을 함장하고 있다. 동서양의 모든 의학적 성과는 체질의학에 의해서 재정립될 것이다. 바야흐로 체질의학의 시대가 도래하고 있다.

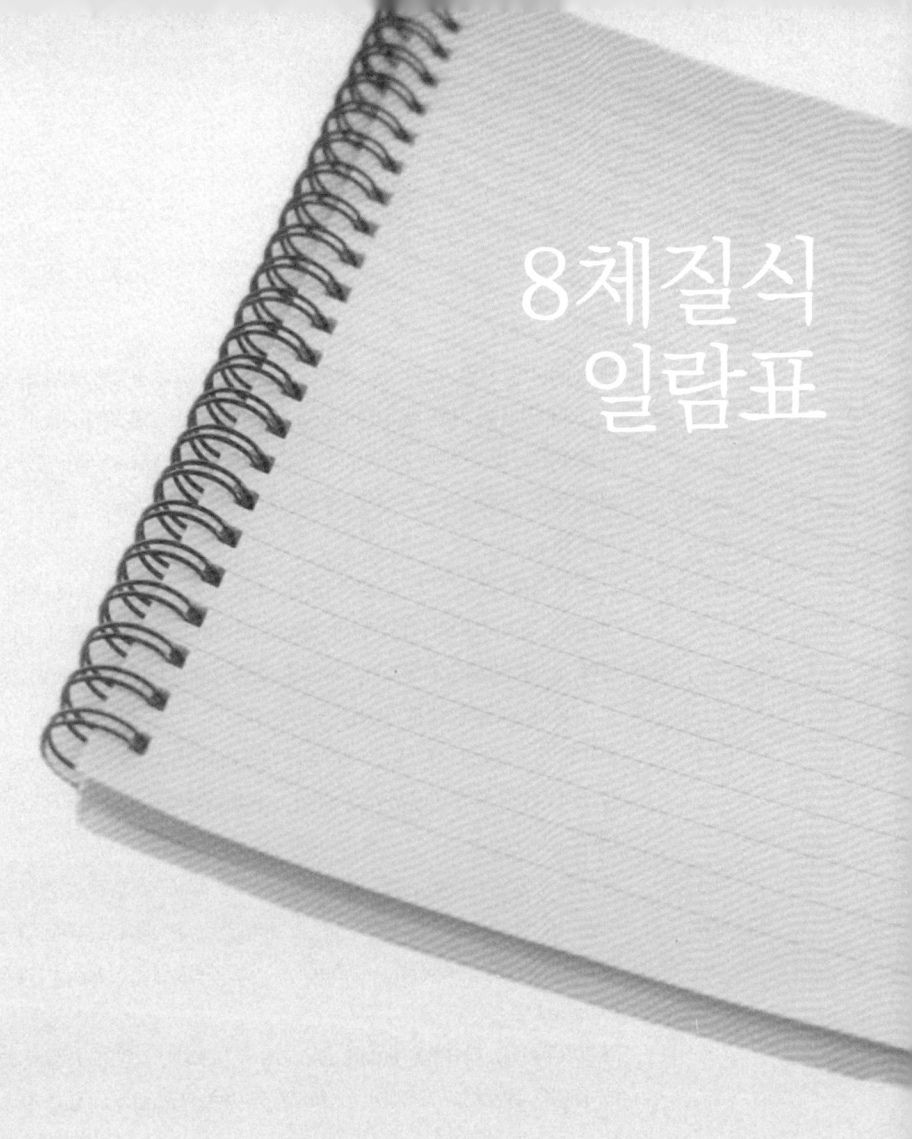

8체질식 일람표

이탤릭체(Italic type)로 표기한 것들은 필자가 새로 제안한 음식들을 의미한다.

금양체질

:: 이로운 것

채소	배추, 미나리, 깻잎, 숙주나물, 참나물, 시금치, 고사리, 청경채, 취나물, 양상추, 오이, 양배추, 가지, 셀러리(celery), 케일(kale), 브로콜리(broccoli), 세발나물, 비름나물, 포항초, 겨자채, 쑥, 콜리플라워(cauliflower), 명일엽
곡식	백미, 메밀, 녹두, 현미, 조, 차조, 호밀(rye), 귀리(oat), 기장
육식	거의 없다.
생선과 해물	고등어, 꽁치, 청어, 전어, 돔(참돔, 돌돔, 옥돔, 줄돔 등), 연어, 복어, 우럭, 병어, 방어, 참치, 도다리, 삼치, 광어, 숭어, 쥐포, 양미리, 열빙어, 멸치, 뱅어포, 문어, 조개류(바지락, 홍합, 고막, 키조개, 맛조개, 대합, 가리비, 피조개), 전복, 굴, 해파리, 게(꽃게, 대게, 킹크랩), 새우, 바다가재, 해삼, 멍게, 붕어
양념	감식초, 포도당분말, 현미식초, 화이트 발사믹식초(white balsamic vinegar), 파, 양파, 겨자, 고추냉이(와사비), 천일염, 죽염, 아가베시럽(agave syrup), 케이퍼(caper)
식용기름	들기름, 현미유, 아마씨유, 캐놀라유(canola oil), 해바라기씨유
과일	키위, 바나나, 딸기, 복숭아, 파인애플, 체리, 앵두, 감, 청포도, 자두, 블루베리(blueberry), 블랙베리(blackberry), 망고스틴(mangosteen), 파파야(papaya)
기호식품	코코아(무가당), 다크초콜릿(dark chocolate), 모과차, 감잎차, 메밀차, 매실차, 솔잎차, 유자차, 카모마일(camomile), 루이보스티(rooibos tea), 현미차

:: 해로운 것

채소	무, 당근, 콩나물, 감자, 고구마, 고추, 고춧잎, 호박, 연근, 우엉, 버섯류(송이, 표고, 싸리, 팽이, 느타리, 새송이), 피망(green pepper), 파프리카(paprika), 고들빼기, 아욱
곡식	모든 밀가루음식(빵, 냉면, 라면, 칼국수, 수제비, 자장면, 우동, 국수, 스파게티, 피자, 비스킷 등), 메주콩, 옥수수, 수수, 두류(흑태, 강낭콩, 완두콩, 서목

	태, 서리태, 두부), 보리, 찰보리, 팥, 참깨, 검은깨
육식	돼지고기, 쇠고기, 닭고기, 양고기, 모든 유제품(우유, 치즈, 버터, 요구르트, 저지방우유, 무지방우유, 아이스크림, 케이크), 가공육(햄, 소시지, 핫도그, 햄버거 등)
생선과 해물	미꾸라지, 장어, 메기, 가물치, 잉어, 민물새우, 재첩, 해조류(김, 미역, 다시마, 파래), 오징어, 낙지, 명태류(명태, 동태, 코다리, 황태, 북어, 노가리)
양념	마늘, 고추, 설탕, 화학조미료, 사과식초, 후추, 카레, 생강, 계피(cinnamon), 칠리소스(chili sauce), 꿀, 메이플시럽(maple syrup), 올리고당, 물엿, 간장, 마요네즈, 레드 발사믹식초(red balsamic vinegar)
식용기름	콩 식용유, 포도씨유, 옥수수유, 참기름, 호박씨유, 올리브유, 마가린, 아보카도유
과일	사과, 배, 밤, 포도, 멜론, 감귤, 오렌지, 수박, 견과(호두, 아몬드, 피스타치오, 마카다미아, 캐슈너트, 땅콩, 도토리), 코코넛, 망고, 롱간(龍眼), 아보카도(avocado), 살구
기호식품	커피, 녹차, 인삼차, 율무차, 옥수수차, 가공음료수, 이온음료수, 국화차, 홍차, 자스민차(jasmine), 생강차, 치커리차, 계피차, 칡차, 대추차, 결명자차, 구기자차, 박하차, 둥굴레차, 로즈마리차

금음체질

:: 이로운 것

채소	배추, 상추, 미나리, 깻잎, 숙주나물, 참나물, 시금치, 고사리, 청경채, 취나물, 양상추, 오이, 양배추, 가지, 셀러리(celery), 케일(kale), 브로콜리(broccoli), 세발나물, 비름나물, 포항초, 겨자채, 쑥, 콜리플라워(cauliflower), 명일엽
곡식	백미, 메밀, 녹두, 백미, 찹쌀, 호밀(rye), 귀리(oat), 기장
육식	거의 없다.
생선과 해물	돔(참돔, 돌돔, 옥돔, 줄돔 등), 복어, 우럭, 방어, 참치, 도다리, 삼치, 광어, 쥐포, 멸치, 뱅어포, 고등어, 꽁치, 청어, 전어, 명태류(명태, 동태, 코다리, 황태, 북어, 노가리), 조개류(바지락, 홍합, 고막, 키조개, 맛조개, 대합, 가리비, 피조

	개), 전복, 해파리, 게(꽃게, 대게, 킹크랩), 바다가재, 소라, 붕어
양념	겨자, 생강, 감식초, 파, 양파, 고추냉이(와사비), 천일염, 죽염, 포도당분말, 화이트 발사믹식초, 레드 발사믹식초, 아가베시럽, 레몬, 케이퍼(caper)
식용기름	포도씨유, 들기름, 아마씨유, 캐놀라유, 해바라기씨유
과일	포도, 복숭아, 감, 앵두, 파인애플, 딸기, 자두, 체리, 키위
기호식품	코코아(무가당), 다크초콜릿(dark chocolate), 감잎차, 메밀차, 생강차, 모과차, 매실차, 유자차, 카모마일, 루이보스티, 레몬차

:: 해로운 것

채소	무, 당근, 콩나물, 감자, 고구마, 고추, 고춧잎, 호박, 연근, 우엉, 버섯류(송이, 표고, 싸리, 팽이, 느타리, 새송이), 피망(green pepper), 파프리카(paprika), 고들빼기, 아욱
곡식	모든 밀가루음식(빵, 냉면, 라면, 칼국수, 수제비, 자장면, 우동, 국수, 스파게티, 피자, 비스킷 등), 메주콩, 옥수수, 수수, 두류(흑태, 강낭콩, 완두콩, 서목태, 서리태, 두부), 보리, 찰보리, 팥, 참깨, 검은깨
육식	돼지고기, 쇠고기, 닭고기, 양고기, 모든 유제품(우유, 치즈, 버터, 요구르트, 저지방우유, 무지방우유, 아이스크림, 케이크), 가공육(햄, 소시지, 핫도그, 햄버거 등)
생선과 해물	미꾸라지, 장어, 메기, 가물치, 잉어, 재첩, 민물새우, 새우, 굴, 해조류(김, 미역, 다시마, 파래), 오징어, 낙지
양념	마늘, 설탕, 고추, 칠리소스, 후추, 화이트페퍼, 간장, 메이플시럽, 꿀, 물엿, 올리고당, 사과식초, 현미식초, 마요네즈
식용기름	콩 식용유, 호박씨유, 옥수수기름, 참기름, 올리브유, 현미유, 마가린, 아보카도유
과일	배, 사과, 멜론, 밤, 수박, 견과(호두, 아몬드, 피스타치오, 마카다미아, 캐슈너트, 땅콩, 도토리), 오렌지, 감귤, 코코넛, 롱간, 아보카도, 살구
기호식품	커피, 녹차, 율무차, 이온음료, 가공음료수, 홍차, 국화차, 인삼차, 칡차, 구기자차, 대추차, 두충차, 결명자차, 박하차, 옥수수차, 둥굴레차

토양체질

:: 이로운 것

채소	배추, 오이, 당근, 호박, 참나물, 우엉, 취나물, 양배추, 시금치, 청경채, 아욱, 콩나물, 비름나물, 포항초, 치커리, 케일, 셀러리, 숙주나물, 브로콜리, 콜리플라워, 고사리, 미나리, *고구마*
곡식	백미, 보리, 두류(흑태, 메주콩, 강낭콩, 완두콩, 서목태, 서리태, 두부), 팥, 밀가루음식(칼국수, 수제비, 우동, 국수 등 주로 면류), *찰보리, 녹두, 귀리, 메밀*
육식	돼지고기, 쇠고기, *우유, 치즈, 요구르트*
생선과 해물	복어, 장어, 삼치, 대구, 광어, 도다리, 병어, 방어, 숭어, 양미리, 쥐포, 돔(참돔, 돌돔, 옥돔, 줄돔 등), 아귀, 우럭, 미꾸라지, 뱅어포, 새우, 게(꽃게, 대게, 킹크랩), 바다가재, 조개류(바지락, 홍합, 고막, 키조개, 대합, 가리비 등), 소라, 해파리
양념	마늘, 감식초, *된장, 전통간장, 일본간장, 천일염, 죽염, 양파, 메이플시럽, 아가베시럽, 케이퍼, 레몬, 박하*
식용기름	콩 식용유, 호박씨유, 올리브유, 들기름, 아마씨유, 해바라기씨유, 캐놀라유
과일	감, 바나나, 배, 참외, 수박, 멜론, 딸기, *파인애플,* 견과(호두, 아몬드, 피스타치오, *마카다미아,* 캐슈너트, 도토리, 밤), 블랙베리, 블루베리, 리쯔, 롱간, 망고스틴, 파파야
기호식품	보리차, 감잎차, 구기자차, 이온음료, 커피, 두충차, *코코아(무가당),* 초콜릿, 국화차, 백련차, 루이보스티, 자스민차, 치커리차, 복분자주스

:: 해로운 것

채소	감자, 고추, 상추, 고춧잎, 부추, 피망, 파프리카, 겨자채, 갓, 쑥
곡식	현미, 찹쌀, 누룽지, 참깨, 옥수수, 수수, 검은깨, 흑미, 일부 밀가루음식(빵, 라면, 자장면)
육식	닭고기, 염소고기, *계란노른자,* 양고기, 오리고기, 개고기
생선과 해물	해조류(김, 미역, 다시마, 파래), *고등어, 홍어, 낙지*

양념	고추, 후추, 생강, 파, 카레, 겨자, 꿀, 계피, 사과식초, 현미식초, *고추냉이(와사비)* 칠리소스, 설탕, 올리고당, 물엿, 마요네즈
식용기름	참기름, 포도씨유, 현미유, 옥수수기름, *마가린, 아보카도유*
과일	사과, 감귤, 오렌지, 망고, 토마토, *포도, 복숭아,* 키위, 땅콩
기호식품	인삼차, 벌꿀차, 대추차, 생강차, 계피차, 탄산음료수, *칡차,* 옥수수차, 모과차, 결명자차, 솔잎차, 율무차, 녹차, 홍차, 둥굴레차

토음체질

:: 이로운 것

채소	배추, 오이, 호박, 참나물, 우엉, 취나물, 양배추, 시금치, 청경채, 아욱, 콩나물, 비름나물, 포항초, 케일, 셀러리, 숙주나물, 브로콜리, 콜리플라워, 고사리, 미나리, *고구마*
곡식	백미, 보리, 두류(흑태, 메주콩, 강낭콩, 완두콩, 서목태, 서리태, 두부), 팥, 찰보리, 녹두, 귀리, 호밀, 메밀
육식	돼지고기
생선과 해물	복어, 장어, 참치, 방어, 연어, 숭어, 삼치, 병어, 도다리, 대구, 광어, 열빙어, 양미리, 뱅어포, 돔(참돔, 돌돔, 옥돔, 줄돔 등), 아귀, 우럭, 조개류(바지락, 홍합, 고막, 키조개, 대합, 맛조개, 가리비 등), 게(꽃게, 대게, 킹크랩), 새우, 오징어, 문어, 굴, 전복, 바다가재
양념	*전통간장, 일본간장, 된장, 천일염, 죽염, 양파, 포도당분말, 아가베시럽, 감식초, 발사믹식초, 케이퍼, 박하*
식용기름	콩 식용유, 호박씨유, 포도씨유, 들기름, 아마씨유
과일	감, 배, 참외, 파인애플, 딸기, 바나나, 포도, 수박, 복숭아, 블루베리, 블랙베리, 망고스틴, 땅콩, 리쯔, 파파야, 롱간
기호식품	보리차, 감잎차, 다크초콜릿(dark chocolate), 코코아(무가당), 이온음료, 구기자차, 두충차, 유자차, 백련차, 루이보스티, 복분자주스

:: 해로운 것

채소	감자, 고추, 상추, 고춧잎, 부추, 피망, 파프리카, 겨자채, 갓, 쑥
곡식	현미, 찹쌀, 누룽지, 옥수수, 수수, 참깨, 검은깨, 흑미, 대부분의 밀가루음식(칼국수, 수제비, 우동, 국수, 빵, 라면, 자장면)
육식	닭고기, 염소고기, *계란노른자*, 양고기, 오리고기, 쇠고기, 가공육(햄, 소시지, 핫도그, 햄버거 등), 대부분의 유제품(우유, 치즈, 버터, 요구르트, 아이스크림, 저지방우유, 무지방우유, 케이크), 개고기
생선과 해물	해조류(김, 미역, 다시마, 파래), 고등어, 꽁치, 홍어, 낙지, 멸치, 미꾸라지
양념	고추, 후추, 생강, 파, 카레, 겨자, 계피, 현미식초, 사과식초, 꿀, 마늘, 고추냉이(와사비), 칠리소스, 설탕, 올리고당, 물엿, 마요네즈
식용기름	참기름, 현미유, 옥수수기름
과일	사과, 감귤, 오렌지, 망고, 토마토, 멜론, 견과(호두, 아몬드, 피스타치오, 마카다미아, 캐슈너트, 밤, 도토리), 코코넛, 키위, 아보카도
기호식품	인삼차, 대추차, 벌꿀차, 계피차, 생강차, 탄산음료수, 커피, 녹차, 홍차, 결명자차, 옥수수차, 국화차, 율무차, 모과차, 칡차, 솔잎차, 둥굴레차, 카모마일

목양체질

:: 이로운 것

채소	무, 감자, 고구마, 당근, 연근, 우엉, 버섯류(송이, 표고, 싸리, 팽이, 느타리, 새송이), 고추, 호박, *고춧잎*, 콩나물, 고들빼기, 아욱, 아스파라거스, 피망, 파프리카, 달래, 냉이, 부추
곡식	밀가루음식(빵, 칼국수, 수제비, 우동, 국수), 백미, 메주콩, 수수, 옥수수, 두류 *(흑태, 강낭콩, 완두콩, 서목태, 서리태, 두부)*, 참깨, 검은깨
육식	돼지고기, 쇠고기, 양고기, 우유, 치즈, 버터, 요구르트
생선과 해물	민물장어, 미꾸라지, 메기, 해조류(김, 미역, 다시마, 파래), 조기, 굴비, 명태류 *(명태, 동태, 코다리, 황태, 북어, 노가리)*, 낙지

양념	마늘, 설탕, 고추, 생강, 후추, 카레, 칠리소스, 전통간장, 일본간장, 된장, 메이플시럽, 꿀, 물엿, 쌀엿, 올리고당, 파프리카
식용기름	콩 식용유, 호박씨유, 옥수수기름, 올리브유, 참기름, 마가린, 아보카도유
과일	배, 수박, 사과, 견과(호두, 아몬드, 피스타치오, 마카다미아, 캐슈너트, 밤), 오렌지, 토마토, 망고, 멜론, 도토리, 코코넛, 롱간, 아보카도, 살구
기호식품	커피, 이온음료, 국화차, 칡차, 율무차, 결명자차, 인삼차, 옥수수차, 둥굴레차, 녹차, 홍차, 보이차, 자스민차, 치커리차

:: 해로운 것

채소	배추, 양배추, 오이, 시금치, 양상추, 깻잎, 청경채, 취나물, 고사리, 참나물, 미나리, 케일, 근대, 셀러리, 브로콜리, 세발나물, 비름나물, 포항초, 겨자채, 숙주나물, 가지, 콜리플라워
곡식	메밀, 보리, 찰보리, 녹두, 팥, 귀리, 호밀, 현미
육식	개고기
생선과 해물	고등어, 꽁치, 삼치, 참치, 방어, 병어, 숭어, 연어, 광어, 도다리, 쥐포, 뱅어포, 양미리, 돔(참돔, 돌돔, 옥돔, 줄돔 등) 복어, 우럭, 문어, 성게알젓, 해파리, 게(꽃게, 대게, 킹크랩), 새우, 바다가재, 조개류(바지락, 홍합, 고막, 키조개, 대합, 맛조개, 가리비, 피조개 등), 굴, 전복, 소라, 멍게, 해삼, 붕어
양념	감식초, 겨자, 고추냉이(와사비), 천일염, 죽염, 포도당분말, 현미식초, 발사믹식초, 마요네즈, 케이퍼, 아가베시럽, 레몬
식용기름	포도씨유, 들기름, 현미유, 아마씨유, 해바라기씨유, 캐놀라유
과일	감, 체리, 청포도, 포도, 바나나, 파인애플, 딸기, 키위, 복숭아, 자두, 앵두, 땅콩, 망고스틴, 파파야, 블랙베리, 블루베리
기호식품	코코아, 초콜릿, 모과차, 감잎차, 탄산음료수, 메밀차, 매실차, 솔잎차, 두충차, 구기자차, 루이보스티, 카모마일

목음체질

:: 이로운 것

채소	무, 감자, 고구마, 당근, 연근, 우엉, 버섯류(송이, 표고, 싸리, 팽이, 느타리, 새송이), 고추, 호박, 고춧잎, 콩나물, 고들빼기, 아욱, 아스파라거스, 피망, 파프리카, 달래, 냉이, 부추
곡식	밀가루음식(빵, 칼국수, 수제비, 우동, 국수), 두류(메주콩, 흑태, 강낭콩, 완두콩, 서목태, 서리태, 두부), 수수, 옥수수, 참깨, 검은깨, 보리, 찰보리
육식	돼지고기, 쇠고기, 양고기, 우유, 치즈, 버터, 요구르트
생선과 해물	민물장어, 미꾸라지, 메기, 해조류(김, 미역, 다시마, 파래), 조기, 굴비, 홍어, 낙지, 굴, 새우
양념	마늘, 설탕, 된장, 고추, 칠리소스, 전통간장, 일본간장, 현미식초, 쌀엿, 물엿, 메이플시럽, 마요네즈, 파프리카
식용기름	콩 식용유, 호박씨유, 옥수수기름, 올리브유, 참기름, 마가린, 현미유, 아보카도유
과일	밤, 배, 멜론, 사과, 수박, 오렌지, 감귤, 견과(호두, 아몬드, 피스타치오, 마카다미아, 캐슈너트, 도토리), 코코넛, 롱간, 아보카도, 살구
기호식품	커피, 율무차, 이온음료, 국화차, 칡차, 인삼차, 결명자차, 옥수수차, 자스민차, 녹차, 홍차, 보이차, 둥굴레차, 치커리차, 대추차

:: 해로운 것

채소	배추, 상추, 양배추, 오이, 시금치, 양상추, 깻잎, 청경채, 취나물, 고사리, 참나물, 미나리, 케일, 근대, 셀러리, 브로콜리, 세발나물, 비름나물, 포항초, 겨자채, 숙주나물, 가지, 콜리플라워
곡식	메밀, 녹두, 귀리, 호밀
육식	개고기
생선과 해물	고등어, 꽁치, 삼치, 참치, 방어, 병어, 숭어, 연어, 광어, 도다리, 쥐포, 뱅어포, 양미리, 돔(참돔, 돌돔, 옥돔, 줄돔 등), 복어, 우럭, 명태류(명태, 동태, 코다리, 황태, 북어, 노가리), 문어, 성게알젓, 해파리, 게(꽃게, 대게, 킹크랩), 바다가

	재, 조개류(바지락, 홍합, 고막, 키조개, 대합, 맛조개, 가리비, 피조개 등), 전복, 소라, 붕어
양념	감식초, 생강, 계피, 겨자, 고추냉이(와사비), 천일염, 죽염, 아가베시럽, 포도당분말, 발사믹식초, 레몬, 케이퍼
식용기름	포도씨유, 들기름, 캐놀라유, 아마씨유, 해바라기씨유
과일	포도, 청포도, 체리, 감, 복숭아, 앵두, 땅콩, 바나나, 딸기, 파인애플, 키위, 블루베리, 블랙베리, 망고스틴, 파파야, 자두, 토마토, 망고
기호식품	코코아, 초콜릿, 모과차, 탄산음료수, 감잎차, 메밀차, 구기자차, 매실차, 두충차, 루이보스티, 카모마일

수양체질

:: 이로운 것

채소	무, 감자, 상추, 고추, 고춧잎, 달래, 냉이, 부추, 생강, 피망, 파프리카, 갓, 겨자채, 가지, 버섯류(송이, 표고, 팽이, 느타리 등), 우엉, 도라지, 쑥
곡식	백미, 현미, 찹쌀, 참깨, 검은깨, 옥수수
육식	닭고기, 염소고기, 양고기, 오리고기, 계란노른자, 개고기
생선과 해물	해조류(김, 미역, 다시마, 파래), 낙지, 조기, 굴비, 명태류(명태, 동태, 코다리, 황태, 북어, 노가리)
양념	고추, 후추, 파, 카레, 생강, 계피, 겨자, 꿀, 칠리소스, 고추냉이(와사비), 파프리카, 설탕, 물엿, 쌀엿, 올리고당, 포도당분말, 마요네즈, 사과식초, 현미식초, 발사믹식초
식용기름	참기름, 현미유, 옥수수기름, 포도씨유
과일	사과, 오렌지, 토마토, 망고, 감귤, 포도, 복숭아
기호식품	인삼차, 계피차, 생강차, 벌꿀차, 대추차, 옥수수차, 현미차, 녹차, 홍차, 둥굴레차

:: 해로운 것

채소	오이, 배추, 양배추, 시금치, 콩나물, 미나리, 참나물, 고사리, 케일, 청경채, 세발나물, 취나물, 포항초, 비름나물, 호박, 브로콜리, 콜리플라워, 숙주나물
곡식	보리, 팥, 찰보리, 녹두, 밀가루음식(빵, 칼국수, 수제비, 우동, 국수, 라면, 자장면)
육식	돼지고기, 돼지가공육(햄, 소시지, 핫도그), 소고기, 우유, 계란흰자
생선과 해물	복어, 장어, 고등어, 참치, 삼치, 연어, 광어, 방어, 병어, 대구, 쥐포, 도다리, 갈치, 홍어, 양미리, 숭어, 돔(참돔, 돌돔, 옥돔, 줄돔 등), 아귀, 우럭, 게(꽃게, 대게, 킹크랩), 새우, 바다가재, 굴, 전복, 조개류(바지락, 홍합, 고막, 키조개, 대합, 맛조개, 가리비 등), 오징어, 문어, 소라, 해파리
양념	마늘, 감식초, 간장, 메이플시럽, 아가베시럽, 케이퍼, 레몬, 천일염, 죽염, 박하
식용기름	올리브유, 아마씨유, 해바라기씨유, 캐놀라유, 호박씨유, 들기름, 마가린
과일	감, 참외, 수박, 딸기, 바나나, 파인애플, 배, 멜론, 자두, 키위, 앵두, 체리, 견과(밤, 호두, 아몬드, 피스타치오, 마카다미아, 캐슈너트, 땅콩, 도토리), 코코넛, 파파야, 롱간, 블루베리, 블랙베리
기호식품	보리차, 구기자차, 이온음료, 감잎차, 커피, 국화차, 코코아, 초콜릿, 복분자차, 두충차, 솔잎차, 칡차, 모과차, 카모마일, 루이보스티

수음체질

:: 이로운 것

채소	무, 감자, 상추, 고추, 고춧잎, 달래, 냉이, 부추, 생강, 피망, 파프리카, 갓, 겨자채, 가지, 버섯류(송이, 표고, 팽이, 느타리 등), 도라지, 쑥
곡식	백미, 현미, 찹쌀, 참깨, 검은깨, 옥수수
육식	닭고기, 염소고기, 쇠고기, 양고기, 오리고기, 계란노른자, 우유, 치즈, 버터, 요구르트, 개고기
생선과 해물	해조류(김, 미역, 다시마, 파래), 낙지, 미꾸라지, 조기, 굴비, 명태류(명태, 동태, 코다리, 황태, 북어, 노가리)

양념	고추, 후추, 파, 카레, 생강, 계피, 꿀, 마늘, 칠리소스, 겨자, 고추냉이(와사비), 파프리카, 고량강, 설탕, 쌀엿, 물엿, 올리고당, 사과식초, 현미식초, 레몬, 케이퍼, 마요네즈
식용기름	참기름, 현미유, 옥수수기름, 올리브유, 마가린, 아보카도유
과일	사과, 감귤, 오렌지, 토마토, 망고, 살구, 밤, 코코넛, 멜론, 아보카도
기호식품	인삼차, 계피차, 생강차, 대추차, 벌꿀차, 옥수수차, 현미차, 커피, 둥굴레차, 카모마일, 국화차, 자스민차

:: 해로운 것

채소	오이, 배추, 양배추, 시금치, 콩나물, 미나리, 참나물, 고사리, 케일, 청경채, 세발나물, 취나물, 포항초, 비름나물, 호박, 브로콜리, 콜리플라워, 숙주나물, 아욱, 셀러리
곡식	보리, 팥, 찰보리, 녹두, 밀가루음식(빵, 칼국수, 수제비, 우동, 국수, 라면, 자장면)
육식	돼지고기, 돼지가공육(햄, 소시지, 핫도그), 계란흰자
생선과 해물	복어, 장어, 고등어, 삼치, 도다리, 병어, 연어, 방어, 숭어, 쥐포, 참치, 광어, 양미리, 대구, 열빙어, 아귀, 우럭, 오징어, 문어, 조개류(바지락, 홍합, 고막, 키조개, 대합, 맛조개, 가리비 등), 게(꽃게, 대게, 킹크랩), 새우, 바다가재, 굴, 전복, 소라, 해파리
양념	감식초, 천일염, 죽염, 간장, 포도당분말, 아가베시럽, 발사믹식초, 박하
식용기름	포도씨유, 호박씨유, 아마씨유, 해바라기씨유, 캐놀라유, 들기름
과일	감, 참외, 바나나, 딸기, 포도, 청포도, 키위, 파인애플, 복숭아, 자두, 앵두, 체리, 수박, 배, 견과(호두, 아몬드, 피스타치오, 마카다미아, 캐슈너트, 땅콩, 도토리), 파파야, 블루베리, 블랙베리
기호식품	보리차, 초콜릿, 코코아, 이온음료, 감잎차, 백련차, 솔잎차, 두충차, 구기자차, 모과차, 칡차, 녹차, 홍차

체질이란
무엇인가

체질이란
무엇인가